U0218516

权威·前沿·原创

皮书系列为
"十二五""十三五"国家重点图书出版规划项目

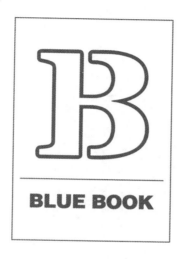

BLUE BOOK

智 库 成 果 出 版 与 传 播 平 台

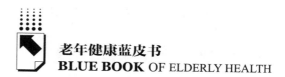

老年健康蓝皮书

BLUE BOOK OF ELDERLY HEALTH

中国老年健康研究报告（2020~2021）

ANNUAL REPORT ON ELDERLY HEALTH IN CHINA (2020-2021)

主　编／刘远立

社会科学文献出版社

SOCIAL SCIENCES ACADEMIC PRESS（CHINA）

图书在版编目（CIP）数据

中国老年健康研究报告. 2020~2021 / 刘远立主编
. -- 北京：社会科学文献出版社，2021.7
（老年健康蓝皮书）
ISBN 978 - 7 - 5201 - 8562 - 2

Ⅰ.①中… Ⅱ.①刘… Ⅲ.①老年人 - 健康状况 - 研
究报告 - 中国 - 2020 - 2021 Ⅳ.①R161.7

中国版本图书馆 CIP 数据核字（2021）第 121105 号

老年健康蓝皮书
中国老年健康研究报告（2020~2021）

主　　编 / 刘远立

出 版 人 / 王利民
组稿编辑 / 高　雁
责任编辑 / 颜林柯

出　　版 / 社会科学文献出版社·经济与管理分社（010）59367226
　　　　　地址：北京市北三环中路甲 29 号院华龙大厦　邮编：100029
　　　　　网址：www. ssap. com. cn
发　　行 / 市场营销中心（010）59367081　59367083
印　　装 / 天津千鹤文化传播有限公司

规　　格 / 开　本：787mm × 1092mm　1/16
　　　　　印　张：28.25　字　数：423 千字
版　　次 / 2021 年 7 月第 1 版　2021 年 7 月第 1 次印刷
书　　号 / ISBN 978 - 7 - 5201 - 8562 - 2
定　　价 / 158.00 元

"老年健康蓝皮书"编委会

主　　　编　刘远立

编辑部主任　谢　宇

主编助理　齐　颖

编委会成员　（按姓氏笔画排序）

丁汉升　丁　勇　马　颖　尤　红　孙　宁
孙　涛　阳义南　杜　鹏　李艳华　肖明朝
吴　瑛　吴　静　邱　月　和　红　胡志民
胡琳琳　宣　华　梁春晓　景丽伟　谢　宇
谢瑞瑾

撰　稿　人　（按姓氏笔画排序）

万铃珊　马　静　王　艺　王锡友　王　攀
王鸿妮　邓　敏　冯　蕾　庄　囡　朱凤梅
刘　志　刘方涛　刘芷含　刘源楮　齐　颖
汤　彬　纪科宇　李玉刚　肖　玲　肖　峰
吴洪涛　张　萌　张淑娥　张　蕊　陈　龙
陈玉飞　周思宇　赵庆华　赵　鑫　顾晗昕
高　娜　黄石松　曹松梅　曹晓琳　曹宜璠
董浩月　程文迪　程偲宇　谢春艳　薛　佳
瞿晓颖

序

健康长寿是人类的永恒追求。人均期望寿命的延长（特别是健康预期寿命的延长）是经济社会发展和民生福祉水平提高的重要标志，是值得我们骄傲和自豪的事情。但由于出生率下降、劳动力人口占总人口的比重不断下降、老龄人口占总人口的比重不断上升以及老年群体对康养资源的需求快速增加，不断增长的人民美好生活需求与不平衡不充分发展之间的矛盾凸显。因此，如何积极应对人口老龄化成为党和政府以及社会各界越来越重视的问题。

国家统计局发布的第七次全国人口普查数据显示，我国60岁及以上人口2.64亿，占18.70%，其中65岁及以上人口1.91亿，占13.50%。与2010年相比，60岁及以上人口的比重上升5.44个百分点，65岁及以上人口的比重上升4.63个百分点，这说明人口老龄化的速度在加快，程度在加深。因此，必须正视的一个重要问题是，我们的服务和保障体系是否能够有效应对这种变化？特别是在健康领域，中国老年人的整体健康状况不容乐观，超过1.8亿老年人患有各种慢性病，患有一种及以上慢性病的老年人占比高达75%，失能和部分失能老年人约4000万。

党中央、国务院历来十分重视人口工作特别是老龄工作，并且发布了一系列政策文件，明确提出了"实施积极应对人口老龄化国家战略"。2017年，国家卫生计生委等12个部门联合制定《"十三五"健康老龄化规划》，明确了"健康老龄化"的理念及实施路径，即从生命全过程的角度，对所有影响老年健康的因素进行综合、系统的干预，这成为指导我国老年健康服务发展的理念目标。2018 年国家卫健委组建成立"老龄健康司",整合了老龄相关工作职责,为老年健康服务体系建设提供了强有力的组织管理保障。2019 年 7 月国务院印发《关于实施健康中国行动的意见》,将"老年健康促进"作为 15 个重大专项行动之一,把"健康老龄化"落实到行动层面。同年 11 月,国家卫健委等部门联合发布《关于建立完善老年健康服务体系的指导意见》,提出构建健康教育、预防保健、疾病诊治、康复护理、长期照护、安宁疗护六位一体的综合连续、覆盖城乡的老年健康服务体系,成为我国首部建设老年健康服务体系的指导性文件,明确了老年健康服务体系的顶层设计,整体推动服务体系完善和服务水平提升。2020 年 10 月,党的十九届五中全会审议通过《中共中央关于制定国民经济和社会发展第十四个五年规划和二〇三五年远景目标的建议》,在这个文件的指导下,《中华人民共和国国民经济和社会发展第十四个五年规划和 2035 年远景目标纲要》中强调,要推动养老事业和养老产业协同发展,支持家庭承担养老功能,构建居家社区机构相协调、医养康养相结合的养老服务体系;强化对失能、部分失能特困老年人的兜底保障,完善经济困难高龄失能老年人补贴制度。与此同时,"十四五"规划还提出,逐步延迟法定退休年龄,促进人力资源充分利用;发展银发经济,开发适老化技术和产品,培育智慧养老等新业态。

落实国家有关老龄健康的政策方针和标准规划,不仅是政府部门的职责,更需要社会行业组织、高校、医疗机构、养老机构等多方力量的合作,是一个共建共享共治的过程。

《中国老年健康研究报告(2020~2021)》的出版恰逢其时,本书立足于老龄健康领域,从宏观政策、健康需求、体系建设、投融资、技术赋能、实践案例和国际经验等方面,充分展现了老龄健康发展现状,剖析问题,并提出了建议。与《中国老年健康研究报告(2018)》相比,本书的出版处在国家人口战略调整的重要机遇期和"十四五"开局之年,在研究内容上体现了转型,对老年健康这个课题的研究更具有时代性和立体感。我们期待《中国老年健康研究报告(2020~2021)》的出版能够促使更多的人士关注老龄健康，为积极应对人口老龄化、实现老龄健康贡献各自的力量。

刘远立

2021 年 6 月 6 日于北京东单

摘　要

本报告以"迈向'十四五'时期的积极健康老龄化"为主题，从中国老年健康面临的形势、新形势下老年人群的需求变化、国际经验与中国实践三个方面阐明了积极健康老龄化的必要性及相关对策。政策篇梳理了中国老年社会保障政策体系近20年的发展，对"十四五"的政策方向提出了展望。健康需求篇对我国健康公平变动的趋势进行了定量分析，就如何改变老年健康不平衡不充分的发展现状提出了对策，对老年精神健康及服务的提供进行了专门的阐述。体系建设篇从医养结合养老新模式及评价、老年照护服务质量评价、居家养老和老年健康人力资源等方面系统地梳理了当前老年健康服务体系的现状、问题，并有针对性地提出了建议。投融资篇从建立长期照护基本保障制度、养老金融、养老机构运行机制三个层面进行了深入的分析。技术赋能篇一方面剖析了信息技术与健康老龄化的关系，另一方面从智慧养老的现状提炼出老龄社会的数字化治理范式，并进行了产业层面的展示。案例篇既提供了综合的养老模式，也分析了智能化照护的案例。国际经验篇分析了部分欧洲国家健康养老的综合解决方案，进行老年整合照护模式和长期护理项目的国际比较，介绍了美国COPE模型的理念和做法，以及英国医养结合的做法。本书立足于对"十三五"的总结，展望"十四五"时期的积极健康老龄化，为应对"十四五"时期人口老龄化问题提供了综合的解决方案和参考。

关键词： 积极老龄化　健康老龄化　老年健康

目　录

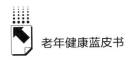

皮书数据库阅读**使用指南**

总 报 告

General Report

B.1

迈向"十四五"时期的积极健康老龄化：
形势、现状与策略

刘远立 谢宇 齐颖*

摘　要：　随着"十三五"的完满收官，中国快速迈进了"十四五"的
　　　　　发展阶段。在该阶段，人口老龄化形势更加严峻，主要表现
　　　　　在：人口结构趋向"倒梯形"，人口老龄化趋势将快速演
　　　　　进，老龄化人口呈现超大规模、超快速度和超高水平的特
　　　　　点，高龄人口的增加伴随失能、半失能人口比例的增长，以
　　　　　及老龄化呈现城乡之间、地区之间的发展不平衡。同时，新
　　　　　形势下老年人群的需求呈现以下变化：传统家庭照料功能弱
　　　　　化，亟待模式创新和价值重构；居家养老仍是主要需求，但
　　　　　服务的创新和服务质量仍难达到要求；慢性病是影响老年人

---

* 刘远立，教授，北京协和医学院卫生健康管理政策学院，研究方向为卫生政策与卫生事业管
理；谢宇，副研究员，中国药学会科技开发中心，研究方向为卫生政策；齐颖，助理研究
员，北京协和医学院卫生健康管理政策学院，研究方向为老年健康政策和公共卫生。

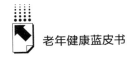

群健康的主要因素，新的疾病挑战不容忽视；老年人群的收入水平差异较大，服务可及性受到影响。为了更好地应对挑战，本报告梳理了国际健康老龄化的相关经验，比如：倡导健康老龄化与积极老龄化理念；平衡机构、居家和社区养老服务；制度型和补缺型长照保险制度并存；整合医疗与养老的服务模式；充分利用现代信息技术，发展智慧养老。中国需要基于老龄化趋势和经济社会与服务体系的现状，探索建立具有中国特色的健康老龄化发展路径。

关键词： 健康老龄化　积极老龄化　长照保险

一　中国老年健康面临的形势

（一）人口结构趋向"倒梯形"，人口老龄化趋势将快速演进

人口老龄化是指老龄人口在总人口中所占比例不断上升的动态发展趋势，是经济社会发展的结果。人口老龄化是世界各国面临的共同挑战，这个趋势在全球范围内已经不可阻挡。过去几十年里，中国经历了经济的高速增长，同时伴随着巨大的经济社会转型和变迁。人口平均期望寿命不断增长，众多学者宣称人类开始进入长寿时代。根据联合国《世界人口展望2019》的数据，2019年世界人口平均预期寿命已达到72.6岁，比1990年增长8.4岁，预计2050年全球平均预期寿命有望达到77.1岁[1]。中国人口平均期望寿命从新中国成立后的35岁增长至2019年的77.3岁，增长的速度远远超过发达国家和世界平均水平，绝对值也接近高收入国家的平均水平。与此同时，无论是全球还是中国，受到生产模式、生活方式、文化传统改变等多方面因素的影响，总和生育率持续下降，特别是在中国，2020年创下了新中国历年出生人口数量的历史新低。

由此可见，一方面，老龄人口的快速增加不断扩展了人口年龄"金字塔"的顶部；另一方面，出生人口的降低加速缩窄了"金字塔"的底部，两者的双重作用使中国的年龄结构迅速趋于柱状。从 2018 年开始，60 岁及以上老龄人口占比（17.9%）开始超过 0 ~ 15 岁的人口占比（17.8%），2019 年两者的占比分别为 18.1% 和 17.8%，预计之后的差距将会越来越大，并向"倒梯形"发展。

（二）老龄化人口呈现超大规模、超快速度和超高水平的特点

按照老龄化社会的划分标准，65 岁及以上老龄人口占比超过 7% 但低于 14% 的为轻度老龄化，65 岁及以上老龄人口占比超过 14% 但低于 20% 的为中度老龄化，65 岁及以上老龄人口占比超过 20% 但低于 40% 的为重度老龄化，65 岁及以上老龄人口占比超过 40% 的则为超重度老龄化。按照国家统计局统计公报的数据，2019 年，中国总人口已达到 14 亿，其中 60 岁及以上人口达到 2.54 亿（18.1%），65 岁及以上人口达到了 1.76 亿（12.6%），这样的人口规模相当于很多国家的总人口规模。同时，65 岁及以上人口 12.6% 的占比意味着我国在轻度老龄社会阶段停留的时间不长，"十四五"期间将快速进入中度老龄社会。有学者预测，中国将经历继续老龄化（2023 ~ 2036 年）、深度老龄化（2037 ~ 2053 年）、重度老龄化（2054 ~ 2100 年）三个阶段[2]。根据联合国的预测，中国 65 岁及以上人口将继续保持快速增长，到 2057 年，65 岁及以上人口与 80 岁及以上人口可能达到峰值，占比分别为 29.6% 和 9.8%。时间越往后，高龄老年人口增长越快，2020 ~ 2030 年将以 60 ~ 79 岁的低龄老年人口增长为主，2031 ~ 2050 年，80 岁及以上高龄老年人口的增长将更快。越到高龄，健康伤害和功能损失的概率越大，养老的压力也越大。

（三）高龄人口的增加伴随失能、半失能人口比例的增长

随着老龄人口预期寿命的增长，罹患疾病和生理机能出现问题的人口比

例开始增加。有学者利用 2002～2014 年中国老年人健康长寿影响因素跟踪调查数据预测，随着人口老龄化的加深和老年人口规模的增加，未来失能老年人口规模将不断扩大，65 岁及以上失能老年人口将由 2020 年的 1867 万左右上升至 2050 年的 5205 万左右，失能老年人口占老年人口总数的比重也将持续上升，2050 年将达到 13.68%[3]。国务院发展研究中心的测算数据表明，2020 年中国失能、半失能老年人口将达到 4809 万，2050 年上升至 1.2亿。该中心还预测，受老年人年龄结构的影响，失能老年人的增速快于半失能老人[4]。对于失能、半失能老年人口绝对数量和比例的上升，一方面需要通过改变经济社会发展方式和生活方式等加以预防，另一方面则需要通过建立完善的社区和居家照料模式予以应对，这将是中国老年健康照护体系所面临的最为迫切和艰巨的挑战。

（四）老龄化呈现城乡之间、地区之间的发展不平衡

党的十九大提出，我国社会的主要矛盾已经转化为人民日益增长的美好生活需要和不平衡不充分的发展之间的矛盾。这个论断在人口老龄化方面体现得更加突出，中国不同地区人口老龄化的趋势差异显著。2000 年，农村和城镇的老年人口比例大致相当。随着城镇化的不断演进，以及经济发展带来的人口迁移，大量年轻人流向城市，老年人口则留在了农村，大量农村出现了"一老一小"的空心化。2015 年，农村、镇和城市 60 岁及以上老年人占总人口的比重分别为 18.47%、14.53% 和 14.2%，城市和镇的老年人口比重明显低于农村[5]。在农村，医疗基础设施薄弱，服务水平低，老年照料体系较为落后，给农村老年健康带来了严峻的挑战。经济社会发展的不平衡带来人口迁徙，人口流出地区将面临更为严峻的老龄化，特别是东北地区以及四川、重庆等地，这种情况更加明显。人口的流出不仅加剧了当地的老龄化趋势，而且削弱了传统的家庭照料功能。景丽伟等研究发现，在我国老年健康状况和医疗卫生服务利用方面，均表现出城镇优于农村、东部地区优于中西部地区的特点[6]。

二 新形势下老年人群的需求变化

（一）传统家庭照料功能弱化，亟待模式创新和价值重构

中国传统的"养儿防老"观念表明家庭照料是中国养老的重要模式，大量研究也表明，家庭照料能显著提升老年人的生活满意度[7]，也在很大程度上改善了老年人的健康状况[8]。有学者认为，中国人口结构的变化加快了家庭户的变动，并引发了诸多不确定性，包括家庭规模小型化与结构简化、家庭人口老龄化及相应的居住模式变化，以及非传统类型家庭的大量涌现[9]。这些变化增加了空巢、独居老年人群的数量，非传统类型家庭的大量涌现也催生出个性化的需求。值得注意的是，在新需求产生的同时，传统家庭照料功能出现弱化，如何满足这些需求是新的挑战。同时，由于经济压力等原因，超过三代同堂的居住模式减少，假如父辈生病，照料对工作时间的挤占将成为工薪阶层选择照料方式的重要考虑因素。另外一个削弱传统家庭照料功能的因素则是孝伦理式微，传统的敬老、孝老意识受到冲击[10]。因此，无论是在照料方式，还是养老价值理念方面，都需要进行创新和重构，以适应经济社会文化的转型。

（二）居家养老仍是主要需求，但服务的创新和服务质量仍难达到要求

无论是从成本还是老年人群的适应度而言，居家养老都是最好的选择，只要身体机能允许，老年人群更加偏向在熟悉的环境生活，这对于其身心健康有正向的促进作用。根据北京大学中国经济研究中心组织实施的中国健康与养老追踪调查（CHARLS）2018 年的数据，被调查的 10818 名老年人中处于社区居家养老状态的比例为 97.9%，从实证角度验证了以上分析。同样，国务院发展研究中心的数据表明，入住机构的老年人比例从 2012 年的 1.26% 下降到 2016 年的 0.79%。对于居家的老年人群而言，如果有重症他

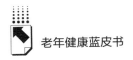

们会直接去医院就诊，如果有常见病、慢性病，其更倾向于去社区就诊。近年来发展起来的"互联网＋医疗""互联网＋护理"使上门医疗服务成为可能，另外一些穿戴设备的蓬勃发展也使健康监测的应用人群进一步扩大。目前，居家健康和医疗服务的种类仍然较少，特别是能够满足老年人群实际需求的服务较少，对服务的质量评价既缺乏相关的标准，也缺乏对应的主体。

（三）慢性病是影响老年人群健康的主要因素，新的疾病挑战不容忽视

慢性病是影响老年人群健康的主要因素[11]。一项具有全国和省级代表性的中国慢性病及其危险因素监测数据显示，我国 60 岁及以上居民高血压、糖尿病、高胆固醇血症的患病率分别为 58.3%、19.4% 和 10.5%，超过 3/4 的居民存在多病共存情况，随着年龄的增长，慢性病患病率提升。70 岁及以上居民伤残调整寿命年构成中，心脑血管疾病（39.11%）、癌症（15.40%）、COPD（10.48%）占前 3 位[12]。随着人口老龄化程度的加剧，与年龄密切相关的疾病，如高血压、糖尿病、癌症、脑卒中、关节炎等慢性病所累及人口的绝对数量及相关疾病负担将持续增加[13]。除了大家达成共识的慢性病之外，国务院发展研究中心还注意到新的疾病如阿尔茨海默病、帕金森病等带来的挑战，这些新的疾病在中国的诊断率和治疗率相对世界其他国家更低。中国老年保健协会成立了阿尔茨海默病分会，从行业的角度倡导对该病的防治。

（四）老年人群的收入水平差异较大，服务可及性受到影响

老年人群退休之后收入锐减，在养老金替代率不高的情况下，其收入水平决定了生活与营养水平，也会影响其生活方式，最终影响健康水平和生存质量。另外，收入水平还会影响生病后及时就医和接受照料的可能性，不同收入老年人群的就医行为不同，随着收入的增加，其更倾向于去省市级医院或区县级医院就医[14]。另有研究表明，我国老年群体存在亲富的健康不平等，但这种健康不平等程度呈下降趋势[15]。无论是得病之前的营养与生活

方式，还是得病之后的就诊可及性，抑或是失能之后的照料，收入的影响都十分显著。目前，老年人群之间的收入差距较大，尤其是城乡之间的差距很大。农民尽管有了新农保，但如果子女的财力不足，其在年老之后仍需劳动；而在城市内部，不同体制下养老金替代率的不同也会导致老年人群就诊和接受照料的水平差异。

三　迈向"十四五"时期的积极健康老龄化：国际经验与中国实践

（一）国际经验

1. 倡导健康老龄化与积极老龄化理念

世界上很多国家在较早时期已经进入老龄化社会，以联合国和世界卫生组织为代表的国际组织采取了一系列行动。20 世纪 70 年代提出了实现健康老龄化的建议，强调进入老年期应有一个健康的体魄，继续保持生理、心理、智能等方面的良好状态。2015 年 10 月，世界卫生组织发布了《关于老龄化与健康的全球报告》，以新的理念诠释了健康老龄化的丰富内涵和政策导向，提出了维持老年人健康功能的健康老龄化新范式，倡导以疾病为基础的治疗模式向以老年人为中心的整合型服务模式转变。2002 年，世界卫生组织在《积极老龄化：政策框架》中提出了积极老龄化的概念。积极老龄化的提出扩展了健康老龄化的内涵，旨在通过提供充分的保障和照料，使不管是个体还是群体在整个生命周期和参与社会生活的过程中均能够实现生理、心理和社会功能的最优化。该概念的提出与健康老龄化互相促进，在中国更是引起了较大的反响，很多人开始反思将老年作为负担并被动应对的消极理念，提出了"积极老龄化、健康老龄化""积极的健康老龄化"等行动口号，在政策和行动方案上影响了中国老年健康的发展。

2. 平衡机构、居家和社区养老服务

世界卫生组织认为："健康乃是一种在身体上、精神上的完美状态，以

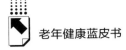

及良好的适应力，而不仅仅是没有疾病和衰弱的状态。"对于老年人群而言，不仅要尽量延长健康寿命，而且要提升独立生活的能力，提高生活质量，从机构、社区和家庭等层面建立完善的照护体系有助于以上目标的实现。国际上，长期照护服务所采取的方式受到各个国家政治、经济、养老体系和文化的影响。比较明显的趋势是，许多国家已经开始将养老服务从机构养老转向居家养老和社区养老，主要的原因是机构养老的成本较高，而且大部分老人更愿意接受居家养老和社区养老。如何保证机构、社区与居家养老的平衡成为许多国家面临的共同问题。应建立专业的评估体系，身体和认知障碍程度较轻的老年人群，实现社区和居家养老，失能、半失能老年人群，则适宜在机构养老。很多经合组织成员国（如加拿大、爱尔兰、新西兰、瑞典和波兰）采取了一系列政策来鼓励居家养老，包括采取供需组合干预措施和经济激励，扩大居家养老服务供应等。

3. 制度型和补缺型长照保险制度并存

长期照护服务既不同于养老服务，也不同于临床护理服务。养老服务强调对老年人的日常生活照料，临床护理服务强调对疾病患者治疗后的护理和康复。长期照护介于二者之间，旨在为不同程度失能的人群提供维持身心机能的照料和护理。长期照护的成本一般包括入住机构的正式照护成本，这方面的费用一般较高。国际上有部分国家通过实施长照保险制度来覆盖这部分费用，但即使这些国家在实施这项制度时经济发展水平较高，到现在也面临着费用快速增长的压力，无论是日本还是欧洲，费用过快增长的压力都已经迫使其采取改进措施。另外，长期照护的成本还包括居家和社区的非正式照护成本，这部分成本很少被纳入计算中，但实际上这会减少照护人受教育或获得收入的机会，因此收入较高的国家会根据财力采取适当补贴的方式。高收入的北欧国家（如丹麦、芬兰、挪威和瑞典）由市级政府雇用家庭照护者，加拿大则为照护人员提供免税额，以及提供休假机会等。由此可见，一些经济发展水平较高的国家建立了制度型长照保险制度，部分国家则采取了补缺型长照保险制度，两者都体现了政府的兜底作用。

4. 整合医疗与养老的服务模式

在机构养老阶段，养老机构与医疗机构是相对独立发展的。随着老龄化的加剧，特别是照护服务和医疗服务分裂引发了一系列问题，这些国家开始注意加强养老服务和医疗服务的协调。美国联邦医疗保险制度为 65 岁及以上的老年人或一定程度上失能的年轻人提供健康保险（包括住院保险、医疗保险和处方药保险），涵盖了养老院和家庭保健机构有限的后续医疗保健服务。挪威政府出台了加强长期照护服务协调的政策建议，包括更好地确定优先事项、注重早期干预、改变融资体系、发展专科医疗卫生服务等。20世纪 80 年代，瑞典推出了"养老服务链"，这是"一个医疗卫生一体化和协作的概念，其中包括为特定地理区域的特定患者群体提供的所有服务"，旨在加强医疗卫生专业人员和社会工作者之间的协作。新加坡的一体化养老服务机构（AIC）始建于 2009 年，旨在实现以患者为中心的初级、中期和长期照护服务一体化[16]。总结这些照护服务与医疗服务整合的特点，主要包括：一是围绕人而非流程进行一体化整合；二是注重发挥患者和医护人员的积极性；三是将患者和社区作为解决方案中的一部分，从而提高支持度；四是使养老服务变得更易获得和更易协调；五是实现信息的互联互通与共享。

5. 充分利用现代信息技术，发展智慧养老

世界正在经历科技大爆炸的巨变，以科技进步和数字经济为特征的数字社会已然诞生。信息技术的发展催生了智慧养老的概念，智慧养老不仅从技术上赋能老年健康，节省人力，让老年人群享有现代科技的便利，而且从管理和流程上重塑了服务提供模式，是一种治理创新。英国是最早提出"智慧养老"概念的国家，主要依托社区建立智慧养老服务中心，提供健康监测、数字医疗、远程医疗和移动医疗等服务。日本是全球老龄化程度最高的国家，通过科技对养老的支撑，大大节省了人力，同时也注重将智慧养老的理念写入法规中，从而能够有步骤地发展智慧养老。与其他服务一样，美国的智慧养老服务也采取了市场化的运作模式，通过私有科技企业为养老服务赋能。德国则注重建立可扩展的智能技术平台，为居家养老和机构养老提供

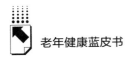
平台型服务[17]。由此可见，智慧养老在各国的发展程度不同、模式有别，各国需要根据本国实际情况探索出适宜的发展路径。

（二）中国实践

"十四五"时期是中国人口老龄化从轻度转为中度的关键时期，应抓住这个窗口期，主动作为，基于我国老龄化趋势和经济社会与服务体系的现状，探索建立中国特色的健康老龄化发展路径。中国的老龄化与世界其他国家有着重大的区别，表现为老龄人口规模巨大，老龄化速度快，另外经济社会与政策环境也相差较大。中国既不能走欧洲等高福利国家的道路，也不能完全照搬美国的市场化路径，而应本着"量力而行、尽力而为"的原则，坚持政府主导，充分发挥市场和社会的力量，共建共享，多方共治，保障老年健康。2017年10月27日，习近平在中国共产党第十九次全国代表大会上指出，实施健康中国战略，积极应对人口老龄化，构建养老、孝老、敬老政策体系和社会环境，推进医养结合，加快老龄事业和产业发展。这为中国特色的健康老龄化提供了指导方向：一是应对人口老龄化与实施健康中国战略相互促进；二是传承传统中国的"孝"文化和伦理原则，构建养老、孝老、敬老政策体系和社会环境；三是将长期照护纳入我国基本社会保障制度，在此基础上建立多层次保障体系；四是建立医疗与养老协调发展的整合式健康服务体系；五是充分利用新技术，发展老龄产业，以技术和产业助力健康老龄化。

参考文献

［1］陈东升：《长寿时代的理论与对策》，《管理世界》2020年第4期。

［2］易鹏、梁春晓：《老龄社会研究报告（2019）》，社会科学文献出版社，2019。

［3］王金营、李天然：《中国老年失能年龄模式及未来失能人口预测》，《人口学刊》2020年第5期。

［4］国务院发展研究中心社会发展研究部课题组：《健康老龄化：政策与产业双轮

驱动》，2019。

［5］国家统计局：《2015 年全国人口 1% 抽样调查数据》。

［6］景丽伟、侯清华、刘志等：《我国老龄健康公平社会决定因素分析及对策》，《中国卫生政策研究》2020 年第 9 期。

［7］郑超、才学韬：《家庭照料、医疗支出与老年人生活满意度》，《山东大学学报》（哲学社会科学版）2020 年第 4 期。

［8］欧阳鹏：《家庭照料对老年人健康状况及生活方式影响的实证研究》，博士学位论文，哈尔滨工业大学，2019。

［9］胡湛、彭希哲、王雪辉：《当前我国家庭变迁与家庭政策领域的认知误区》，《学习与实践》2018 年第 11 期。

［10］彭希哲、郭德君：《老龄化应对与当代社会基础性孝伦理体系的构建——基于传统"二十四孝"的批判性分析》，《探索》2018 年第 2 期。

［11］杨靓、徐辉、巢健茜等：《老龄化背景下慢性病对老年人健康状况的影响》，《中国老年学杂志》2015 年第 18 期。

［12］王丽敏、陈志华、张梅等：《中国老年人群慢性病患病状况和疾病负担研究》，《中华流行病学杂志》2019 年第 3 期。

［13］徐健、孔灵芝：《关注慢性病助力健康老龄化》，《中国慢性病预防与控制》2020 年第 9 期。

［14］仇洪星、罗雯、肖宇等：《不同收入水平老年人群健康状况与门诊就医行为的比较》，《中国老年学杂志》2017 年第 24 期。

［15］王洪亮、朱星姝、陈英哲：《与收入相关的健康不平等及其动态分解——基于中国老年群体的实证研究》，《南京审计大学学报》2018 年第 6 期。

［16］世界卫生组织：《关于老龄化与健康的全球报告》，2015。

［17］赵宁、张健：《国外智慧养老发展模式的经验与启示》，《社会科学动态》2020 年第 8 期。

B.2
基于健康赋权的整合服务：
实现健康老龄化的必由之路

谢春艳　丁汉升*

摘　要：　随着我国社会人口老龄化的加剧，健康老龄化成为社会各领域热议的话题。本报告通过梳理世界卫生组织关于健康老龄化的相关报告和文件，发现健康老龄化的关键内涵在于老年人的内在能力和功能发挥两个重要概念。本报告基于老年人的健康需求和国内相关健康服务的现状与存在的问题，对健康赋权与整合服务的概念和理论加以分析，提出社会工作参与健康赋权与构建整合型健康服务的策略。

关键词：　健康赋权　整合服务　健康老龄化　社会工作

近几十年来，随着我国卫生体系建设的不断完善和居民生活方式的改变，人口老龄化已成为我国现阶段面临的重大挑战之一。同时，疾病谱也发生了根本变化，主要影响我国居民健康的疾病逐渐开始从传染性疾病向慢性非传染性疾病转变[1]。疾病谱的转变意味着健康服务的主要需求和需求主体等也会发生相应的转变，在医疗卫生领域，老年人成为利用健康服务的主体，而且老年人的健康需求和体验呈现与其他人群不同的特点。这就必然要

---

* 谢春艳，上海市卫生和健康发展研究中心（上海市医学科学技术情报研究所）助理研究员，研究方向为老龄健康与健康社会工作；丁汉升，上海市卫生和健康发展研究中心（上海市医学科学技术情报研究所）研究员，研究方向为老年健康保障与长期护理。

求健康服务体系和相关制度安排做出相应的调整，世界卫生组织提出了具体的行动纲领。

一　世界卫生组织关于健康老龄化的行动

为应对人口老龄化问题，1990 年世界卫生组织提出将健康老龄化作为应对人口老龄化的发展战略，其核心理念是生理健康、心理健康和良好的社会适应性。2002 年，第二届世界老龄大会把"健康老龄化"概念进一步发展为"积极老龄化"，并提出其三大支柱是健康、保障和参与。

世界卫生组织提出，虽然遗传因素会在一定程度上影响老年人的健康水平，但家庭和社区等生活环境，以及性别、族裔、社会经济地位等个人特征对健康的影响作用更加明显，并且这些因素从生命早期就开始影响老龄化过程。环境对健康行为的培养和保持具有重要影响，支持性环境使人们在能力损失的情况下也能从事对其重要的活动。除了生理上的变化，老龄化还与其他一些生命转折点，如退休、搬迁、朋友和伴侣的死亡等有关。在就老龄化问题制定公共卫生政策时，不仅要考虑如何减少与老龄化相关的各种损失，还要考虑如何加强恢复和适应能力[2]。

2015 年 10 月，世界卫生组织发布了《关于老龄化与健康的全球报告》[3]，以新的理念诠释了健康老龄化的丰富内涵和政策导向，提出了维持老年人健康功能的健康老龄化新范式，倡导以疾病治疗为主的服务方式向以老年人为中心的整合型服务模式转变。报告对涉及健康老龄化的老年人的"内在能力"和"功能发挥"两个重要概念进行了定义和严格区分。内在能力是指个体在任何时候都能动用的全部体力和脑力的组合，即包括社会心理能力在内的个人一切身体和智力能力的综合体。功能发挥是使个体能够按照自身观念和偏好来生活和行动的健康相关因素，关注老年人的生活环境（广泛意义上的环境，包括实体、社会和政策环境）以及老年人与生活环境的相互关系。对于能力处于任一水平的老年人，能否完成自己认为重要的那些事情，最终取决于其生活环境中存在的各种资源和障碍。即使老年人内在

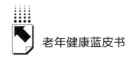

能力有限，如果其能够得到环境支持，也可以发挥能力。

　　基于上述两个概念，报告将健康老龄化定义为发展和维护老年健康生活所需的功能发挥的过程。在健康老龄化这一定义中，关键是要理解内在能力和功能发挥，尽管二者都会随年龄的增长有所降低，但生命过程中不同时点的人生选择和干预措施将决定每一个体的具体轨迹。对于患有慢性病的大多数老年人，如果能较早对其生活环境和社会环境进行干预，对影响健康的危险因素进行预防，并通过社会和医疗支持提高其自身应对的能力，就能很好地改善其健康老龄化的轨迹。报告还提出要提供以老龄人群为中心的医疗卫生服务，建立面向老龄人群需求和偏好的系统，所提供的服务也应照顾老龄人群并与家庭和社区密切合作。不同水平及不同服务类型之间，以及医疗卫生服务与长期保健之间应当实现整合。

　　2016 年 5 月，世界卫生大会决议通过了《老龄化与健康全球战略和行动计划（2016～2020）》[4]，要求开展反对年龄歧视的全球行动，实现改善老年人日常生活体验的最终目标，并优化政策。该报告认为，除了生物功能的丧失，老龄化常常涉及其他显著变化，包括社会地位的转变。其中有些变化体现了老龄化过程中持续的心理发展，可能与社会环境相关。因此，在制定针对老龄化的公共卫生措施时，必须考虑能够加强适应能力和促进社会心理发展的策略。通过持续的承诺和行动，制定基于证据的政策，提升老年人的能力。其中一个重要的方面是使卫生体系适应老年人的需求，倡导卫生系统要围绕老年人的需求和喜好改进服务结构，力求提升老年人的固有能力，同时要对各种环境和保健提供者进行整合。另外，还要通过多种方法关爱老年人，提高老年人的自主和参与意识。

　　在我国，健康老龄化的理念被国家相关规划文件多次提及，《"健康中国 2030"规划纲要》和《"十三五"健康老龄化规划》等都提到了健康老龄化。

　　健康老龄化是指从生命全过程的角度，从生命早期开始，对所有影响健康的因素进行综合、系统干预，营造有利于老年健康的社会支持和生活环境，以延长健康预期寿命，维护老年人的健康功能，提高老年人的健康水平。以维护老年健康权益和满足老年健康服务需求为出发点和落脚点，大力推进老年健康服务供给侧结构性改革，实现发展方式由以治病为中心转变为以人民健康为中心，服务体系由以提高老年疾病诊疗能力为主向以生命全周期、健康服务全覆盖为主转变，保障老年人能够获得适宜的、综合的、连续的整合型健康服务，提高老年人的健康水平，实现健康老龄化，建设健康中国。

二 整合服务为实现健康老龄化提供重要的
服务环境支撑

健康老龄化必须以关注老年人的健康需求为基本出发点。从老年人的健康需求来看，老年人共患疾病发生率高，常常多种慢性病同时存在，很多时候健康管理比疾病治疗更加重要，这就需要医疗卫生机构、社会服务机构和服务人员之间高度合作与协同，各种服务有效衔接。目前我国的老年健康服务主要是以"治疗"为核心的医院服务提供模式，各相关机构间的运行和服务人员都相对独立，各级各类机构间没有形成有效衔接，单个机构的微观效率高，而整个体系的宏观效率低。这一模式很难满足当前老龄化社会对老年健康服务的新需求，老年人需要的从预防保健、健康教育到治疗、康复护理和临终关怀的全周期服务链条没有建立，更缺乏以人为本、以需求为导向的整合型服务模式，导致老年慢性病患者的健康状况和就医体验较差，降低了其生活和生命质量。有相关研究对有反复住院经历的老年慢性病患者进行访谈，结果发现，被访者普遍会因疾病难以控制而产生无力感，活动受限，对死亡或临终话题感到交流困难，并存在经济和照护上的压力[5]。

卫生服务整合的理论基础主要是医学整体论，生物－心理－社会医学模式的提出颠覆了传统的生物医学模式。相应地，医学整体论也扬弃了还原论思想并成为服务整合的医学基础。它强调两个鲜明的观点：健康整体和医学整合。自此以后，卫生服务回归了以人的整体健康为中心，而不是以单个器

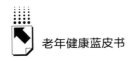

官或解剖系统为中心，同时卫生服务整合也成为实现医学整合的理想路径[6]。有研究者呼吁从社区层面的组织网络化合作出发，整合地方资源，以解决服务对象的多方面问题并满足其多样化需求[7]。

欧洲有相关研究提出，应整合各类专业医疗机构和人员，针对居民（或患者）的健康及医疗卫生服务需求，整合预防保健、健康教育、康复、护理等相关服务，以提供系统、连续、全方位的服务[8~9]。

美国有研究者将整合服务的概念界定为：跨专业、跨机构、跨支持体系的协同的病人服务；服务在时间上是连续的；以病人的需求和喜好为导向；病人本身及其照顾者对于维持病人的最佳健康状态享有共同责任。其核心因素包括：服务团队内部的协同；服务团队之间的协同；服务团队与社区资源之间的协同；随着时间推移对病人不断熟悉；病人就诊间隙的服务主动性与反应性；以病人为中心的服务；病人参与；医患共同责任[10]。

我国医疗卫生领域面临的一系列问题和挑战、当前的经济社会发展形势以及国际发展趋势都迫切要求与全社会健康相关的各部门、各行业行动起来，统筹资源，转变发展理念，关注影响健康的多方面风险因素，创新对老年人的健康服务方式。政府卫生部门和研究者对实现医学整合或卫生服务整合的重要意义已达成共识[11~12]，并提出医学整合应该从卫生服务体系的整合以及促进整合环境形成的政策研究等层面入手[13]。

三　健康赋权是提升老年人内在能力和促进功能发挥的关键

随着经济社会的发展，医学模式从单纯的生物医学模式向生物－心理－社会医学模式转变。虽然生物－心理－社会医学模式的理念已经倡导多年，但在实践过程中往往沦为空谈，现代医疗技术水平的不断提升并没有带来民众健康和就医体验的显著改善，现行的医疗服务模式仍然普遍存在只注重躯体治疗而忽视心理、社会关怀的问题，与服务体验的改善背道而驰。

世界卫生组织研究发现，在影响个人健康和寿命的四大因素中，生物学遗传因素占 15%，环境因素占 17%，卫生服务占 8%，个体行为和生活方式对健康的影响程度达到 60%。健康老龄化的理念改变了传统上老年人被动接受照护的服务模式，提倡发挥老年人的主观能动性，提升其内在能力，促进功能发挥，主动参与自身健康管理。对主动参与理念的倡导，反映了一种被赋予权利的过程，这与健康赋权的概念不谋而合。各国及世界卫生组织都在积极探索老龄化的应对策略，倡导老年人发掘自身资源，鼓励自我照护，提倡健康赋权[14]。健康赋权于 20 世纪 90 年代受到关注，被称作医疗卫生领域的第三次革命，广泛应用于老年人、妇女、儿童、同性恋者、艾滋病患者等群体健康问题的解决中[15]。世界卫生组织将健康赋权描述为"为改善健康状况与生活质量而形成的一种积极的合作关系及患者的自我保健策略，是健康的先决条件"[16]。在英国，健康赋权被视为老年人健康服务框架下的标准之一[17]。健康赋权是指通过运用多种方式帮助病人对疾病进行有效的自我管理，从而提高他们带病生存的质量和满意度[18~20]。有学者认为，健康赋权更多着眼于激发服务对象的内在潜能，而不是过度关注他们的缺陷与不足，关注个人资源和社会环境资源的互动过程，同时寻求社会支持网络[21]。

　　研究表明，慢性病患者通过健康赋权能够获得控制自身健康状况的能力和自信，同时提高生活满意度，对于慢性病的持续管理有重要意义[22]。目前，相关研究中对以老年人为主的慢性病患者的健康赋权策略覆盖了身心健康和社会生活等多个方面，包括饮食、营养指导、心理和精神健康咨询、行为和生活方式干预、社会活动支持等。社会工作者作为服务主体，通常会采取小组研讨、同伴支持、工作坊、俱乐部、电话邮件随访、家庭访视、社区工作等多种形式[23~25]。还有研究采用叙事治疗的方法，引导服务对象讲述患病、就医的故事与经历，在倾听的过程中引导服务对象反思自身的健康状况与生活方式，寻找新的生活意义。健康赋权的重要原则是要尊重服务对象的选择，在服务过程中，无论服务对象是选择自我管理、自主决策还是把决策权留给医生，只要是尊重了服务对象的意愿和选择，就可被视为健康赋权[26~29]。

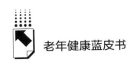

四 立足社区，发掘社会工作参与健康赋权 与构建整合型健康服务模式的作用

社区作为人们活动的重要平台，是构建整合型健康服务模式的重要载体。在新一轮医药卫生体制改革和健康中国建设过程中，我国政府重新总结经验，把卫生健康事业发展的重点放在城乡基层和社区。基层社区天然有着丰富多元的健康资源和社会资源，是各种资源汇聚和社会服务开展的重要平台。

立足社区发展健康赋权，探索整合型的服务模式，对服务理念、服务流程进行创新，医务社会工作可以在其中发挥重要的桥梁和纽带作用。医务社会工作是社会工作专业的一个分支，是社会工作者在医疗照顾处境中提供的专业社会服务活动的总称[30]。医务社会工作综合运用社会工作专业知识和方法，为有需要的个人、家庭和社区提供专业医务社会服务，帮助其缓解、解决、预防影响健康的社会问题，其宗旨是通过专业化的工作程序与方法，为患者及其家属提供社会心理服务，促进医患之间的沟通，协助医护人员，提高服务的整体水平。按照原卫生部的政策界定，社会工作者是"医生的助手，护士的伙伴，患者与家属的朋友，家庭健康福祉的保护人，社区的组织者，慢病管理者和健康促进者，医护、心理学家、康复师等其他专业技术人员的专业合作者，是现代医疗健康服务多学科团队的重要成员"[31]。而健康赋权是社会工作的重要概念，在实务工作中可通过多种健康赋权方法来增加人们的权利。

在多数发达国家，社会工作已经成为医院服务和社区卫生服务必不可少的组成部分，并在促进患者生理康复、提高心理和社会适应能力等方面发挥着重要作用。从国际经验来看，社会工作部门一般是医疗机构或社区中的独立部门，与其他部门形成合作关系，以中立的立场、第三方的角色参与处理相关问题。社会工作者有明确的专业理念和职责，服务内容丰富，包括促进医患之间的沟通，整合资源为患者提供援助和支持，为医务人员提供支持性服务，参与医疗机构管理的过程，提供决策所需的信息。在建设健康中国的大背景下，随着生物医学模式被生物－心理－社会医学模式所取代，医务社会工作也应该从当前以医院场域为核心转向以城乡基层社区为主要载体，在参与老年人健康赋权和整合型健康服务体系建构的过程中发挥自身的学科优势与专业价值。

医院内部的医务社会工作服务领域应不断向院前和院后延伸，实现医院院后健康服务与社区照顾服务的有效衔接，构建医院医务社会工作与社区相关服务相结合的完整服务链，形成以人的健康为导向、以不同情境下医务社会工作服务为载体的全过程的整合型服务模式。社会工作者以个体参与或团队组织的形式嵌入社区，建立整合型服务平台和网络，精准对接供需双方，在社区整合各种健康服务资源，实现供需匹配，解决供需矛盾。一方面，健康社会工作者与社区卫生服务家庭医生合作，通过健康风险分层与需求评估，根据不同风险等级老年人群的需求，在医疗健康服务体系内为老年人协调与整合健康教育和促进、预防保健、疾病诊治、康复护理、长期照护、安宁疗护等各级各类健康服务资源，维护老年人内在健康能力的稳定；另一方面，发挥社会工作者的桥梁与纽带作用，通过协调医疗卫生系统外与健康相关的其他多元化养老与社会服务资源，优化老年人的健康环境，满足老年人的其他社会与心理需求，促进老年人健康与社会功能的发挥。社会工作健康赋权与整合型老年健康服务体系构建策略如图1所示。

五　小结与讨论

以健康体验和需求为导向的健康赋权与整合型服务需要打破部门与行业之间的界限，除了关注生理因素，更要关注影响居民健康的社会、心理因素，发挥健康社会工作的作用，基于服务利用者的健康体验和多方面健康需求来提供整合型的服务。

整合型健康服务是与生物－心理－社会医学模式相适应的，针对存在多种健康风险、患有复杂慢性病的老年群体，通过多学科专业服务团

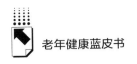

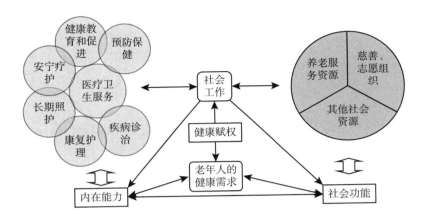

图1　社会工作健康赋权与整合型老年健康服务体系构建策略

队的合作及相关配套政策，建立连续性的服务路径，以服务利用者的多元健康需求为导向提供系统的、连续的、全方位的服务。整合型健康服务强调在提供服务时，要突破过去以服务提供方为导向的模式，改变"头痛医头、脚痛医脚"的碎片化服务模式，转向以服务利用者为中心、一切从需求出发的模式，服务提供者之间也应加强协调、沟通与合作，打破机构的藩篱，确保为患者提供无缝衔接的服务，满足患者的多元健康服务需求。整合型健康服务的提供场所并不局限于医疗卫生服务机构和社会服务机构，也可以在居民家中或者社区中提供服务，通过健康赋权，强调服务利用者的参与和自我管理，真正提升老年人的内在能力，促进其功能发挥。

在这方面，我国的一个积极探索是医养结合相关政策的发布和实施，但目前医养结合相关政策和研究多局限于医疗机构与养老机构层面。国内很多关于整合卫生服务的做法也有类似的局限性，从整合的层次来看，目前已有的做法多聚焦于服务提供者、相关部门的政策与战略等层次来进行整合。从整合的内容方式来看，主要是聚焦资源整合，也就是基于服务提供方的功能定位探讨组织机构之间的协作方式。总体来看，针对服务利用者健康体验的服务整合非常有限，缺乏深入的对于老年人在整体健康经历和接受健康服务过程中的主观体验与感受的关注，对于构建整合型服务模式的研究作用有限。要从"以治疗为中心"转变为"以老年人的健康为中心"，改变服务提供方式，以人为本设计整合型的服务理念、服务流程和服务模式，推动整合型服务的创新和深入。在这个过程中，服务利用者对整体健康服务的主观感受、体验和需求就显得尤为重要。而在目前我国医务社会工作已经有一定发展的基础上，将社会工作者作为资源链接者和服务协调者，基于健康需求与体验进行健康赋权正是推动服务整合与健康老龄化目标实现的一个关键抓手。

由此可见，大力发展健康社会工作，基于服务利用者的体验与健康赋权的服务整合，是实现健康老龄化的必由之路。应以老年人的多元健康需求为本，以社区服务为载体，发挥社会工作的枢纽导航作用，链接整合多方面资源，通过健康赋权最终实现提升老人内在能力和社会功能的价值目标。

参考文献

［1］许海玲、李旭：《中国近 60 年传染病疾病病谱变化情况综述》，《安徽医学》2012 年第 6 期。

［2］WHO. Ageing and Health. ［EB/OL］. 2015. http：//www. who. int/mediacentre/factsheets/fs404/en/.

［3］WHO. World Report on Ageing and Health. ［EB/OL］. 2015. http：//apps. who. int/iris/bitstream/10665/186463/1/9789240694811_ eng. pdf? ua = 1.

［4］WHO . Global Strategy and Action Plan on Ageing and Health. ［EB/OL］. 2016. http：//www. who. int/ageing/global – strategy/en/.

［5］韩赛丹、郭桂芳、孙静等：《老年慢性病患者反复入院体验的质性研究》，《中国护理管理》2013 年第 8 期。

［6］吴敏、李士雪：《浅析整合型医疗卫生服务系统》，《医学与哲学》（人文社会医学版）2010 年第 4 期。

［7］邓锁：《政策实施的网络视角与社会服务整合》，《江苏社会科学》2011 年第 1 期。

［8］Murveeman, I. , Hardy, B. , Steenbergen, M. , et al. , "Development of Integrated

Care in England and the Netherlands：Managing across Public-Private Boundaries”，*Health Policy*，2003，65（3）：227 – 241.

[9] 魏来、叶婷、张亮：《卫生资源整合和卫生服务整合的比较分析》，《中国卫生政策研究》2012 年第 9 期。

[10] Singer，S. J.，Burgers，J.，Friedberg，M.，Rosenthal，M. B.，Leape，L.，Schneider，E.，“Defining and Measuring Integrated Patient Care：Promoting the Next Frontier in Health Care Delivery”，*Medical Care Research and Review*，2011，68（1）：112 – 127.

[11] 李立明：《医学整合：我国医改目标实现的关键》，《医学与哲学》（人文社会医学版）2010 年第 1 期。

[12] 尹力：《医学整合：增进国民健康的必由之路》，《医学与哲学》（人文社会医学版）2010 年第 1 期。

[13] 饶克勤：《中国人口健康转型与医学整合》，《医学与哲学》（人文社会医学版）2010 年第 1 期。

[14] Uhlenberg，P.，“Demography Is Not Destiny：The Challenges and Opportunities of Global Population Aging”，*Generations*，2013，37（1）：12 – 18.

[15] Herbert，R. J.，Gagnon，A. J.，Rennick，J. E.，et al.，“A Systematic Review of Questionnaires Measuring Health-related Empowerment”，*Research and Theory for Nursing Practice*，2009，23（2）：107 – 132.

[16] Neuhauser，D.，“The Coming Third Healthcare Revolution：Personal Empowerment”，*Quality Manage Health Care*，2003，12：171 – 184.

[17] Biley，A.，“National Service Framework for Older People：Promoting Health”，*British Journal of Nursing*，2001，11（7）：469 – 476.

[18] Todd，W. E.，Ladon，E. H.，“Disease Management：Maximizing Treatment Adherence and Self-management”，*Disease Management & Health Outcomes*，1998，3：1 – 10.

[19] Adolfsson，E. T.，Walker-Engstrom，M. L.，Smide，B.，et al.，“Patient Education in Type 2 Diabetes—A Randomized Controlled 1 Year Follow-up Study”，*Diabetes Research and Clinical Practice*，2007，76：341 – 350.

[20] Anderson，R. M.，Funnul，M. M.，Bulter，P. M.，et al.，“Patient Empowerment：Results of a Randomized Controlled Trial”，*Diabetes Care*，1995，18：943 – 949.

[21] Shearer，B. C.，“Health Empowerment Theory as a Guide for Practice”，*Geriatric Nursing*，2009，30（2 Suppl）：4 – 10.

[22] Feder，G.，Griffi，C.，Eldridge，S.，et al.，“Patient Empowerment and Coronary Heart Disease”，*Lancet*，2000，356（9237）：1278.

[23] Shearer，N. B.，Fleury，J.，Ward，K. A.，O'Brien，A. M.，“Empowerment

Interventions for Older Adults," *Western Journal of Nursing Research*, 2012, 34 (1): 24 – 51.

[24] Deakin, T. A., Cade, J. E., Williams, R., et al., "Structured Patient Education: The Diabetes X-PERT Programme Makes a Difference", *Diabetic Medicine*, 2006, 23 (9): 944 – 954.

[25] Wang, L., Dong, J., Gan, H. B., et al., "Empowerment of Patients in the Process of Rehabilitation", *Peritoneal Dialysis Internationals*, 2007, 27 (Suppl 2): S32 – 34.

[26] Finfgeld, D. L., "Empowerment of Individuals with Enduring Mental Health Problems: Results from Concept Analyses and Qualitative Investigations", *Advances in Nursing Science*, 2004, 27 (1): 44 – 52.

[27] Aujoulat, I., Marcolongo, R., Bonadiman, L., et al., "Reconsidering Patient Empowerment in Chronic Illness: A Critique of Models of Self-efficacy and Bodily Control", *Social Science & Medicine*, 2008, 66 (5): 1228 – 1239.

[28] Hage, A. M., Lorensen, M., "A Philosophical Analysis of the Concept Empowerment: The Fundament of Education-Programme to the Frail Elderly", *Nursing Philosophy*, 2005, 6: 235 – 246.

[29] Aujoulat, I., d'Hoore, W., Deccache, A., "Patient Empowerment in Theory and Practice: Polysemy or Cacophony", *Patient Education and Counseling*, 2007, 66: 13 – 20.

[30] 刘继同：《改革开放30年以来中国医务社会工作的历史回顾、现状与前瞻》，《社会工作》（学者论坛）2012年第1期。

[31] 卫生部人事司：《中国医院社会工作制度建设现状与政策开发研究报告（摘要)》，《中国医院管理》2007年第11期。

政 策 篇
Policy Report

B.3
中国老年社会保障体系的发展
与"十四五"展望*

阳义南 高 娜**

摘 要： 随着人口老龄化的形势日渐严峻，老年人贫困、医疗缺失、护理困难、精神贫瘠等社会问题越发凸显，对我国的老年社会保障政策提出了更高的要求，如何为不同的老年群体提供合适的社会保障成为亟待解决的问题。为完善目前老年社会保障政策，更好地保障老年人的权益，本报告对我国近20年来出台的老年社会保障相关政策进行系统梳理，将近20年来的政策发展分为试点先行期、大步改革期和完善稳定期，并在社会保障转型升级、缩小城乡差距、强化老年文化阵地建

* 本报告为国家社科基金重点项目"发展多层次、多支柱养老保险体系研究"（21AZD070）的阶段性成果。
** 阳义南，教授，华南理工大学公共管理学院，研究方向为老年社会保障、老年经济学；高娜，硕士研究生，华南理工大学公共管理学院，专业为社会保障。

设、实施健康老龄化等方面提出相关建议。

关键词： 老年人贫困　社会保障　健康老龄化

随着老年人口数量迅速增长及占总人口的比例不断增加，我国在 21 世纪初期就已经迈入了老龄化社会，且态势不断加剧。作为高占比老年人口的"副产品"，老年人贫困、医疗缺失、护理困难、精神贫瘠等社会现状越发严峻，如何为不同的老年群体提供合适的社会保障成为亟待解决的问题，对我国的老年社会保障政策提出了更高的要求。近年来，学界对老年社会保障政策的研究有所增加，多从政策历程、政策文本、国际比较、效果评价等角度对养老服务、医养结合、长期护理等政策进行分析。目前的研究主要是对某一方面展开分析，缺乏对政策发展演变过程的系统归纳与总结。本报告对我国近 20 年来出台的老年社会保障相关政策进行系统梳理，从政策演变的角度厘清发展脉络并提出建议，以期为我国老年社会保障政策体系的完善和执行落实提供参考。

一　近20年来中国老年社会保障体系发展脉络

进入 21 世纪以来，我国老年社会保障政策出台数量逐渐增加、覆盖人群范围不断扩大、涉及内容越发完善充实。本报告将这段时间的老年社会保障政策发展大致分为三个阶段：第一阶段为试点先行期，第二阶段为大步改革期，第三阶段为完善稳定期。

（一）试点先行期（2000~2010年）

2000 年以来，老龄化问题逐渐走入大众视野。2000 年 10 月，《关于加强老龄工作的决定》（中发〔2000〕13 号）颁布，首次系统提出要发展老年服务业，完善老年服务的内容和体系构架，为老年人在生活、文娱、医疗

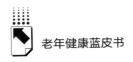

方面提供养老服务，强调社区在老龄事业发展中的重要地位。2000年，国务院颁布《关于印发完善城镇社会保障体系试点方案的通知》，辽宁省成为完善城镇社会保障体系的试点，不断总结经验、完善政策。2005年12月3日，国务院颁布《关于完善企业职工基本养老保险制度的决定》，以东北三省试点的经验为基础，扩大个人账户试点做实范围，确定天津、河南等8个省区市为新试点。同年，进行城市医疗救助制度试点。2007年，城镇居民基本医疗保险试点开展，以基本建立覆盖城乡全体居民的医疗保障体系为目标。2009年，试点地区农民开始享有三方缴费的新型农村社会养老保险，自此农民拥有了基本养老保险。同年，在重庆、黑龙江等5个省市启动了基本养老服务建设试点工作。

在这一阶段，老年社会保障险种逐渐完善，覆盖范围基本包括所有老年群体，医疗保险、养老保险的主体作用凸显。老龄事业经费被纳入财政预算，意味着老龄事业不再依附于经济，开始"独立行走"。政府、社会和公众也意识到养老服务的重要性。同时，政府大力提倡社会福利社会化，鼓励社会各界进入养老服务业，实现了从鼓励非营利组织创建养老机构到以社区为依托开展居家养老服务的政策转变。

（二）大步改革期（2011～2016年）

经过20世纪初的试点探索，我国逐步形成了一套适合国情的老年社会保障体系，老龄事业发展取得显著成就，并开启了大力改革的步伐。2014年，新农保和城居保两项养老保险制度合并实施，建立了统一的城乡居民基本养老保险制度。2015年，合并实施了城市医疗救助制度和农村医疗救助制度，全面开展重特大疾病医疗救助。2016年，合并城镇居民基本医疗保险和新型农村合作医疗为统一的城乡居民基本医疗保险，覆盖了除职工以外的其他所有城乡居民。"双轨制"也离开了人们的生活，机关事业单位人员告别"免缴费"时代。2016年，长期护理保险作为"第六险"进入人们的视野，在青岛、上海等15个城市开展长期护理保险试点，旨在解决失能老人的长期护理问题。

在这一阶段，老年社会保障诸多制度合并，碎片化问题得到很大程度的解决，提升效率的同时降低了管理成本。"双轨制"的取消提升了公平性，大大鼓舞了职工与居民的缴费积极性。长期护理保险的出现填补了老年人护理的空白，成为社保发展过程中的一座里程碑。

（三）完善稳定期（2017年至今）

党的十八大、十九大以来，不断对已有制度进行优化、整合，为我国老年社会保障制度的健全、可持续打下了坚实基础。在养老保险方面，2017年，国务院办公厅发布《关于加快发展商业养老保险的若干意见》，鼓励发展第三支柱，构建多层次养老保险体系。2018年，国务院出台《关于建立企业职工基本养老保险基金中央调剂制度的通知》，推动了企业职工基本养老保险基金面向全国统筹的步伐。2019年，国务院发布《关于印发降低社会保险费率综合方案的通知》，实质性地减轻企业的缴费负担，以适应经济新常态的要求。在医疗保险方面，国务院于2016年发布《关于整合城乡居民基本医疗保险制度的意见》，提出了"六个统一"，即统一覆盖范围、统一筹资政策、统一保障待遇、统一医保目录、统一定点管理、统一基金管理。在社会救助方面，随着精准扶贫的不断深化，全国各地出台了落实社会救助、慈善事业与扶贫开发政策衔接的实施方案。另外，为了充分发挥社保在扶贫中的作用，各地完善了提供专项救助的相关政策，在脱贫攻坚战中形成了基础性的"兜底网"。此外，随着老年人群规模的逐渐扩大，服务需求不断多元化，单一的生活照料服务显然不足，医养结合成为养老服务模式发展的新方向，多部政策出台促进了医疗卫生和养老服务的协调统一发展。

在这一阶段，中国老年社会保障已形成完整的体系架构，政策供给在各方面呈现精细化发展态势。"十二五"时期养老服务体系规划目标基本完成，以居家为基础、以社区为依托、以机构为补充、医养相结合的养老服务体系初步形成，相关政策不断鼓励老年人参与社会，构建宜居养老环境，这是中国在全面发展老龄事业背景下又一里程碑式的转变。

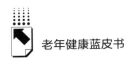

二 近20年来中国老年社会保障体系结构分析

目前我国还没有专门为老年人设立的社会保障制度，关于保障老年人的措施内含于总体的社会保障制度中。老年社会保障的概念可划分为狭义和广义，狭义上仅限于对老年人的经济保障，包括养老保险、社会救助等，广义上则可分为经济保障、医疗卫生保障、精神支持、社会服务等诸多层次。本报告中的老年社会保障指的是广义概念，以下将从经济支持、服务提供、精神保障三个维度对近20年来的老年社会保障政策内容进行梳理。

（一）经济支持

1. 养老保险

从20世纪80年代开始，我国采取试点先行、由远及近、分类推进的方式，先在部分地区进行养老保险制度改革的探索，进而在国家机关、国有企业全面推开，并逐渐覆盖到其他各类所有制企业、灵活就业人员、城乡居民等。以国发1997年26号文和2005年38号文为标志，将统一的企业职工养老保险制度方案扩展到全国，将"统账结合"定型为基本养老保险的普遍模式。2009年，试点地区农民开始享有三方缴费的新型农村社会养老保险，我国老年社会保障得到了进一步完善。2010年颁布的《社会保险法》，从法律层面明确了政府在社会保险中的责任，是老年社会保障走向法制化、规范化的标志。2011年，城镇居民社会养老保险试点开始进行。2014年，合并实施新农保和城居保，建立了统一的城乡居民基本养老保险制度。2015年实行"并轨"，"双轨制"正式退出历史舞台。至此，我国基本养老保险制度的实施有法可依。"国家－企业保险"向"社会保险"的转变，意味着养老风险正在向社会扩散，这不仅促进了我国的市场经济转型，也促进了不同所有制企业的发展，同时还有利于财务的长期稳定、劳动力的流通并减少政府财政风险。

目前，我国运行的基本养老保险以居民养老保险、职工养老保险两大类为主,基本已实现从碎片化走向统一、稳定实施,并实现人员全覆盖。截至2019年底,我国基本养老保险参保人数达9.68亿,基金收入达5.70万亿元,支出5.23万亿元,累计结余6.29万亿元。近20年来我国养老保险政策汇总见表1。

表1　近20年来我国养老保险政策归纳汇总

发文字号	颁布文件	政策归纳
国发〔2000〕42号	《关于印发完善城镇社会保障体系试点方案的通知》	在辽宁全省范围内进行完善城镇社会保障体系试点,不断总结经验,完善政策
国发〔2005〕38号	《关于完善企业职工基本养老保险制度的决定》	确保养老金按时足额发放,建立调整机制,做实个人账户,统一城镇个体工商户和灵活就业人员的参保缴费政策,发展企业年金
国发〔2009〕32号	《关于开展新型农村社会养老保险试点的指导意见》	探索建立个人缴费、集体补助、政府补贴相结合的新农保制度试点,以保基本、广覆盖、有弹性、可持续为基本原则
国发〔2011〕18号	《关于开展城镇居民社会养老保险试点的指导意见》	探索建立个人缴费、政府补贴相结合的城镇居民养老保险制度试点,设定不同缴费标准,养老金待遇由基础养老金和个人账户养老金构成,支付终身
国发〔2014〕8号	《关于建立统一的城乡居民基本养老保险制度的意见》	合并实施新型农村社会养老保险和城镇居民社会养老保险,建立统一的城乡居民基本养老保险制度
国发〔2015〕2号	《关于机关事业单位工作人员养老保险制度改革的决定》	对机关事业单位工作人员养老保险制度进行改革,机关事业单位人员每月将缴纳本人缴费工资基数的8%的养老保险费用
国办发〔2017〕59号	《关于加快发展商业养老保险的若干意见》	启动个人递延税商业养老保险试点工作,健全多层次养老保障体系
国发〔2018〕18号	《关于建立企业职工基本养老保险基金中央调剂制度的通知》	在现行企业职工基本养老保险省级统筹的基础上,建立中央调剂基金,对各省份养老保险基金进行适度调剂,确保基本养老金按时足额发放

资料来源:由作者根据文件整理而成,下同。

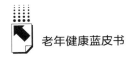
2. 医疗保险

目前我国还没有专门为老年人设立的医疗保障制度，而是将老年人医疗保障纳入全民医疗保障体系当中。老年社会保障在医疗保障层面可以分为两部分，一是基本医疗保险制度，二是医疗救助制度。基本医疗保险制度又分为城镇职工基本医疗保险制度（城镇职工基本医疗保险参保人员退休后不再缴纳医疗保险费）、城镇居民基本医疗保险制度和新型农村合作医疗保险制度（后两者已合并为城乡居民基本医疗保险制度），广泛覆盖了所有类型的老年群体。

1998 年国务院颁发《关于建立城镇职工基本医疗保险制度的决定》，为城镇职工群体建立医疗保险制度以来，我国逐步完善医疗保险制度，经过不断的探索与发展，从公费医疗、劳保医疗转型，目前已基本上形成了以基本医疗保险制度为基础、以医疗救助为重要补充、有商业医疗保险参与的多层次医疗保障体系。截至 2019 年底，我国基本医疗保险参保人数已达 13.54 亿，参保率达 95%，2019 年基金收入达 2.33 万亿元，基金支出 1.99 万亿元，累计结余共 2.69 万亿元。近 20 年来我国医疗保险政策汇总见表 2。

表 2　近 20 年来我国医疗保险政策归纳汇总

	发文字号	颁布文件	政策归纳
基本医疗保险制度	国办发〔2003〕3 号	《国务院办公厅转发卫生部等部门关于建立新型农村合作医疗制度意见的通知》	建立个人、集体和政府多方筹资，以大病统筹为主的新型农村合作医疗制度
	国发〔2007〕20 号	《关于开展城镇居民基本医疗保险试点的指导意见》	开展城镇居民基本医疗保险试点，实现基本建立覆盖城乡全体居民的医疗保障体系的目标
	国办发〔2015〕57 号	《关于全面实施城乡居民大病保险的意见》	2015 年底前，大病保险覆盖所有城镇居民基本医疗保险、新型农村合作医疗保险参保人群。2017 年建立起比较完善的大病保险制度

续表

	发文字号	颁布文件	政策归纳
基本医疗保险制度	国发〔2016〕3号	《关于整合城乡居民基本医疗保险制度的意见》	合并城镇居民基本医疗保险和新型农村合作医疗为统一的城乡居民基本医疗保险，覆盖除职工基本医疗保险应参保人员以外的其他所有城乡居民
	国办发〔2017〕55号	《关于进一步深化基本医疗保险支付方式改革的指导意见》	实行多元复合式医保支付方式，重点推行按病种付费，开展按疾病诊断相关分组付费试点，完善按人头付费、按床日付费等支付方式
	国办发〔2019〕10号	《关于全面推进生育保险和职工基本医疗保险合并实施的意见》	全面推进合并实施生育保险和职工基本医疗保险，以强化保障职工社会保险待遇、增强基金共济能力、提升经办服务水平
医疗救助制度	国办发〔2005〕10号	《国务院办公厅转发民政部等部门关于建立城市医疗救助制度试点工作意见的通知》	用2年时间在全国进行试点，之后再用2~3年时间在全国建立起管理制度化、操作规范化的城市医疗救助制度
	民发〔2009〕81号	《关于进一步完善城乡医疗救助制度的意见》	对城乡低保家庭成员、"五保户"和其他经济困难家庭人员，要按照有关规定给予补助
	国办发〔2015〕30号	《国务院办公厅转发民政部等部门关于进一步完善医疗救助制度全面开展重特大疾病医疗救助工作意见的通知》	合并实施城市医疗救助制度和农村医疗救助制度，全面开展重特大疾病医疗救助
	民发〔2017〕12号	《关于进一步加强医疗救助与城乡居民大病保险有效衔接的通知》	进一步加强两项制度在对象范围、支付政策、经办服务、监督管理等方面的衔接

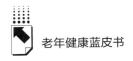
3. 长期护理保险

老龄化状况的加剧大大增加了老年护理的需求，根据第四次中国城乡老年人生活状况抽样调查，目前我国不同程度的失能老人数量已增至4000万人，失能老人的护理成为老年社会保障体系面临的严峻问题。2015年，"十三五"规划中明确提出"在地方试点基础上，探索建立长期护理保险制度"。2016年6月，《关于开展长期护理保险制度试点的指导意见》分别就长期护理保险制度试点中的指导思想、原则、目标、任务、政策要求及管理服务等方面做了总体布局，全国15座城市成为长护险试点，拉开了探索发展长护险的序幕。从经济发展程度来看，既有经济高度发达的上海、广州，也有经济发展较为滞后的石河子等。由此可见，在试点城市地区选择方面已经很好地代表了我国大部分地区，从各地制定的试点办法也能看出不同地区在长期护理保险制度制定中对各地不同情况的考量，真正体现出了"试点"的作用。几年时间里，各试点城市以国家的指导意见为蓝本，参考各自不同的实际情况，制定并实施了具有较强针对性的地方性细则。截至2019年6月底，15个试点城市和2个重点联系省的参保人数达8854万，享受待遇人数42.6万，年人均基金支付9200多元。2020年，新增了14个城市为长护险试点城市，拟在更大范围检验试点成果，进一步探索适应我国国情的长期护理保险制度框架。近20年来我国长期护理保险政策汇总见表3。

表3　近20年来我国长期护理保险政策归纳汇总

发文字号	颁布文件	政策归纳
人社厅发〔2016〕80号	《关于开展长期护理保险制度试点的指导意见》	探索建立以社会互助共济方式筹集资金，为长期失能人员的基本生活照料和与基本生活密切相关的医疗护理提供资金或服务保障的社会保险制度
国办发〔2017〕52号	《关于制定和实施老年人照顾服务项目的意见》	全面建立针对经济困难高龄、失能老年人的补贴制度，并做好与长期护理保险的衔接
国发〔2019〕13号	《关于实施健康中国行动的意见》	实施老年健康促进行动，探索长期护理保险制度，推进医养结合
医保发〔2020〕37号	《关于扩大长期护理保险制度试点的指导意见》	扩大长期护理保险制度试点，进一步探索适应我国国情的长期护理保险制度框架

4. 老年救助

我国具有扶贫济弱的优良传统，在危难之中为他人伸出援手、追求共同富裕的美德深深刻在中华民族的基因中，从对老年人的救助中就可见一斑。经济方面的老年救助主要包括生活救助和医疗救助，通过现金补助来满足贫困线之下或遭受灾难、因病致贫等老年人的基本生活需求，资金主要来源于政府财政和社会捐助，不需要受助者履行缴费义务，只要符合条件即可领用。老年社会救助密织民生安全网，对于减少贫困人口、降低贫困率起着至关重要的作用，是极其高效的减贫方式。中国家庭金融调查（CHFS）数据显示，我国老年人口贫困率已由 2014 年的 17.7% 下降至 2018 年的 14.5%。

20 世纪 90 年代以来，在党和政府的高度重视下，我国先后建立起农村"五保"供养、城市"三无"人员救济和福利院供养制度，1997 年和 2007 年分别出台法规建立了城市居民最低生活保障制度和农村最低生活保障制度，城乡特困人员的基本生活得到了保障。2014 年，国务院公布施行了《社会救助暂行办法》，将农村"五保"供养和城市"三无"人员保障制度统一为特困人员供养制度，包括特困老年人在内，我国城乡特困救助工作进入新的发展阶段。近 20 年来我国老年救助政策汇总见表 4。

表 4　近 20 年来我国老年救助政策归纳汇总

发文字号	颁布文件	政策归纳
国办发〔2001〕87 号	《关于进一步加强城市居民最低生活保障工作的通知》	全面落实城市居民最低生活保障制度，加大财政投入，健全法规制度
民发〔2003〕158 号	《关于实施农村医疗救助的意见》	建立对患大病农村"五保户"和贫困农民家庭实行医疗救助的制度
国办发〔2005〕10 号	《国务院办公厅转发民政部等部门关于建立城市医疗救助制度试点工作意见的通知》	先试点再推广，建立起管理制度化、操作规范化的城市医疗救助制度
国发〔2007〕19 号	《关于在全国建立农村最低生活保障制度的通知》	通过在全国范围建立农村最低生活保障制度，将符合条件的农村贫困人口全部纳入保障范围

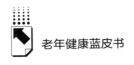
发文字号	颁布文件	政策归纳
国发〔2012〕45号	《关于进一步加强和改进最低生活保障工作的意见》	做好最低生活保障与养老、医疗等社会保险制度的衔接工作
国办发〔2015〕30号	《关于进一步完善医疗救助制度全面开展重特大疾病医疗救助工作意见的通知》	合并实施城市医疗救助制度和农村医疗救助制度，全面开展重特大疾病医疗救助工作，合理界定救助对象，逐步将低收入家庭的老年人等纳入救助范围
国发〔2016〕14号	《关于进一步健全特困人员救助供养制度的意见》	健全特困人员救助供养制度，将符合条件的特困人员全部纳入救助供养范围，切实维护他们的基本生活权益
国办发〔2016〕70号	《关于做好农村最低生活保障制度与扶贫开发政策有效衔接指导意见的通知》	充分发挥农村低保制度在打赢脱贫攻坚战中的兜底保障作用，对农村低保家庭中的老年人等重点救助对象，采取多种措施提高救助水平

（二）服务提供

老龄化程度的日益加深加剧了发展养老服务业的迫切性，对服务提供的数量及质量提出了更高要求。而目前我国在养老服务领域尚存在供给有效度低、供需匹配度低、服务质量低、城乡差异大等较为突出的问题。因此，现有老年服务资源有哪些？哪方面需要补缺？本部分通过梳理近20年来老年服务相关政策文件，以期为以上问题的解答提供一些参考建议。

1. 总述

享受基本养老服务是老年人的权利，提供服务则是政府的义务和职责，因此，有关部门制定了一系列政策积极发展养老服务。与此同时，在全国开展基本养老服务建设试点工作。2009年，民政部、国家发改委、全国老龄办在重庆、江苏、湖北、甘肃和黑龙江5个省市启动了基本养老服务建设试点工作，2010年将试点范围扩大至北京、上海、浙江、安徽、江西、内蒙古和云南等。在实践中不断提高对基本养老服务的认识，将基本养老服务延伸至基层,为广大老年人提供快捷便利的生活照料服务,落实政府的公共服务职能。"十三五"期间,养老服务的发展备受重视,资金保障十分有力,中央预算内养老服务体系建设投资资金超过 134 亿元,主要支持特困人员供养服务机构建设与设施改造升级。投入 50 亿元用于支持城乡居家、社区养老服务改革,共有 203 个地区列入试点。近 20 年来我国养老服务政策汇总见表 5。

表5　近20年来我国养老服务政策归纳汇总

发文字号	颁布文件	政策归纳
国办发〔2006〕6 号	《关于加快发展养老服务业意见的通知》	建立规范的、公开的、平等的养老服务业准入制度,积极支持以政府补贴、公建民营、购买服务、民办公助等形式准入养老服务业,鼓励社会和民间组织准入养老服务业
国办发〔2011〕60 号	《关于印发社会养老服务体系建设规划(2011~2015 年)的通知》	建设以居家为基础、社区为依托、机构为支撑的社会养老服务体系,优先保障困难老年人
国发〔2013〕35 号	《关于加快发展养老服务业的若干意见》	健全服务体系,扩大产业规模,优化发展环境
国办发〔2015〕84 号	《关于推进医疗卫生与养老服务相结合的指导意见》	积极推进医养结合,深化养老服务的内容,提升养老服务水平
国办发〔2016〕91 号	《关于全面放开养老服务市场提升养老服务质量的若干意见》	全面放开养老服务市场,全力建设优质养老服务供给体系
国办发〔2019〕5 号	《关于推进养老服务发展的意见》	深化"放管服"改革,拓宽养老服务投融资渠道,促进养老服务就业创业,增加养老服务消费

2. 机构服务

养老机构服务在养老产业发展中占有重要地位,不仅可以减轻小型化家庭中子女的照护负担,还可以促进养老资源的有效利用,并丰富老年人的精神文化生活。我国养老机构服务法制方面的建设始于 1996 年《中华人民共和国老年人权益保障法》的颁发。该法第 5 条规定,"国家建立和完善以居家为基础、社区为依托、机构为支撑的社会养老服务体系"，指出了机构养老所发挥的支撑作用。该法于2009年、2012年、2015年和2018年相继进行了四次修订，是鼓励、规范养老机构发展的基本法。从地方层面来看，由于各地老龄化水平、经济发展水平以及法规政策重视程度存在较大差异，各地养老机构的政策规制发展差距较大。从服务内容来看，我国老年社会保障机构服务可以分为医疗机构服务和养老机构服务。

"十三五"期间我国医疗服务资源持续增加，以全科医生为重点的基层医疗卫生人才队伍建设加快推进。医疗服务是人对人的服务，从开展医疗服务需要的人力资源来看，2015～2019年，我国每千人口执业（助理）医师由2.22人增加到2.77人，每千人口注册护士由2.37人增加到3.18人，每万人口全科医生由1.38人增加到2.61人，均提前实现"十三五"规划目标。特别是老年医疗卫生服务资源的投入不断强化，截至2019年底，全国设有国家老年疾病的临床医学研究中心6个，设有老年医学科的医疗卫生机构3459个，其中设有老年医学科的二级及以上综合性医院2175个，设有临终关怀科的医疗卫生机构354个。2016～2020年，国家累计安排中央预算内投资1415亿元，支持疾病预防控制中心建设等8000多个公共卫生医疗项目，比"十二五"的总投资增长23%。

截至2019年底，全国共有各类养老机构和设施20.4万个，较"十二五"末增加6.4万个。其中，注册登记的养老机构3.4万个，较"十二五"末增加0.5万个。在养老床位总量方面，截至2019年底，全国各类养老床位合计775万张，较"十二五"末增加44.8万张，全国民办养老机构占比达54.7%，床位数量占比达57.6%，提前完成"十三五"民办养老机构占比不低于50%的发展目标，老年人的安全感、获得感、幸福感日益增强。这一系列数据变化的背后，是我国养老服务政策体系的不断完善、服务能力的显著提升、保障措施的持续加强、养老产业的蓬勃发展，同时也为"十四五"时期我国养老服务业的现代化发展奠定了坚实基础。近20年来我国医疗机构服务和养老机构服务政策汇总见表6。

表 6　近 20 年来我国医疗机构服务和养老机构服务政策归纳汇总

类别	发文字号	颁布文件	政策归纳
医疗机构服务	中发〔2000〕13 号	《关于加强老龄工作的决定》	各级医疗卫生机构要大力开展多种形式的老年医疗保健服务,逐步建立起完善的社区卫生服务机构,为老年人提供预防、医疗、保健、护理、康复和心理咨询等服务
	国发〔2000〕42 号	《关于印发完善城镇社会保障体系试点方案的通知》	卫生部门要大力发展社区卫生组织,为退休人员提供方便、及时的医疗服务
	国发〔2013〕35 号	《关于加快发展养老服务业的若干意见》	促进医疗卫生资源进入养老机构、社区和居民家庭,医疗机构要积极支持和发展养老服务
	国办发〔2015〕32 号	《关于印发中医药健康服务发展规划(2015～2020年)的通知》	创新中医医疗机构服务模式,鼓励发展老年病医院、护理院、临终关怀医院等医疗机构,促进中医药与养老服务结合
	国发〔2017〕9 号	《关于印发"十三五"推进基本公共服务均等化规划的通知》	提高城乡社区卫生服务机构为老年人提供医疗保健服务的能力
养老机构服务	国发〔2012〕29 号	《关于印发国家基本公共服务体系"十二五"规划的通知》	加快专业化的老年养护机构和社区日间照料中心建设。增加养老床位 300 多万张,每千名老年人拥有养老床位数达到 30 张
	国发〔2016〕77 号	《关于印发"十三五"卫生与健康规划的通知》	重点发展社区健康养老服务,提高基层医疗卫生机构为居家老年人提供上门服务的能力
	国发〔2017〕9 号	《关于印发"十三五"推进基本公共服务均等化规划的通知》	支持主要面向失能、半失能老年人的老年养护院

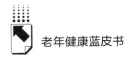

3. 社区居家服务

2000 年，中共中央、国务院出台了《关于加强老龄工作的决定》，提出了要 "建立以家庭养老为基础、社区服务为依托、社会养老为补充的养老机制"，是我国日后出台居家养老政策的重要依据。2008 年，全国老龄办、民政部等联合出台了《关于全面推进居家养老服务工作的意见》。在这一政策文件的推动下，我国的社会养老服务体系发展迅速：一是国家以社区服务为基础，开展了强有力的社区养老服务建设工作；二是福利社会化和养老服务业的发展，促进了不同类型机构养老服务的完善；三是国家建立社会养老服务体系的思路更加清晰，出台了专门的居家养老服务政策，为我国居家养老服务事业的发展做出了极大贡献。截至 2019 年底，我国共有社区养老照料机构和设施 6.4 万个，较 "十二五" 末增加 2.9 万个；社区互助型养老机构 10.1 万个，较 "十二五" 末增加 2.5 万个；社区养老床位 336.2 万张，较 "十二五" 末增加 13.3 万张。近 20 年来我国社区居家养老服务政策汇总见表 7。

表 7　近 20 年来我国社区居家养老服务政策归纳汇总

发文字号	颁布文件	政策归纳
中发〔2000〕13 号	《关于加强老龄工作的决定》	建立以家庭养老为基础、社区服务为依托、社会养老为补充的养老机制，充分发挥家庭养老的积极作用
全国老龄办发〔2008〕4 号	《关于全面推进居家养老服务工作的意见》	依托社区，为居家的老年人提供生活照料、家政服务、康复护理和精神慰藉等方面的居家养老服务
国发〔2012〕29 号	《关于印发国家基本公共服务体系 "十二五" 规划的通知》	支持有需求的失能老年人实行家庭无障碍设施改造
国发〔2017〕9 号	《关于印发 "十三五" 推进基本公共服务均等化规划的通知》	加快社区居家养老信息网络和服务能力建设
国办发〔2019〕5 号	《关于推进养老服务发展的意见》	有条件的地方可积极引导城乡老年人家庭进行适老化改造

4. 医养结合

医养结合是指将现有的医疗卫生资源与养老资源充分整合，以政府为主导、社会力量为补充，为老年人提供健康管理、巡诊体检、家庭病床、社区护理、急诊急救、中医药养生保健等服务，满足老年人的健康养老服务需求。医养结合的独特优势在于将老年人的医疗和养老需求进行无缝结合，通过医疗机构和养老机构活动的相互融合，以实现对老年人全方位、全过程的照护。我国医养结合最早进入政府战略部署是在2013年9月，国务院先后印发了《关于加快发展养老服务业的若干意见》和《关于促进健康服务业发展的若干意见》，开始提出要推动医疗卫生与养老服务相结合，推动医养融合发展。在此之前，不少地区已经开始了探索，最早起源于青岛市，其于2002年开始探索。截至2019年底，医养资源整合体系进一步优化，其中养老服务机构开办医疗卫生机构的有3172家，医疗卫生机构开展养老服务的有1623家；医疗卫生机构与养老服务机构开展签约合作的有5.64万对。

目前的政策法规注重加强不同主体之间的联系与合作，推动医疗卫生专业人才逐步迈向社会和家庭，促进医养融合：鼓励养老机构和医疗机构为老年人群开展积极的、多种形式的互动联合；加强基层医疗机构与社区养老机构的联系，支持基层医疗机构和医务人员与老年社区合作，引进优质健康管理服务，显著提高家庭委托社区照护的老年人服务的数量和质量；统筹规划老年人医疗卫生服务和护理资源，重点加强养老机构、临终关怀机构、康复医院等的建设。近20年来我国医养结合政策汇总见表8。

表8　近20年来我国医养结合政策归纳汇总

发文字号	颁布文件	政策归纳
国发〔2013〕40号	《关于促进健康服务业发展的若干意见》	推进医疗机构与养老机构等加强合作，在养老服务中充分融入健康理念，加强医疗卫生服务支撑
国办发〔2015〕14号	《全国医疗卫生服务体系规划纲要（2015～2020年）》	将医养结合纳入卫生事业发展规划布局

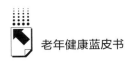
续表

发文字号	颁布文件	政策归纳
民发〔2015〕33号	《关于鼓励民间资本参与养老服务业发展的实施意见》	支持有条件的养老机构内设医疗机构或与医疗卫生机构签订协议,扶持和发展护理性养老机构建设
国办发〔2015〕84号	《关于推进医疗卫生与养老服务相结合指导意见的通知》	加快推进医疗卫生与养老服务相结合,通过医养有机融合,确保人人享有基本健康养老服务
国发〔2017〕13号	《"十三五"国家老龄事业发展和养老体系建设规划》	统筹落实好医养结合优惠扶持政策,深入开展医养结合试点,建立健全医疗卫生机构与养老机构合作机制

（三）精神保障

据民政部预测,"十四五"期间,全国老年人口将突破3亿。随着我国社会保障制度的逐步完善与老年人经济自养能力的提高,老年人在养老的物质需求方面较易得到满足。老年人同时存在精神上的需求,相对于物质上的供养,精神需求是更为独特而且重要的。我国老龄化与城镇化、家庭小型化和空巢化几乎同步发生,流动老年人和留守老年人数量不断增加。老年人面对身体衰老和社会关系的变化,容易产生焦虑、抑郁和孤独等不良情绪。作为社会中的独立个体,老年人的精神需求绝对不能被忽视,精神保障的缺失从个体微观层面不利于老年人生命质量的提高,从宏观社会层面则不利于积极老龄化的实现与社会的稳定。因此,我们要在实现老有所养的基础上关注老年人的精神社会保障,实现老年人的老有所乐、老有所为。

1. 社会关怀

我国高度重视老年人的精神保障问题,出台了一系列政策来保障老年人的精神健康。2016年10月,中共中央、国务院印发的《"健康中国2030"规划纲要》明确提出,推动开展老年心理健康与关怀服务,加强对认知障碍等的有效干预。2017年3月,国务院印发的《"十三五"国家老龄事业发展和养老体系建设规划》提出,健全老年人精神关爱、心理疏导、危机干预服务网络,丰富老年人的精神文化生活、繁荣老年文化。近20年来我国社会精神养老保障政策汇总见表9。

表 9　近 20 年来我国社会精神养老保障政策归纳汇总

发文字号	颁布文件	政策归纳
国发〔2013〕35 号	《关于加快发展养老服务业的若干意见》	鼓励和引导相关行业积极拓展适合老年人特点的精神慰藉、文化娱乐等服务
国办发〔2017〕52 号	《关于制定和实施老年人照顾服务项目的意见》	推动具有相关学科的院校开发老年教育课程,老年教育资源向老年人公平有序开放,支持老年人开展文体娱乐、互帮互助等活动

2. 社区关怀

当前,我国大部分老人选择居家养老,社区是提供老年精神保障服务的基础平台,需要大力建设。从法律上看,2018 年修订的《老年人权益保障法》要求为居家老年人提供精神慰藉、心理咨询等多种形式的服务。2020年 11 月 1 日施行的《养老机构管理办法》规定,养老机构应当根据需要为老年人提供情绪疏导、心理咨询、危机干预等精神慰藉服务。2019 年 4 月,国家卫健委印发《关于实施老年人心理关爱项目的通知》,明确 2019～2020年在全国选取 1600 个城市社区、320 个农村行政区开展工作,增强老年人自我保健、自我防卫、自我调适的能力,提高老年人的心理健康水平。近20 年来我国社区精神养老保障政策汇总见表 10。

表 10　近 20 年来我国社区精神养老保障政策归纳汇总

发文字号	颁布文件	政策归纳
国发〔2006〕14 号	《关于加强和改进社区服务工作的意见》	加快老年社区公共服务设施和服务网络建设,支持和鼓励社区居民成立形式多样的慈善组织、群众性文体组织、科普组织和为老年人、残疾人、困难群众提供生活服务的组织

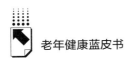

发文字号	颁布文件	政策归纳
国办发〔2011〕60号	《关于印发社会养老服务体系建设规划(2011~2015年)的通知》	在城乡社区养老层面,重点建设老年人日间照料中心、托老所、老年人活动中心等社区养老设施
国发〔2013〕35号	《关于加快发展养老服务业的若干意见》	支持社区利用社区公共服务设施和社会场所组织开展适合老年人的群众性文化体育娱乐活动

三 "十三五"期间我国老年社会保障体系建设取得的成就

"十三五"以来,我国老年人口规模不断扩大,到2019年底已达2.54亿,老龄化程度日益加深,老年社会保障面临更高要求。在此背景下,党中央重视民生建设、高度关怀老年人群体,在"十三五"期间规划了"老有所养、老有所医、老有所乐、老有所学、老有所教、老有所为"的老年"六有"模式,使老年事业取得了全方位、多角度的进步。生活照料、康复护理等居家社区养老服务普遍开展;养老与医疗、健康、信息技术等产业融合发展,业态不断创新;从居家、社区到机构,从公办到民办,多元化、多层次养老服务供给体系初步形成,老年人的获得感、幸福感、安全感明显提升。

(一)顶层设计日臻完善,养老服务体系初步形成

回顾"十三五",数十项养老政策的出台为老年群体筑起一道密织的防护网,实现老年福利保障、机构养老、社区居家、医养结合、农村养老、产业发展等领域的全覆盖。各部门规范相关标准,制定出台了《养老机构服务质量基本规范》《养老机构服务安全基本规范》等多项措施,推动养老服务的发展。2017年开始的"养老院服务质量建设专项行动"有效提升了养

老机构的基本服务质量与安全管理质量。自此，以法律为纲领、国务院政策文件为主体、部门专项政策和标准为支撑的老年服务制度体系初步确立。

（二）医养结合引领养老新思路

2019 年全国卫生健康工作会议强调，加强人口监测和形势分析，构建养老护理体系，深入推进医养结合。《"十三五"国家老龄事业发展和养老体系建设规划》《"十三五"健康老龄化规划》《"十三五"卫生与健康规划》等将推进医养结合工作列为主要任务。各地在资金保障、机构建设、服务供给等方面积极探索，初步形成了医养签约合作、养老机构设立医疗卫生机构、医疗卫生服务延伸至社区家庭、医疗机构开展养老服务实现融合发展 4 种相对成熟的服务模式。截至 2019 年底，全国养老机构以内设医疗机构、签约服务等不同形式提供医疗服务的比例达到 93%，医疗机构设置老年人绿色通道的比例达 100%，65 岁及以上老年人的中医健康管理率超过 65%。

（三）长期照护体系得到全面提升

《老年人能力评估》《关于开展长期护理保险制度试点的指导意见》《关于开展老年护理需求评估和规范服务工作的通知》《关于扩大长期护理保险制度试点的指导意见》等重要标准或政策的实施从统一老年人能力评估标准、建设长期护理保险制度等角度为国家和各地构建以长期照护为核心的老年健康服务体系提供了制度基础。国家医保局数据显示，截至 2018 年 6 月底，长期护理保险制度覆盖人群达 5700 万人，享受待遇人数已达 18.45 万人。

（四）老龄产业潜力大大激发

养老市场的主体活力得到激发，产业逐渐形成规模。养老服务市场持续开放，风险投资、国企加大力度布局老龄产业，城企联动有效地提升了普惠养老的供给能力。养老机构内设医疗机构的审批取消，养老护理员国家职业

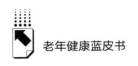

资格审批取消等，使养老市场的潜力得到充分释放，"简审批、降门槛"，不断鼓励社会各界参与养老事业。

四 "十四五"期间我国老年社会保障体系的重点发展方向

进入 21 世纪以来，我国老年社会保障政策先后经历了试点先行期、大步改革期、完善稳定期 3 个阶段。我国诸多老年社会保障既定发展目标已经实现，部分任务也提前完成，社保参保人数日益增加，基金规模不断扩大，建成世界上规模最大的社会保障体系，实现了群体全覆盖，待遇水平不断提高，扶贫成效显著。诸多成就不仅对经济社会协调发展发挥了不可替代的作用，而且奠定了全民共享改革发展成果的重要制度基础。但金无足赤，我国目前的老年社会保障体系并非完美，仍存在些许漏洞和不足，基于现状和政策不足，提出以下几点未来发展的重点方向和目标以供参考。

（一）新时代社会保障面临转型升级的新要求

进入"十四五"新时代，社会主要矛盾的变化要求社会保障制度的发展实现转型升级。长期以来，我国社会保障制度的发展始终与经济发展水平相适应，待遇稳步提升，推进"发展型"社会保障。而在当前我国基本解决了绝对贫困问题的背景下，要逐步实现从保障最低生活水平到为贫困人口提供体面的美好生活的目标，并保持社会保障增速与经济、物价增速的动态平衡，使社会保障的作用从"保底"稳步升级为"满足美好生活需要"。随着经济发展水平的提高，老年群体的消费意识和消费能力提升，对养老质量提出更高要求。老年社会保障的发展要适应老年群体需求的变化，从满足老年人对高质量、多样性养老待遇和服务的要求出发，不断提供公平、有尊严、可持续的老年社会保障，助力人民的美好生活。

（二）弥合城乡差距，关注农村老年人

老龄产业的发展情况与经济水平大致呈正相关关系，存在地区间和城乡间的不平衡。中西部地区的养老服务业明显落后于东部沿海地区，农村的整体档次又低于城市。城市通过"自下而上"的引力吸收了较多劳动力、资本和机会，加上先进科学养老观念的加持，进一步拉大了城乡差距。在生活和经济条件更为落后的农村地区，老年人口贫困问题更加凸显。数据显示，2018 年农村老年人口贫困率高达 19.5%，不仅高于农村非老年人口贫困率，更是远高于城镇 1.4% 的老年人口贫困率。养老服务机构设施设置存在布局不合理的问题，一方面，老年卫生机构多集中在城市中心，农村等偏僻地区的机构数量难以满足老年人的需求；另一方面，同一地区的机构设施也并非完全均衡。在医疗方面，大中型医院与社区医院等基层医院的医疗设施、药品供应存在差别，不同老年群体间的支付偿还能力也有区别。

（三）强化老年文化阵地建设

随着家庭对老年人赡养功能的逐渐弱化，老年人对居家养老、探望、上门服务等的需求不断增加。同时，他们对精神生活的追求不断提高，希望参与丰富的教娱活动，推动了生态养老、旅游养老等多种文化养老新模式的诞生。文化养老除了满足老年人对精神文化的追求，也为相关业界带来了收益。目前，老年服务市场领先发展，老年房地产十分火爆，老年金融市场也逐渐苏醒，老年文化建设则是整个老龄产业的主引擎。但同时我国老年文化阵地缺乏，许多社会资源闲置，如有些设施建成后，因为政策执行不力、选址布局不合理等，对老年群体缺乏吸引力而较少被注意到。

（四）关注老年人健康，实施健康老龄化

与"十三五"相比，"十四五"期间我国老年群体扩张速度将明显加快。提高老年公民的健康水平是一项合理、稳健的投资，可以减少社会负担，最大限度地减少人口老龄化带来的副作用，在提高老年人生活质量的同

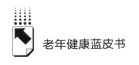

时保持经济社会发展的活力充沛。

注重发挥老年人自身的主观能动性，通过老年大学、专题讲座、宣传手册等多种途径增加老年人对健康重要性、人体与环境的关系等的认知。促进老年人个体功能的发挥，提供自身发展和价值实现的途径和机会。在服务层面重点关注长期照护服务的供给，提高养老服务的专业性，将前端预防与后端服务相结合，提供健康预防、失能缓解、临终关怀等综合性老年服务，减少社会对老龄化的恐惧心理，增加人民福祉。

（五）建设老年友好宜居环境

老年人群的衣、食、住、行都处在一定的环境中，不同的环境起着不同的作用，老年友好宜居环境建设不仅是老年人的刚性需求，也是满足人民美好生活愿望的重要力量。《中国老年宜居环境发展报告（2015）》指出，目前我国老年宜居环境建设十分落后，虽然许多政策文件指出要构建宜居养老环境、进行适老化环境改造，但目前不管是既有住宅的适老化改造、适老住宅的建设，还是适老交通、户外建筑、老年社区的建设，都尚处于初级阶段，供需矛盾较为突出，需要引起高度重视。应重视无障碍环境、交流设施、交通设施的建设，支持老年人在公共空间中的各种活动。在超市、公园、社区商场等人员密集处配置老年服务设施，织密老年友好网络，做到就近就便、综合利用、合理布局，使老年服务触手可及。

（六）培育专业护理人才

服务型人才，尤其是一线护理人员，存在缺口较大和配置不均的问题。与巨大的护理服务需求相比，护理人才的供给远远不够。一方面，照护失能老人的工作强度较大，工作量远超传统医院，而工资待遇、员工福利并不能同步跟进，工作量与工资存在不对等的问题，并缺乏晋升体系，因此很少有护理专业的毕业生自愿投身老年护理工作，就业比例始终维持在极低水平，且退岗率较高。另一方面，虽然相关政策不断鼓励医疗卫生重心从中心城市下沉到基层，但城镇和乡村之间仍存在较大差距，大型综合医院、专科医院等集中了大多数专业医护人才。此外，目前养老护理员整体呈现教育水平偏低、年龄结构偏大、性别比例失衡、专业技能较弱的特点。

参考文献

［1］赵青：《基本养老保险制度改革之二十年回顾与新时代展望》，《领导科学论坛》2017 年第 21 期。

［2］刘洋：《从社会政策演变看我国养老保险发展趋势》，《广西质量监督导报》2019 年第 1 期。

［3］李雪丹、任欣琪、池思宇、李澜：《我国社会养老保险发展探析》，《合作经济与科技》2020 年第 23 期。

［4］吕刚：《以推动高质量发展为主题创新医保治理》，《中国医疗保险》2020 年第 12 期。

［5］邹钰莹、娄峥嵘：《中央层面养老服务政策内容量化评价——基于 PMC 指数模型的分析》，《电子科技大学学报》（社科版）2020 年第 3 期。

［6］刘子婷：《我国社会保障制度应对老龄化社会的对策——主要从老年人社会福利的角度分析》，《农村实用技术》2019 年第 3 期。

［7］裴晨阳、胡琳琳、刘远立：《我国老年健康服务政策的发展演变与未来建议》，《中国卫生政策研究》2020 年第 11 期。

［8］曹清华：《老年社会救助的兜底保障问题研究》，《河南师范大学学报》（哲学社会科学版）2016 年第 3 期。

［9］王晓洁：《人口老龄化下我国养老服务财政保障政策的演进特征及展望》，《经济与管理》2021 年第 1 期。

［10］白小平、靳彤彤：《中国社会保险费征缴机制的发展历程与展望》，《中州学刊》2021 年第 1 期。

［11］赵青：《基本养老保险制度改革应战人口老龄化》，《中国人力资源社会保障》2018 年第 2 期。

［12］王延中、龙玉其、宁亚芳：《"十三五"时期的中国社会保障建设成效与基本经验》，《辽宁大学学报》（哲学社会科学版）2020 年第 2 期。

［13］王莉莉：《中国居家养老政策发展历程分析》，《西北人口》2013 年第 2 期。

［14］秦侠：《我国医养结合政策变迁与发展思考》，《中国农村卫生事业管理》2019 年第 4 期。

［15］易艳阳：《医养结合型养老社区：内涵逻辑、实践困囿与优化方略》，《内蒙

古社会科学》2020 年第 1 期。

[16] 姜巍、王荣荣：《我国医养结合产业发展现状、问题与对策》，《中国卫生经济》2020 年第 6 期。

[17] 范庆梅、陈乐、吴猛等：《医养结合视角下养老机构医疗服务供给现存问题及对策》，《中国老年学杂志》2021 年第 3 期。

[18] 韩世曦：《我国医养结合机构相关政策法规分析》，《现代医药卫生》2021 年第 1 期。

[19] 陈雄、刘雪婷：《老年人精神需求立法保障研究》，《南华大学学报》（社会科学版）2019 年第 3 期。

[20] 王鹭、杨阳：《我国精神养老服务体系建设——国际经验与启示》，《中国经贸导刊》2020 年第 8 期。

[21] 冯伟：《新时代文化养老阵地建设研究》，《山东工商学院学报》2020 年第 4 期。

[22] 韩烨、付佳平：《中国养老服务政策供给：演进历程、治理框架、未来方向》，《兰州学刊》2020 年第 9 期。

[23] 辜胜阻、吴华君、曹冬梅：《构建科学合理养老服务体系的战略思考与建议》，《人口研究》2017 年第 1 期。

[24] 陈莉、卢芹、乔菁菁：《智慧社区养老服务体系构建研究》，《人口学刊》2016 年第 3 期。

[25] 黄石松、伍小兰：《"十四五"时期我国健康老龄化优化路径思考》，《建筑技艺》2020 年第 10 期。

[26] 林卡、吕浩然：《四种老龄化理念及其政策蕴意》，《浙江大学学报》（人文社会科学版）2016 年第 4 期。

[27] 郑新、韩伟、于维洋：《精神文化养老服务产业：老年教育供给困境及对策研究》，《河北经贸大学学报》2018 年第 4 期。

[28] 王延中、龙玉其、宁亚芳：《"十四五"时期中国社会保障建设的目标任务与政策建议》，《社会保障评论》2020 年第 3 期。

[29] 郑功成：《"十四五"时期中国医疗保障制度的发展思路与重点任务》，《中国人民大学学报》2020 年第 5 期。

[30] 何晖、芦艳子：《"十三五"时期中国社会保障制度可持续发展研究——"十三五"时期中国社会保障理论与实践研讨会综述》，《社会保障研究》2016 年第 3 期。

[31] 王延中：《中国"十三五"时期社会保障制度建设展望》，《辽宁大学学报》（哲学社会科学版）2016 年第 1 期。

[32] 杨永恒：《"十三五"回顾与"十四五"前瞻》，《人民论坛》2020 年第 29 期。

［33］张月：《我国养老服务体系的政策路线和供需现状研究》，《中国集体经济》2020 年第 7 期。

［34］黄石松、伍小兰、刘子赢：《完善老年健康服务体系的思考》，《中国国情国力》2020 年第 10 期。

［35］杨舸：《我国"十四五"时期的人口变动及重大"转变"》，《北京工业大学学报》（社会科学版）2021 年第 1 期。

健康需求篇

Health Needs Reports

B.4
中国老年健康公平变动趋势及对策

景丽伟 刘志 黄石松 董浩月 程陶朱*

摘　要： 人口老龄化叠加经济社会发展方式的转变是贯穿21世纪中国的
基本国情。老年健康公平是衡量健康老龄化的两大指标之一。
本报告基于 CHARLS 历年数据，对体现老年健康结果公平、机
会公平的主要指标进行基于城乡、区域的差异性分析，研究得
出以下结论。在老年健康公平现状方面，首先，老年人健康状
况和医疗卫生服务利用均表现出城镇优于农村，东部地区优于
中部地区、中部地区优于西部地区的特点；其次，最新数据分

---

* 景丽伟，首都医科大学护理学院教授，博导，主要研究方向为老龄健康促进；刘志，国家卫
健委卫生发展研究中心助理研究员，主要研究方向为卫生体制改革、卫生风险管理、健康养
老等，先后参加世界卫生组织、DEFID、国家卫健委、省市卫健委等的多项课题研究；黄石
松，中国人民大学国家发展与战略研究院高级研究员，博士生导师，老龄产业研究中心主
任，北京市老龄委专家委员会委员，北京市老年学与老年健康学会会长，主要研究方向为老
龄政策与实践；董浩月，中国人民大学社会与人口学院博士研究生，主要研究方向为老年健
康、死亡水平、低生育率与人口负增长；程陶朱，师从韩启德院士，北京大学公共卫生学院
博士研究生，主要研究方向为卫生政策。

析结果显示，基本医疗保险覆盖率较低，住院自付费用的人口公平性较差，ADL 和高抑郁风险的地域公平性较差。在老年健康公平变动趋势方面，首先，老年人自评健康状况有所改善，但 ADL、慢性病患病率和高抑郁风险均有所上升；其次，慢性病患病率和高抑郁风险的城乡和区域差距略微缩小，自评健康的城乡和区域差距略微扩张。本报告进一步基于健康社会决定因素分析其原因，探讨提出缩小老年健康公平差距的对策建议。

关键词： 老年健康　健康公平　基本医疗保险

一　研究背景及数据来源

人口老龄化叠加经济社会发展方式的转变是贯穿 21 世纪中国的基本国情。目前，学界对老年健康问题的研究主要聚焦于提升老年健康水平和促进老年健康公平。老年健康公平是指老年群体享有与其他年龄群体同等甚至优先的机会获取健康相关资源，包含机会公平和结果公平、代际公平和代内公平等[1~2]，是衡量一个国家人口安全和经济社会协调发展程度的重要标志，也是衡量健康老龄化的重要指标之一，因而缩小老年健康公平差距是当前各国政府努力的重要方向。

健康社会决定因素（Social Determinants of Health，SDH）通常被认为是导致人群健康不公平的"原因的原因"，在不同国家、不同时期，其特征有所不同，是政策干预的重要切入点[3]。SDH 于 2008 年被世界卫生组织健康社会决定因素委员会（Commission of Social Determinants of Health，CSDH）引用并作为缩小健康差距的概念框架和行动框架[4~5]（见图 1），倡导全世界用一代人的时间缩小由健康社会决定因素引起的健康公平差距[6]。2019年世界卫生组织发布的《2020～2030 年健康老龄化行动十年》提出要进一步增加对缩小老年健康公平差距的关注。

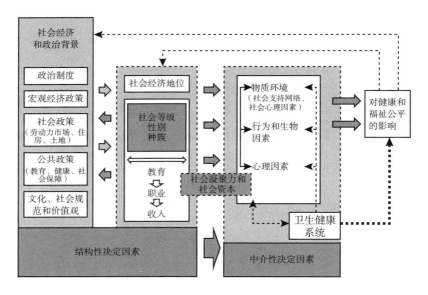

图1 世界卫生组织关于健康社会决定因素的概念框架

中国老年健康公平问题客观存在且形势严峻,是老年健康问题研究中的一大短板。然而,目前关于中国老年健康公平变动趋势以及健康公平现状的分析研究较为缺乏。

本报告利用中国健康与养老追踪调查(China Health and Retirement Longitudinal Study,CHARLS)2011年、2013年、2015年和2018年共四轮调查数据,一方面,基于城乡(城市、农村)和区域(东部、中部、西部)两个维度,对评价老年人健康状况的主要指标如自评健康状况、日常生活活动能力(Activity of Daily Living,ADL)、慢性病患病情况、抑郁状况等,以及评价老年健康保障与服务利用的主要指标如老年人基本医疗保险覆盖情况、老年人住院医疗服务利用和费用情况、老年人参加健康体检情况等,利用交叉列联表进行比较和统计检验,并进一步通过折线图展现其变动趋势;另一方面,基于2020年底最新公布的2018年CHARLS相关数据,采用洛伦兹曲线、基尼系数和泰尔指数等进行老年健康公平性分析,以期为相关研究和政府决策提供参考依据。

二　中国老年健康公平现状及趋势

（一）推动老年健康公平的相关政策逐渐丰富与完善

归功于经济社会的快速发展和卫生健康服务体系的改革，中国老年健康水平不断提升，同时老年健康公平问题越来越受到重视，政府部门从国家健康战略高度及卫生服务体系建设层面，致力于缩小健康公平差距，不断出台和丰富完善相关政策。新中国成立以来，中国实施了多次医疗卫生体制改革并颁布了一系列公共政策，以提升健康水平和促进健康公平，随着人口老龄化程度的加深，政策不断向老年群体尤其是老年健康弱势群体倾斜。早在2009年开始实施的国家基本公共卫生服务项目中，就将老年人健康管理作为重要内容，有力地推动了城乡老年人健康服务的均等化。2015年针对失能失智等老年健康问题颁布了《关于推进医疗卫生与养老服务相结合的指导意见》，这是缩小老年健康公平差距的重要举措。2016年发布了《"健康中国2030"规划纲要》，强调了"公平公正"的原则，明确了"共建共享、全民健康"的战略主题，并将"促进健康老龄化"作为一项重点建设任务。2018年国家卫健委设立老龄健康司，进一步凸显党和政府对老年人健康问题的高度重视。2019年，政府相关部门更是密集出台如《国家积极应对人口老龄化中长期规划》《关于深入推进医养结合发展的若干意见》《关于建立完善老年健康服务体系的指导意见》《关于推进养老服务发展的意见》等政策文件，对促进老年健康公平发挥了重要作用。同年，强调"保基本、强基层、促健康"的中国首部《基本医疗卫生与健康促进法》出台，从法律层面保障了老年人床边、身边和周边卫生健康服务资源的可及性。2020年，党的十九届五中全会明确提出，实施积极应对人口老龄化国家战略，为未来推动老年健康公平发展指明了方向。

（二）老年健康状况变动差异性分析

1. 老年人自评健康状况

自评健康状况是受访者对自身健康状况做出的主观评价。本报告将回答

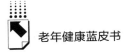

"不好"和"很不好"定义为自评健康状况"差"。从分析结果来看，整体上老年人自评健康状况呈现逐渐改善的趋势，但城乡和区域之间存在显著差异（见表1、图2）。从户口类型来看，非农业户口老年人的自评健康状况明显好于农业户口老年人；从区域来看，呈现东部明显好于中部、中部明显好于西部的阶梯状差异。另外，随时间的推移，城乡差异和区域差异都有略微扩张的趋势。

表1 老年人自评健康状况变动情况

单位：%

	好				一般			
	2011年	2013年	2015年	2018年	2011年	2013年	2015年	2018年
农业户口	22.7	22.6	23.1	23.8	49.4	50.7	51.8	48.2
非农业户口	28.2	27.5	28.8	30.0	52.8	54.4	55.0	51.2
东部	30.2	28.8	28.2	30.6	47.9	50.7	53.5	48.1
中部	22.4	22.6	23.9	23.6	50.7	52.1	51.8	49.7
西部	18.8	19.3	20.5	20.7	51.9	51.8	51.9	48.5
合计	23.9	23.7	24.3	25.0	50.1	51.5	52.4	48.8

	差				P值			
	2011	2013年	2015年	2018年	2011年	2013年	2015年	2018年
农业户口	27.9	26.8	25.1	28.1	0.000	0.000	0.000	0.000
非农业户口	19.0	18.1	16.2	18.8				
东部	21.9	20.5	18.4	21.2	0.000	0.000	0.000	0.000
中部	27.0	25.3	24.3	26.7				
西部	29.3	28.9	27.6	30.7				
合计	26.0	24.8	23.3	26.2				

注：2011年、2013年、2015年三轮调查中对被访者询问了4次自评健康状况，分别为问题DA001、DA002、DA079和DA080，在数据梳理过程中结合4个问题的回答情况对老年人自评健康状况进行归类，而2018年调查中仅保留了DA002一个问题，因此2018年结果仅以该问题的回答为准。

2. 老年人ADL

ADL是评价躯体功能的一个重要指标，维持和提升ADL对于提高老年人的生活质量具有重要意义。本报告中，将ADL和工具性日常生活活

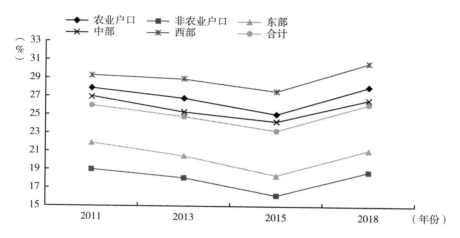

图 2　不同年份老年人自评健康状况为"差"的变动情况

动能力（Instrumental Activity of Daily Living，IADL）任何一方面受限定义为"有困难"。从分析结果来看，不同户口类型、不同区域老年人的 ADL 随时间推移呈现下降趋势，非农业户口老年人的 ADL 明显优于农业户口老年人，东部地区老年人的 ADL 最强，西部地区老年人的表现最差（见表 2、图 3）。另外，随着时间的推移，所有区域老年人"无困难"的比例整体逐渐下降，"有困难"和"需要帮助"的比例整体逐渐上升。城乡和区域之间存在明显差异，但未见明显的扩张或缩小趋势。

表 2　老年人 ADL 变动情况

单位：%

	无困难				需要帮助			
	2011 年	2013 年	2015 年	2018 年	2011 年	2013 年	2015 年	2018 年
农业户口	70.9	71.5	68.4	68.3	15.7	16.6	16.6	19.5
非农业户口	81.1	79.7	78.4	77.3	10.5	11.7	10.2	13.5
东部	76.9	79.6	76.6	74.9	12.5	11.9	12.3	15.5
中部	71.5	72.0	67.9	68.5	16.0	16.0	16.3	19.5
西部	70.6	68.1	66.6	66.8	15.3	18.8	17.4	20.0
合计	73.1	73.3	70.5	70.1	14.5	15.5	15.3	18.3

续表

	有困难				P 值			
	2011	2013 年	2015 年	2018 年	2011 年	2013 年	2015 年	2018 年
农业户口	29.1	28.5	31.6	31.7	0.000	0.000	0.000	0.000
非农业户口	18.9	20.3	21.6	22.7				
东部	23.1	20.4	23.5	25.1	0.000	0.000	0.000	0.000
中部	28.5	28.0	32.1	31.5				
西部	29.4	32.0	33.4	33.2				
合计	26.9	26.7	29.5	29.9				

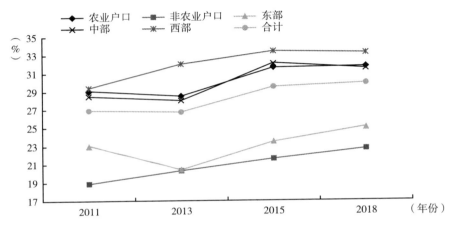

图 3　不同年份老年人"有困难"的变动情况

3. 老年人慢性病患病情况

慢性病患病情况用慢性病患病率来反映，指的是老年人患有一种及以上慢性病的比例。从分析结果来看，老年人患有慢性病的情况十分普遍，患一种及以上慢性病的老年人所占比例达70%以上，城乡和区域之间差异显著。从户口类型来看，非农业户口老年人患一种及以上慢性病的比例明显高于农业户口老年人，不同年份的差异为2.3～5.4个百分点；从区域来看，东部地区老年人患慢性病的比例最低，西部地区最高（见表3、图4）。另外，随着时间的推移，老年人慢性病患病率呈现先下降后上升的趋势，城乡差异和区域差异均有所减小。

表3 老年人患一种及以上慢性病的变动情况

单位：%

	2011 年	2013 年	2015 年	2018 年
农业户口	75.7	71.7	72.6	79.8
非农业户口	81.1	75.0	76.4	82.1
P 值	0.000	0.000	0.000	0.001
东部	71.7	66.3	68.7	76.5
中部	78.3	74.0	74.5	81.2
西部	80.1	77.2	77.1	83.0
P 值	0.000	0.000	0.000	0.000
合计	76.8	72.4	73.4	80.2

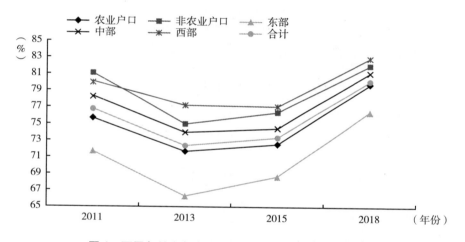

图4 不同年份老年人患一种及以上慢性病的变动情况

进一步对老年人常见的 7 种慢性病患病情况进行深入分析发现，不同慢性病的患病情况在城乡和区域间有所区别（见表4、图5）。总体来看，2018 年情况如下：患病率位列前三的依次为关节炎或风湿（39.7%）、高血压（38.2%）和消化系统疾病（30.8%）；从户口类型来看，农业户口老年人关节炎或风湿的患病率最高（41.5%），非农业户口老年人高血压的患病率最高（42.0%）；从区域来看，东部老年人慢性病患病率最高的是高血压（39.3%），中部为关节炎或风湿（39.0%），西部也为关节炎或风湿（48.9%），存在一定的区域差异。

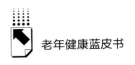

表4　老年人常见慢性病患病率变动情况

单位：%

	高血压				糖尿病/血糖升高				关节炎或风湿				消化系统疾病			
	2011年	2013年	2015年	2018年	2011年	2013年	2015年	2018年	2011年	2013年	2015年	2018年	2011年	2013年	2015年	2018年
农业户口	26.6	27.2	29.8	37.3	5.6	6.2	7.5	11.5	42.8	37.9	38.0	41.5	27.9	26.7	26.6	31.8
非农业户口	38.4	34.7	37.4	42.0	13.2	12.6	13.6	18.6	33.6	29.5	29.0	32.6	20.7	21.6	21.8	26.7
P值	0.000	0.000	0.000	0.000	0.000	0.000	0.000	0.000	0.000	0.000	0.000	0.000	0.000	0.000	0.000	0.000
东部	31.3	29.8	32.4	39.3	8.3	8.3	9.5	14.2	30.4	26.0	26.3	31.3	21.3	21.0	21.3	25.8
中部	28.6	28.5	30.9	37.3	7.4	8.2	9.7	13.6	39.6	34.5	34.9	39.0	27.9	26.5	26.3	31.4
西部	27.0	28.0	30.8	38.1	5.8	6.3	7.0	11.1	52.6	48.3	47.6	48.9	30.1	29.4	29.5	35.3
P值	0.001	0.071	0.176	0.085	0.000	0.000	0.000	0.000	0.000	0.000	0.000	0.000	0.000	0.000	0.000	0.000
合计	29.0	28.8	31.4	38.2	7.1	7.6	8.8	13.0	41.0	36.1	36.1	39.7	26.5	25.6	25.6	30.8

	心脏病				慢性肺部疾患				恶性肿瘤			
	2011年	2013年	2015年	2018年	2011年	2013年	2015年	2018年	2011年	2013年	2015年	2018年
农业户口	13.5	11.8	13.3	18.1	13.0	11.3	11.6	14.4	1.1	1.1	1.1	2.1
非农业户口	26.5	21.2	23.2	27.4	13.8	12.0	12.4	14.3	1.9	1.5	1.7	3.2
P值	0.000	0.000	0.000	0.000	0.348	0.215	0.250	0.843	0.004	0.032	0.010	0.000
东部	14.2	12.2	13.5	18.2	9.2	7.9	8.4	10.4	1.7	1.5	1.4	2.6
中部	17.2	15.4	16.7	21.5	13.7	12.0	12.7	14.7	1.0	1.1	1.3	2.3
西部	17.0	13.9	15.8	20.3	16.5	14.6	14.4	18.1	1.0	1.0	0.9	2.0
P值	0.001	0.000	0.000	0.000	0.000	0.000	0.000	0.000	0.008	0.012	0.040	0.070
合计	16.1	13.8	15.3	20.0	13.2	11.4	11.8	14.4	1.2	1.2	1.2	2.3

4. 老年人抑郁状况

随着年龄的增长，老年人精神和体力衰弱，加上退休、丧偶等影响，容易发生抑郁。通过流调中心抑郁量表（the Center for Epidemiological Studies Depression Scale，CESD）中的CESD-10量表调查可知，老年人抑郁风险得分分布为0~30分，10分及以上为高抑郁风险。从分析结果来看，超过30%的老年人存在高抑郁风险，农业户口和西部地区老年人的抑郁风险更高

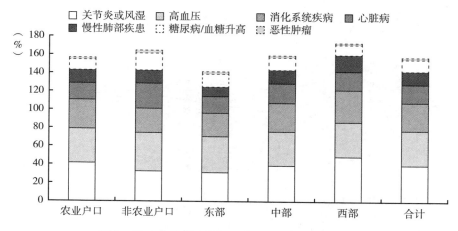

图5 2018年抽样老年人罹患慢性病种类构成情况

（见表5、图6）。老年人高抑郁风险在城乡和区域之间差异显著，从户口类型来看，农业户口老年人处于高抑郁风险的比例超过1/3，个别年份甚至超过40%，而非农业户口老年人处于高抑郁风险的占比为25%左右；从区域来看，西部地区40%左右的老年人处于高抑郁风险，中部地区略低（但也超过30%），东部地区高抑郁风险老年人占比低于30%。另外，随着时间的推移，近年来老年人高抑郁风险有所增加，但城乡和区域差异相对稳定。

表5 老年人高抑郁风险变动情况

单位：%

	2011年	2013年	2015年	2018年
农业户口	40.5	34.0	36.6	39.8
非农业户口	24.9	21.6	22.6	26.4
P值	0.000	0.000	0.000	0.000
东部	28.8	25.0	25.8	28.3
中部	39.3	30.2	34.6	38.2
西部	43.4	38.8	40.8	44.5
P值	0.000	0.000	0.000	0.000
合计	37.0	31.2	33.6	37.0

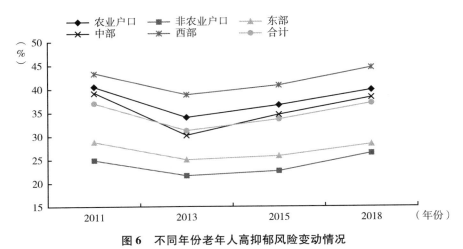

图 6　不同年份老年人高抑郁风险变动情况

（三）老年健康保障与服务利用变动差异性分析

1. 老年人基本医疗保险覆盖情况

老年人基本医疗保险覆盖率以老年人参加了以下至少一项基本医疗保险为准：城镇职工基本医疗保险、城镇居民基本医疗保险、新型农村合作医疗保险、城乡居民基本医疗保险。从分析结果来看，整体上老年人基本医疗保险覆盖率较高，自 2013 年以来，基本上稳定在 95% 以上，且总体呈小幅上升趋势（见表6、表7和图7）。值得注意的是，仍有部分老年人未参加任何医疗保险，未参保老人中有近1/3为无支付能力者。老年人基本医疗保险不仅总覆盖率在城乡和区域之间的差异明显，且参加的医疗保险类型也存在显著差别。随着城乡居民基本医疗保险的整合推进，两者间的差异预期将进一步缩小。

表 6　老年人基本医疗保险覆盖率变动情况

单位：%

	城镇职工基本医疗保险				城镇居民基本医疗保险				新型农村合作医疗保险			
	2011年	2013年	2015年	2018年	2011年	2013年	2015年	2018年	2011年	2013年	2015年	2018年
农业户口	0.7	1.4	1.6	2.6	0.8	0.9	0.8	0.6	89.2	89.1	87.2	76.2
非农业户口	44.1	47.8	43.6	51.0	16.9	19.7	18.2	15.8	11.4	12.4	13.7	10.5

续表

	城镇职工基本医疗保险				城镇居民基本医疗保险				新型农村合作医疗保险			
	2011年	2013年	2015年	2018年	2011年	2013年	2015年	2018年	2011年	2013年	2015年	2018年
东部	10.6	13.7	12.6	14.0	2.5	3.2	2.2	1.9	73.3	70.5	69.3	57.5
中部	11.5	12.5	10.6	12.2	6.6	6.9	6.6	5.9	68.8	70.5	70.5	64.5
西部	8.4	8.7	7.7	10.6	3.8	5.1	4.7	3.3	74.7	75.5	76.0	66.9

	其他				P值			
	2011年	2013年	2015年	2018年	2011年	2013年	2015年	2018年
农业户	3.6	4.8	6.8	17.3	0.000	0.000	0.000	0.000
非农业户口	17.4	14.8	19.0	20.8				
东部	7.6	7.9	11.4	23.7	0.000	0.000	0.000	0.000
中部	5.9	6.4	8.1	14.8				
西部	6.2	6.8	8.4	15.5				

注：四轮调查中关于医疗保险均单独列出了城乡居民基本医疗保险，但城镇居民基本医疗保险和新型农村合作医疗保险中均未包括城乡居民基本医疗保险，城乡居民基本医疗保险包含在其他类别当中。国务院于2016年出台《关于整合城乡居民基本医疗保险制度的意见》，开始正式全面推进城镇居民基本医疗保险和新型农村合作医疗保险的统筹整合工作，因此2018年的医疗保险类型分布有明显的变化。

表7　老年人参加任意一种医疗保险覆盖率变动情况

单位：%

	2011年	2013年	2015年	2018年
农业户口	94.3	96.2	96.4	96.7
非农业户口	89.8	94.7	94.5	98.1
P值	0.000	0.000	0.000	0.000
东部	94.0	95.3	95.5	97.1
中部	92.8	96.3	95.8	97.4
西部	93.1	96.1	96.8	96.3
P值	0.000	0.000	0.000	0.000
合计	93.2	95.8	96.0	97.0

2. 老年人住院医疗服务利用和费用情况

住院医疗服务利用及费用情况，尤其是自费支出和报销情况是反映老年人健康服务利用的重要方面。从分析结果来看，老年人应住院而未住院的比

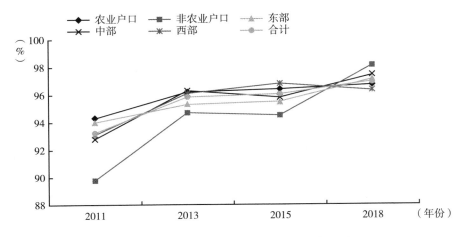

图7 不同年份老年人参加基本医疗保险变动情况

例在城乡和区域之间均有明显差异，整体来看，农业户口和中西部地区老年人应住院而未住院的情况明显较多（见表8、图8）。

表8 老年人应住院而未住院比例变动情况

单位：%

	2011 年	2013 年	2015 年
农业户口	28.8	22.2	24.2
非农业户口	21.2	20.7	18.6
P 值	0.000	0.389	0.003
东部	25.9	16.9	18.9
中部	29.0	22.6	24.3
西部	25.8	24.3	24.7
P 值	0.289	0.000	0.006
合计	26.9	21.8	22.9

注：2018 年 CHARLS 数据未涉及"应住院而未住院"的相关问题。

进一步分析老年人住院费用自费支出中位数发现，经济因素可能是老年人应住院而未住院的重要原因之一。从户口类型来看，非农业户口老年人的

表9　老年人住院费用自费支出中位数及报销比例变动情况

	自费支出（元）				报销比例（%）			
	2011 年	2013 年	2015 年	2018 年	2011 年	2013 年	2015 年	2018 年
农业户口	3800	4000	4000	5000	30.0	50.0	45.0	50.0
非农业户口	4000	4700	5000	7000	63.6	66.7	66.7	60.0
东部	4500	6000	6000	7335	33.3	50.0	50.0	50.0
中部	5000	3750	4000	5000	35.0	52.3	50.0	50.0
西部	3000	3525	4000	5000	33.3	50.0	50.0	50.0
合计	4000	4000	4500	5500	33.3	50.0	50.0	50.0

注：表格中报告的均为中位数。

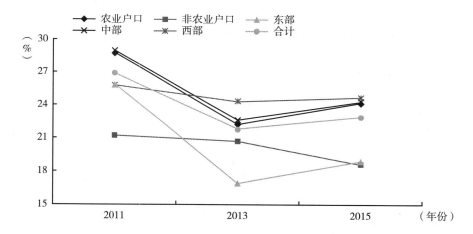

图8　不同年份老年人过去一年应住院而未住院比例变动情况

自费支出明显高于农业户口老年人，报销比例也比非农业户口老年人更高；分区域来看，东部地区自费支出在多数年份最高，而报销比例在区域之间没有明显差异（见表9、图9和图10）。随着时间的推移，老年人住院自费支出的金额明显增加，但报销比例从2013年以来没什么变化。

3. 老年人参加健康体检情况

健康体检有利于发现老年人的潜在疾病及常见的慢性病，对老年人这一患病高危群体而言，定期健康体检非常重要。本报告以调查期间老年人过去两年参加常规体检情况计算老年人的健康体检率。从分析结果来看，老年人

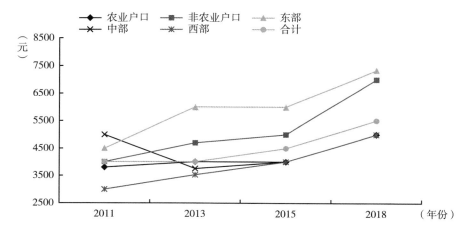

图9　不同年份老年人过去一年住院自费支出中位数变动情况

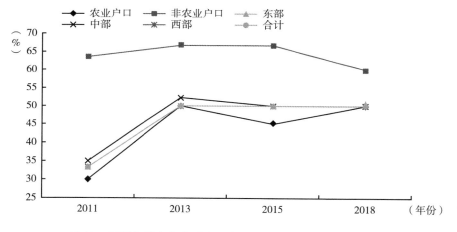

图10　不同年份老年人过去一年住院费用报销比例变动情况

注：统计数据中东部、西部和合计的三条线完全重合（2011年、2013年、2015年和2018年的数值分别为33.3%、50%、50%、50%）。

的健康体检率仍有较大提升空间，且城乡和区域之间差异显著。从户口类型来看，农业户口老年人的健康体检率明显偏低，基本在40%左右，非农业户口老年人的健康体检率则在60%左右；分区域来看，东部地区老年人的健康体检率明显高于中西部地区（见表10、图11）。

表 10　老年人健康体检变动情况

单位：%

	健康体检率				自费健康体检率		
	2011 年	2013 年	2015 年	2018 年	2011 年	2013 年	2015 年
农业户口	37.0	36.4	37.7	43.5	45.2	36.6	37.6
非农业户口	53.1	58.1	59.4	63.7	42.1	31.3	35.2
P 值	0.000	0.000	0.000	0.000	0.021	0.000	0.065
东部	40.8	45.3	47.7	49.9	38.3	30.2	32.1
中部	40.2	38.4	39.2	45.3	45.9	37.0	39.0
西部	40.5	39.3	39.5	47.5	49.1	38.8	40.9
P 值	0.823	0.000	0.000	0.000	0.000	0.000	0.000
合计	40.5	41.1	42.2	47.6	44.3	34.9	36.9

注：因为 2011 年仅询问了最近一次体检的时间，因此健康体检情况以最近两年内参加过健康体检视为参加了健康体检，过去两年内未参加过健康体检视为未参加体检。2013 年、2015 年和 2018 年均以从上次接受调查之后又参加过健康体检为参加过体检，新接受调查的老年人同样以两年内参加过健康体检为准。自费健康体检率为体检的老年人中自费的比例，2018 年未询问体检的费用由谁支付的问题，故无法计算自费健康体检率。

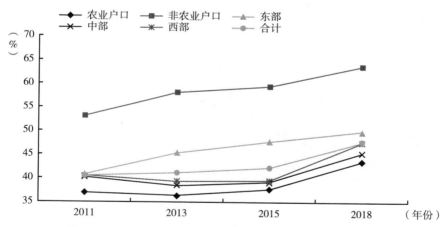

图 11　不同年份老年人过去两年参加健康体检比例变动情况

（四）基于指数法的老年健康公平分析（以2018年 CHARLS 数据为例）

1. 基于洛伦兹曲线和基尼系数的老年健康公平性分析

基于老年人自评健康状况、ADL、慢性病患病情况、抑郁状况、基本医疗保险覆盖情况、住院医疗服务利用和费用情况与参加健康体检情况等指标，按不同省份人口分布绘制洛伦兹曲线和计算基尼指数。从结果来看，2018 年中国老年人自评健康状况、ADL、慢性病患病情况、抑郁状况等健康指标的公平性较好，而基本医疗保险覆盖情况与住院医疗服务利用和费用情况的公平性较差（见表 11、图 12）。

表 11　2018 年中国老年人健康水平按照人口维度计算的基尼系数

自评 健康状况	ADL	慢性病 患病情况	抑郁 状况	基本医疗保险 覆盖情况	住院医疗服务利用 和费用情况	参加健康体检 情况
0.1347	0.1197	0.0334	0.1205	0.2763	0.3563	0.0950

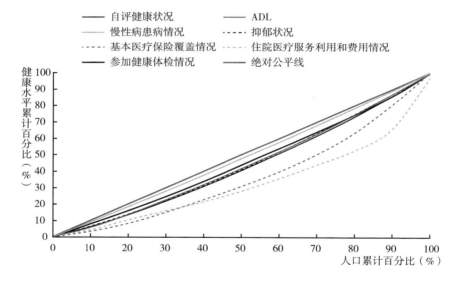

图 12　2018 年中国老年人健康状况指标公平性洛伦兹曲线

2. 基于泰尔指数的老年健康公平性分析

从计算结果来看，2018 年中国老年人各健康状况相关指标总泰尔指数为 0.0008~10.0856，自评健康状况、慢性病患病情况、基本医疗保险覆盖情况、住院医疗服务利用和费用情况的区域公平性较好，ADL 和抑郁状况的公平性差异较大。各类健康指标的组间泰尔指数均小于组内泰尔指数。从泰尔指数贡献率来看，各指标的组内差异对总泰尔指数的贡献率为2.87% ~ 133.48%，大于组间贡献率（见表12）。

表12　2018年按东、中、西部分类计算的泰尔指数与贡献率

健康指标	总泰尔指数	组间泰尔指数	组内泰尔指数	组间贡献率	组内贡献率
自评健康状况	0.0133	0.0056	0.0076	42.39	57.61
ADL	7.9766	0.1585	5.3201	1.99	66.70
慢性病患病情况	0.0008	0.0003	0.0005	35.56	64.44
抑郁状况	10.0856	0.2603	1.4783	2.58	14.66
基本医疗保险覆盖情况	0.0177	0.0003	0.0005	1.58	2.87
住院医疗服务利用和费用情况	0.0931	0.0146	0.0785	15.65	84.35
参加健康体检情况	1.6995	0.0044	2.2684	0.26	133.48

三　中国老年健康公平差异性原因分析

（一）老年健康公平的城乡和区域差异依然是主要矛盾

1. 经济社会发展水平影响老年健康公平

第一，经济发展影响老年人的生活水平，如通过改善营养状况、生活环境等可以促进健康，但是现实中也遇到了经济发展所带来的工业废气等环境污染对老年健康的负面影响。第二，经济发展对健康改善具有正外部性，即经济发展水平高的地区更有能力配置足量、优质的卫生健康资源，进而促进健康，表现为：①中国经济和社会发展中存在城乡二元结构特征，卫生健康资源的配置存在城乡结构性不均衡问题，即优质卫生健康资源主要分布在经济发展状况较好的城市地区，经济状况差的农村地区的卫生健康资源相对贫乏[7]；②中国东部地区的经济发展水平较中西部较高，卫生健康资源也相对充分；③卫生健康资源的配置对健康的正向作用能够削弱经济发展所带来的环境污染等对健康的负面影响。第三，经济发展与科学技术相互促进，如大数据、"互联网＋"、智慧医疗、5G等正在或将对改善老年健康产生重要影响，基于老年人对现代科技的掌握及使用程度，其可能发挥缩小健康公平差距或拉大健康公平差距的作用，如当前因为新冠肺炎疫情影响，很多针对老年人的健康干预项目多采用线上方式进行，但是老年网民和手机用户比例尚不高，有些农村偏远地区老年人甚至没有手机，利用科技缩小老年健康公平差距要避免不利的一面。可见，经济社会发展与老年健康状况密切相关，是导致老年健康公平区域差异的关键因素之一，平衡不同区域的经济社会发展，将有利于缩小老年健康公平的区域差异。

2. 医疗保障水平影响老年健康公平

中国的医疗保障制度尚不统一，从城镇职工基本医疗保险、城镇居民基本医疗保险到新型农村合作医疗保险，保障能力依次降低。虽然中国早在2013年就实现了医疗保险全覆盖，筹资和保障水平逐年提升，2016年国务院还发布了《关于整合城乡居民基本医疗保险制度的意见》，推动城镇居民基本医疗保险和新型农村合作医疗保险进行整合，实现城乡居民公平享有基本医疗保险权益，进一步促进了社会公平正义，但在医疗保障水平、分配公平等方面尚存在一定的不足。

医养结合[8]以及长期照护保险被认为是保障数量庞大且逐渐增多的失能老年人健康水平的重要方式。虽然学界和政府一致认为针对失能老年人的长期照护保险将有利于提升其健康水平，缩小老年健康公平差距，但是，截至目前，医疗与养老的"隔断"尚未彻底破除，对长期照护体系的认识仍不到位，相关保障、有关规范仍不充足，长期照护政策尚处于试点阶段，且在不同地区存在较大的发展差距。就长期照护保险的各试点城市而言，经济较发达城市（如上海、北京等）与经济欠发达城市（如齐齐哈尔、上饶等）的筹资水平和补偿水平存在较大差别，这也进一步造成了不同区域老年人健康水平的差异。

3. 个人社会经济地位影响老年健康公平

虽然健康的影响因素会随着时间的推移而发生变化，但是基本集中在社会经济地位较低的阶层中，对老年人而言还具有累积效应。2013 年"中国综合社会调查"（CGSS）和 2011 年"中国老年健康影响因素调查"（CLHLS）中关于社会经济状况对老年人健康影响的研究均指出，收入水平影响老年人的自评健康、生理健康、心理健康，低收入老年人的 ADL 受限率明显更高[9]。Wang 等[10] 基于 CHARLS 对老年慢性病灾难性支出的分析认为，患慢性病的老年人更趋向于发生灾难性支出而成为健康公平弱势群体。分析原因发现，理论上，社会经济地位越低的老年人，其经济状况越差，越需要比其他群体更多的卫生健康资源来保障其健康。现实中，除了基本公共卫生服务资源外，其他大部分与健康相关的物质资源、人际关系资源等都需要经济的支撑，在配置上都与经济水平、社会地位等相关，最终导致健康与社会经济地位呈正向梯度。另外，经济条件较好的老年人健康意识更强，能够较好地利用卫生健康资源，做到有病早治、无病早防；相反，经济状况差的老年人更容易耽误治疗时机，最终拉大老年健康的代内差距。

4. 医疗卫生服务体系影响老年健康公平

健康公平和卫生服务公平是世界各国卫生政策的重要目标之一，达成此目标取决于卫生健康资源配置以及对卫生服务的利用等。

在卫生健康资源配置方面，2009 年"新医改"以来，国家进一步加大了对促进健康公平的初级卫生保健、基本公共卫生服务的投入，同步推进医联体建设、落实分级诊疗制度、探索医药分开和医耗联动、强调医养结合和中医药保健等，有效推进了资源公平合理配置。2013 年第五次国家卫生服务调查结果显示，中国包括村卫生室、乡镇卫生院、社区卫生服务机构在内的基层卫生健康服务网络已经基本建成，基本公共卫生服务均等化水平不断提高，基本药物制度初步建立，为老年人公平利用卫生健康资源提供了前提。然而，农村基层"有巢无凤"问题严重，人力资源配置依然是短板，影响了老年人公平获取和利用相关卫生健康资源。

在卫生服务利用方面，首先，价格、距离、服务内容与范畴、流程等均影响老年健康公平。李洁等[11]基于河北省一项社区卫生服务利用的研究表明，服务价格和距离的可及性以及老年人对社区卫生服务的了解情况影响其

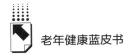

对服务的利用。其次，卫生健康系统的老龄友善程度影响老年人对服务的利用。北京市于 2018 年在全国范围内率先推出老年友善医院建设，为老年人平等甚至优先利用卫生健康资源提供了保障，促进了利用公平，但整体上，中国的卫生健康服务体系对老年人的友善程度尚存在城乡和区域差异。

（二）老年健康公平形势依然复杂

中国老年健康公平形势依然复杂，一方面，老年人自评健康状况整体有所改善，可能是在多种因素作用下，老年人对自身健康较以往持更为乐观的态度，但是，城乡和区域差异略微扩张，农村地区和中西部地区还应进一步加强相关工作；另一方面，ADL 受限率、慢性病患病率和高抑郁风险均有所上升，可能与中国人口老龄化程度进一步加深有关，表明在老年健康结果公平维度，对老年人的日常生活自理能力、慢性病防控以及心理健康等方面需要进一步加强干预。进一步对慢性病患病率和高抑郁风险进行分析发现，其城乡和区域差异略微缩小，可能与中国近年来加强了对老年人慢性疾病的管理和防控，以及加强了对老年人心理健康问题的重视和社区多维度的干预等有关。老年人基本医疗保险覆盖情况、住院医疗服务利用和费用情况等方面的人口公平性较差，表明在这些方面需要进一步完善相关政策。

四　缩小中国老年健康公平差距的对策建议

（一）宏观社会经济和政治背景层面的对策建议

1. 在意识层面强化老年健康公平意识

健康是老年人的基本权利，老年健康公平涉及道德和伦理的范畴，是一项重要议题，全社会尤其是政策制定者应进一步加强对老年健康公平问题的重视，通过教育和培训等手段进一步加强政策制定者在政策设计、实施过程中缩小老年健康公平差距的意识。

2. 加强对老年健康政策的评估，构建老年健康公平的评估体系

如今国家已出台多项老年健康相关政策，未来应加强对政策效果的评估，如构建统一的老年健康评价标准、监督标准，准确评估老年人的健康服务需求并精准提供服务，有效支持健康资源在不同老年群体中的公平及差异化分配，并使用公平性量表加以监督和评价，对影响老年健康公平的社会决定因素进行动态、持续的评估和监测，完善老年健康公平管理体系，为促进老年健康公平提供基础。

3. 建立多部门合作与协调机制，缩小老年健康公平差距

未来在落实老年健康相关政策的过程中需要进一步加强跨部门行动与合作，利用健康社会决定因素行动框架对老年健康相关政策进行持续、动态的评估，把改善老年健康公平作为政府的绩效考核目标之一，形成多部门之间的政策合力，缩小老年健康公平差距。

4. 进一步加大财政投入，兼顾多种公平，缩小老年健康公平差距

（1）机会公平与结果公平兼顾。在未来相当长一段时间内，缩小城乡、区域间的收入差距，扩大公共卫生健康资源的存量，进一步公平配置其他公共资源。关于城乡差异，进一步加强卫生健康服务体系资源下沉，向农村地区和偏远山区倾斜，提升初级卫生保健系统为老服务能力，为老年人公平利用卫生健康资源畅通渠道，提升服务利用的可及性。关于区域差异，进一步协调、平衡经济社会发展。缩小医疗保障、养老保障的城乡差异，充分发挥老年照护支出对促进老年健康公平的作用。

（2）代内公平和代际公平兼顾。保障老年人享有与其他群体同等甚至优先的机会，资金分配向老年人倾斜；提升相关保障服务的可及性并进一步降低老年个体住院自付费用比例；通过制度保障和法律支持进一步加大对弱势老龄群体尤其是农村无收入老年人的精准保障力度，实行差异化补偿。

5. 避免科技的"双刃剑"效应，充分发挥其缩小健康公平差距的作用

一是依托大数据、5G等科技手段，对影响老年健康公平的社会决定因素、老年人健康状况进行动态、持续的评估、监测和干预[9]；二是完善老

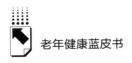

年健康管理系统，提升科学技术缩小老年健康公平差距的作用，加强卫生健康服务与其他服务的整合；三是进一步提升科技的老龄友好程度及可及性，尤其是对经济状况差的农村老年人，注意避免科技的"双刃剑"效应。

6. 进一步加强老龄化国情教育，形成老年健康公平的文化和认知氛围

弘扬养老、孝老、敬老的中华传统文化，进一步树立积极、正确的老龄观、死亡观，消除年龄歧视。综合运用多种方式进行老龄化国情教育，提升社会各界对老龄化环境的认识，从而提升全社会对老龄工作的关注度与应对人口老龄化的主动性。

（二）个体社会经济地位层面的对策建议

加强老年人全生命周期与全方位健康公平。在老龄前期，将老年健康与出生、教育和就业等社会决定因素相结合，尤其要重视农村的教育和就业问题，减少其对老年健康问题的累积和叠加效应。在老龄期，落实弹性退休制度，在尽量不考虑老年人支付能力的情况下，大力开展老龄化国情教育、老年人健康教育等，提升其健康素养，弥补其生命早期健康负面因素的累积效应；在生命终末期，重视临终关怀和死亡质量，促进离世"公平"。

（三）医疗卫生服务体系层面的对策建议

建设老年友好、公平可及的卫生健康服务体系，助力缩小老年健康公平差距，具体如下。

第一，建设老年友好的卫生健康服务体系。重视公共卫生服务体系、医疗卫生服务体系、初级卫生保健体系和养老服务体系等对老年群体的友好性建设，促进基本医疗与照护的整合。实施老龄友好型初级卫生保健，加强老龄友好社区卫生服务中心建设、医养结合机构建设。关于基层卫生健康服务体系"有巢无凤"问题，建议在短期内充分发挥护士的人力资源优势，探索护士开诊，中长期则通过全科医生培养等形式加以补充。进一步落实落细家庭医生签约工作，为慢性病老年患者建立健康档案并落实随访工作。充分发挥传统中医学在老年健康服务中的优势。通过以上对策，

促进中国卫生健康服务体系向老年友好型转变，为未来步入深度老龄化社会做好准备。

第二，在进一步促进公平配置卫生健康资源的基础上，提高服务价格、内容、距离等方面的可及性，促进老年群体公平利用卫生健康资源。

第三，进一步促进医疗资源与养老资源的整合，加强对医养结合资源的公平配置和效果评价，发挥其提升慢性病老年患者、失能失智老年人等老年健康弱势群体健康水平的作用，缩小健康公平差距。

第四，为应对重大公共卫生安全事件对老年健康公平的影响，应前瞻性地建设保障特殊时期老年健康公平的制度体系，保障特殊时期老年人依然能够公平享有卫生健康资源。

第五，针对老年健康公平的自评健康状况、ADL、慢性病患病情况等指标，加强多维度政策干预，以提升老年健康水平和促进公平。

五　补充说明

本报告特色：基于CHARLS 2011年、2013年、2015年以及2020年底最新公布的2018年的调查数据，比较老年健康的城乡、区域差异，并进一步描述相关指标随时间变动的情况；以2018年最新数据为例，探讨中国老年健康公平现状。

指标选择：首先，在反映健康状况的指标选择上，沿用了CHARLS和《老年公平在中国》中的经典指标，力图反映老年健康在身心、保障和服务利用等维度的公平状况；其次，新增健康体检指标，该指标是国家基本公共卫生服务项目的新内容，也是促进老年健康公平的重大措施。

本报告研究老年健康公平的目的并不是完全消除所有的健康差异，而是探讨减少甚至消除影响健康公平的不利因素，为老年群体创造同等甚至优先获得健康的机会，将不同老年群体间的健康差距降至最低水平。

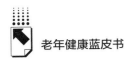

参考文献

[1] 景丽伟、侯清华、刘志等：《中国老龄健康公平社会决定因素分析及对策》，《中国卫生政策研究》2020 年第 9 期。

[2] 杜鹏、谢立黎：《中国老年公平问题：现状、成因与对策》，《中国人民大学学报》2017 年第 2 期。

[3] 陈家应、龚幼龙、严非：《卫生保健与健康公平性研究进展》，《国外医学（卫生经济分册）》2000 年第 4 期。

[4] Solar, O., Irwin, A., "A Conceptual Framework for Action on the Social Determinants of Health", Discussion Paper for the Commission on Social Determinants of Health, World Health Organization, 2007.

[5] 石光、韦潇、汝丽霞：《卫生政策的优先重点：健康和健康不公平的社会决定因素》，《卫生经济研究》2012 年第 5 期。

[6] Whitehead Margaret, "The Concepts and Principles of Equity and Health", *International Journal of Health Services*, 1995, 22（3）：429 – 445.

[7] 刘昌平、汪连杰：《社会经济地位对老年人健康状况的影响研究》，《中国人口科学》2017 年第 5 期。

[8] DeVoe, E., Bazemore, W., Cottrell, K. 等：《健康的社会决定因素在初级卫生保健中的融入路径》，杨文译，《中国全科医学》2016 年第 22 期。

[9] Zhao, Y., Atun, R., Oldenburg, B., et al., "Physical Multimorbidity, Health Service Use, and Catastrophic Health Expenditure by Socioeconomic Groups in China: An Analysis of Population-based Panel Data", *The Lancet Global Health*, 2020, 8（6）：e840 – e849. DOI：10. 1016/S2214 – 109X（20）30127 – 3.

[10] Wang, Z., Li, X., Chen, M., "Catastrophic Health Expenditures and Its Inequality in Elderly Households with Chronic Disease Patients in China", *International Journal for Equity in Health*, 2015, 14：8. DOI：10. 1186/s12939 – 015 – 0134 – 6.

[11] 李洁、陈长香、李淑杏等：《老年居民对社区卫生服务利用状况的影响因素》，《中国老年学杂志》2015 年第 3 期。

B.5
老年人精神健康及服务提供
现状与对策

孙　宁*

摘　要：　中国已经成为世界范围内老龄人口最多的国家，目前，国家
正着力解决我国人口老龄化问题，重点集中在经济和医疗保
障上，社会保障体系日益完善，而对老年人精神健康的保障
和研究却很少，对老年人精神需求的满足已成为健康老龄化
的重要内容和标志，本报告综述了离退休老人、空巢独居老
人、农村老人的精神状况，总结了影响老年人精神健康的多
种因素，最终提出了老年人精神健康服务对策建议：提升子
女对老年人的关爱度；建立养老保险动态调整机制；构建多
层次长期照护保障制度；制定有针对性的精神卫生服务方
案；着力推进精神卫生小组工作；统筹城乡精神卫生服务体
系建设。

关键词：　老年人　精神健康　精神卫生服务

　　中国已经成为世界范围内老龄人口最多的国家，"十三五"期间，老年
人口共增加了3600万，平均每年约增加720万人。"十四五"期间，我国
老年人口将增至4800万左右。预计到2050年，60岁及以上老年人将达到

---

　　* 孙宁，教授，博士后，宁波卫生职业技术学院，研究方向为社区护理、老年护理。

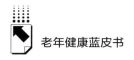

4.83亿人[1]。"十四五"将成为我国老龄化的高峰时期，这预示着在短暂的突破期之后，会呈现明显的加速期，这一时期的加速势必会成为我国面临的严峻挑战。

随着我国老年人数量的急剧增加，其对医药、卫生、保健、照护等方面的需求量也逐渐增加。此外，人口加速老化与农村城市化、家庭小型化、老人空巢化伴生，同时还与经济类型转变时期产生的各种矛盾相伴生，老年人的流动率和留守率逐渐上升，更多家庭出现缺少老年人照护者的现象。解决老年人的服务供需问题已经成为"十四五"期间亟须关注的重要问题。习近平在中国共产党第十九次全国代表大会中提出，人口老龄化是全社会面临的重要挑战。应该强化对年老者及其他弱势群体的医疗、养老体系建设，保证年老者可以完全体会到中国特色社会主义社会发展带来的成果，构建一个全民范围内可持续发展的多层次社会保障体系[2]。我国的社会保障体系日益完善，而对老年人精神健康的保障和研究却很少，对老年人精神需求的满足已成为健康老龄化的重要内容和标志。老年人口数量的增加，使得社会在养老方面的压力增加，从而严重影响国家的经济发展。目前，我国老年人的身体健康和精神健康处于较低水平[3]。随着老年人年龄的增长，其各项身体指标可能会出现问题，与此同时，精神健康方面也会产生一系列的变化，如抑郁和孤独等。在现代化和城市化的背景下，留守、空巢、独居老年人日益增多，当前我国老年人的精神健康问题严重[4]。精神健康对于改善老年人的生活、降低社会养老成本、促进代际和谐具有重要意义，因此，迫切需要调动社会资源来解决这一问题。

精神健康具有多样性和复杂性的特点。乌云特娜等[5]从人类精神的角度反思和理解精神健康，认为精神健康包括三个相互关联的层次：与精神疾病相对应的精神健康、相当于心理健康的精神健康、与精神和生命意义相关的精神健康。赵紫薇[6]将精神健康定义为个人情绪发展的幸福状态。

一　老年人精神健康现状

马斯洛的需求层次理论可被用来分析老年人的需求，分为三个方面：第一，在归属和爱的需要上，老年人想要得到家庭照顾、孩子的关心，他们渴望被社会认可，担心孤独，希望与他人交流；第二，在自尊方面，老年人退休后，社会地位发生了显著变化，他们觉得自己不再被重视，想要通过这种方式来证明自己；第三，在自我实现方面，老年人害怕自己被认为对社会毫无价值[7]。

（一）离退休老年人的精神健康现状

退休是人们从工作状态向非工作状态的重要转折点。退休后，人们扮演的社会角色、所处的经济地位、人际交往环境和生活方式都将发生巨大变化。此外，接近退休年龄的老年人在生理和心理上都处于从成熟到衰老的过程中。生理与心理的转变会促使悲观情绪的出现，对精神健康造成冲击，甚至导致发生危险行为。焦虑、抑郁等悲观情绪会在很大程度上降低老年人的精神健康水平和日常生活质量。

有学者曾提出，老年人群的"退休综合征"，其实是一种错综复杂的心理状态。概括来说，有以下表现：性格发生显著转变，有时闷闷不乐、少言少语，有时极易生气、坐卧难安、大吵大闹；行为杂乱无章；无法将注意力集中于某件事情上，时常出现差错；对生活不满意、怀念过去和对事态存在偏见。简言之，他们的行为与过去明显不同。这种性格和行为的改变常常导致某些疾病的发生，原来健康的人会有一些疾病，患慢性病的人病情会加重。老年人可能有孤独、失落、焦虑、抑郁、易怒等消极情绪，其中影响最大的是抑郁情绪，严重时可转化为抑郁症，这是老年人常见的精神疾病。临床心理学家估计，由于老年人的抑郁症状，老年人的自杀率远高于其他年龄组，其中老年女性高于男性，这与女性的生理因素有关[8]。

唐敏[9]的研究提出：59%的女性离退休人员心理健康或基本健康，但心理健康分值偏低，1%的女性离退休人员有心理问题。离岗多年的退休老年人，在家里可能会感到孤独、寂寞，甚至会感到被冷落、被遗弃。在这个时候，他们会更加关注自己的心理感受，所以他们会变得极其敏感，也就是学者们提出的"退休综合征"。孟凡伟[10]等提到退休老年人群在生活方式、

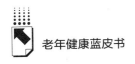

生活状态、社会地位、人际关系等各方面都会产生很大的转变，从而很容易发生抑郁症状与异常行为。

（二）空巢老年人的精神健康现状

空巢老人是我们国家存在的另一类特殊群体。子女常年在外工作致使老年人缺少基本的情感关怀及日常生活照料。所以，这类老年人多数有"空巢综合征"，具体表现是失落、孤独、衰老、焦虑和抑郁。李德明等[11]通过调查发现，孤独寂寞是"空巢综合征"最多发的不良情绪。空巢老年人群的精神状况同很多因素有关系，身心健康、人际交往、家庭环境、日常生活、体育锻炼等情况对其精神状态的影响尤为重要。

（三）农村老年人的精神健康现状

刘梅等[12]对徐州农村老年人的调查发现，老年人心理问题检出率为49.3%，其精神症状自评量表与全国常模比较，在躯体化、人际关系、抑郁、恐怖、偏执、精神病性6个因子上具有显著统计学差异（P<0.05）。陈琳莹等[13]对广东省部分地区农村老年人进行心理健康问卷调查，结果显示，量表各维度得分以及总分均低于全国对照组，提示农村老年人心理健康状况较全国平均水平差。陈正英[14]在西部农村地区开展研究发现，留守老年人焦虑、抑郁的检出率为45.5%，其中65.1%的农村老年人存在频繁焦虑感。这一结果与胡健等[15]的研究相似，农村老年人抑郁症患者占63.9%，其中轻度抑郁症患者占31.3%，中度抑郁症患者占23.8%，重度抑郁症患者占8.8%。段艳蕊[16]对农村老年人的孤独状况开展调查后发现，老年人的平均孤独评分为（43.02±8.86）分，表明老年人精神高度孤寂。

二 老年人精神健康影响因素

（一）一般情况

随着年龄的增长，老年人的精神健康水平总体呈下降趋势，这可能与生理功能的下降、发病率的上升和对死亡的恐惧有关[17]。根据学者吕雅男[18]对长沙市老年人的调查结果，老年人的年龄越大，精神健康状况越差。国外学者认为，老年人普遍存在精神问题[19]。胡宏伟等[20]认为，女性老年人对生活压力的承受力较高，精神健康状况好于男性。孙鹃娟等[21]研究表明，不同年龄段老年人的精神健康水平存在显著差异，年轻人的精神健康水平显著高于老年人。国内外研究一致认为婚姻对精神健康有重要影响。夫妻间的帮助是老人社会支持系统不可或缺的部分，这与老年人的身体、精神健康和对婚姻生活的满意程度有相关性[22~24]。在没有配偶的老年人中，孤独的老年人比有配偶的老年人多[25]。任杰等表明，退休以后，高文化水平的老年人可以更多地参加社会活动，精神生活较低文化水平的老年人丰富，因此可以保持更加积极和快乐的心态[26]。

（二）疾病和日常生活

老年人年龄增长导致其生理功能不断下降，因此老年人是各种慢性病的高危人群。身体患病会产生不良心理症状，严重威胁精神健康状况[27]。国外的很多研究表明，身体健康状况与精神健康状况密切相关，疾病和残疾造成的身体痛苦和经济负担会导致老年人产生很严重的心理疾病[28~29]。患病不仅会给老年人带来伤痛，还会导致其不能过多地参加社会活动及人际交往，从而更易产生寂寞等消极情绪。生活习惯、患病情况、人际交往、日常锻炼等与人们的精神健康状况有很强的相关性[30]。

（三）经济和养老保障

保持老年人身心健康需要经济基础，收入多少与老年人的生活幸福感有关。调研发现，收入水平越高，精神疾病发生率越低，这一结果提示我们，收入高可以调整老年人的精神健康问题，是实现主动老龄化的重中之重[31]。陈红[32]认为，老年人的抑郁程度与其年收入密切相关。随着年收入的增加，抑郁的程度会降低。老龄化问题日趋严重，由此而来的问题是怎样建立健全养老保险机制[33]。调研发现，社会养老保障可以改善老年人的精神状

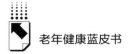

况[34]。目前来看，我国在为老年人提供养老保障服务等方面取得了一些成就。然而，农村老年人口众多，对养老服务的需求不断增加。一些老年人仍缺乏社会保险，加重了抑郁等心理问题，危害其精神健康[35~36]。

（四）社会支持系统

自我照护、家庭照护与社会支持是影响老年人精神健康的重要方面。从这三方面出发建立精神健康干预体系，对提高精神健康水平有促进作用[37]。

Barlow 等指出，自我照护可以提高患者自身的健康水平。患者需要对疾病发展进行动态监测，配合相关治疗，免除患病对生理、精神造成的不良影响[38]。有学者认为自我照护是指患者依照护理计划监测自身健康，减少疾病对生命的负面刺激，使自己的健康处于最理想的状态[39]。宫克等相信通过科学合理的自我管理，老年人能够自我暗示、自我安慰和自我调节，忘记痛苦的事件和经历，避免负面情绪的刺激，保持精神健康[40]。

就家庭照护而言，许新鹏[41]认为相对于经济支持，子女经常回家看望老年人会使老年人的生活幸福指数更高，降低心理问题发生率。王萍等[42]认为子女帮助老年父母承担家务劳动，在某种程度是对老人生活质量的保证。

社会支持从生理、心理和社会三个方面影响人们的健康[43~44]。吴捷认为，社会支持可以缓解精神障碍，进而提高精神健康水平[45]。陈立新等通过对武汉市 60 岁以上老年人开展研究发现，社会支持能够减轻老年人的心理压力，促进其精神健康[46]。

张建凤等[47]和王丽萍[48]发现，老年人对社区医疗卫生服务的需求量显著增加。但目前，我国的医疗卫生机构和设施仍不能满足老年人的这一需求。陈元刚等[49]通过调查得知，社区提供的医疗卫生服务在社区构建中占据重要地位，其以社区居民特别是老年人为中心，可改善老年人的精神健康状况[49]。

三 老年人精神卫生服务开展现状

申喜连等[50]认为，精神卫生服务是指服务提供主体通过制度化和非制度化的方式为老年人提供满足其精神需求的养老服务。服务提供主体包括老年人的家庭成员、政府、社会组织、企业等。尤吾兵[51]提出，我国老年人有情感和归属感的需求、精神依靠和寄托需求、被爱和尊重的需求及自我实现的需求等。2015年颁布的《中华人民共和国老年人权益保障法》强调对老年人精神性权益的保护，但缺少具体条款的说明，导致社区为老年人提供的服务仍局限在对各类困难老人的物质或经济救助上。一直到2017年，民政部、国家标准委共同颁布的《养老服务标准体系建设指南》才将针对老年人的精神卫生服务提上了日程，为老年人精神卫生服务的高标准发展提供了有效的政策与技术支持。

老年人的精神生活单调，文化娱乐生活缺失。有研究表明，老年人的精神生活以聊天和看电视为主，比例高达88.9%。单调的精神生活不利于老年人精神生活质量的提高，从而影响他们的生活满意度。蒋雪[52]认为，针对家庭在养老方面的不足，要充分利用社区力量重视对老年人的内心关怀。刘丽菁[53]运用缅怀疗法对老年人抑郁症、孤独症等精神障碍实施个案治疗，治疗结束后研究对象的孤独感等不良情绪得到缓解，社会支持网络有所增强。宿丽文等[54]以四川省G村为例研究农村高龄独居老年人的情感慰藉需求，从老年人自身层面、子女层面、邻里层面、社区层面指出介入途径，并指出通过个案工作方法和小组工作方法，可以有效缓解老年人的精神慰藉问题。

国外针对老年人开展的精神卫生服务多是在开展整体养老服务时涉及一定形式的精神支持，其中以社会支持最为多见。Nguyen[55]研究发现良好的社会支持影响着非洲裔老年美国人的心理幸福感以及生活满意度。Kwan[56]通过问卷调查分析发现，老年人得到最多的社会支持来自家庭，其次是朋友和重要他人，社会支持通过影响老年人的精神健康影响其总体的健康状况，

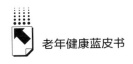

老年人希望获得更多的社会支持。Conte[57]研究了美国老年印第安人的社会支持水平，提倡未来的公共卫生部门可以利用社会支持来改善老年人的精神状况和身体机能。

四 对策及建议

家庭是人类社会的主要形式，也是人类最基本的情感需求。在积极应对老龄化的社会背景下，子女忙碌，忽视对父母的关爱和陪伴，而老年群体对家庭的情感依赖和需求从未改变。加强对老年人的关爱，营造助老敬老的良好社会氛围，对维护和促进老年人的精神健康有益。

（一）提升子女对老年人的关爱度

家庭是老年人最熟悉的生活环境。作为基层社区的组织形式，家庭的养老作用始终是社会养老不可替代的。我国大多数老年人固守着"养儿防老"的传统观念，他们渴望、期盼得到子女的关心照顾和心灵安慰。家庭仍然是未来一段时期我国养老的主要依托，子女赡养是家庭养老的重要组成部分。老年人期望获得子女的日常生活照护，如果这种心理预期没有得到满足或满足程度低，可能会对老年人的精神健康产生负面影响。所以，提升子女对老年人的关爱度对促进老年人的精神健康具有重要作用。

（二）建立养老保险动态调整机制

老年人的经济状况及生活保障，极大地影响他们的精神健康状况，良好运作的养老保险制度，可以减轻老年人的经济负担，缓解其精神压力。我国目前的《社会保险法》尚存在不足，可对养老保险制度加以调节，以协商的形式更改缴费年限和比例。延迟退休对广大人民群众有利，应该进行协商调整，并将协商调整过程公开。延迟退休可以提升老年人自身的社会价值，同时可以在一定程度上缓解老年人的孤独感、寂寞感。

（三）构建多层次长期照护保障制度

目前我国社会保障事业存在保障种类少、覆盖面小的问题，"十四五"期间可以商讨制定新的长照机制以缓解老年人的精神压力。建议总结成功案例，增加试点机构，形成符合本国国情的长照机制，包括医保为主、个人为辅的缴费机制，并增加筹资模块。加快分级评估护理机制，明确待遇和保障水平，由公共财政按一定标准，逐步将低保户、贫困户以及因经济问题出现不良精神状况的老年人作为保障对象，逐渐扩大保障范围并提高保障水平。发挥市场的能动性，提供长线保险产品，为服务对象提供有针对性的、个性化的优质服务。

（四）制定有针对性的精神卫生服务方案

个案工作就是遵循价值体系，运用相关服务背景，为个人及家庭提供相关服务，以促进社会福利事业发展。老年人的精神需求更加复杂多样，个案工作可以满足不同层次老年人的精神需求。个案工作可以更好地了解其需求及困境，有针对性地帮助其解决心理问题。在这种服务方式中，要为有需要的老年人提供交流的机会，倾听其心理问题，更要分析问题产生的成因，以"对症下药"。

针对老年群体的心理和生理困难，医疗保障、陪伴、精神安慰同样重要。相关工作人员可提供个性化的心理咨询服务，并与老年人的家人、朋友、邻居交流，结合网络力量，以个案服务的方式，构建社区支持网络平台，解决老年人的问题，提高其生活质量。

（五）着力推进精神卫生小组工作

退休后，老年人的社会交往减少，长期处于与同龄人缺乏交流的状态，容易产生孤独感，进而导致不良的精神状态。基于自身的优势，精神卫生小组可以组建各类自助小组，帮助社区中的老年人。在群体活动的过程中，老年人可以相互交流，增加人际交往，搭建支持网络。老年群体也有自我实现

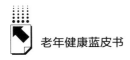

的需要，精神卫生小组可以构建老年活动中心，搭建互助群，以满足老年人的多层次需求。

（六）统筹城乡精神卫生服务体系建设

城市、乡村社区服务相结合，以社区为平台开展精神卫生服务的多重项目，多机构共同发挥作用，为老年人提供多元化的精神健康服务。一方面，加强农村社区精神卫生服务平台建设，尤其注重离退休老人、空巢老人，优先发展农村基层公益性服务和互助性服务，补充市场力量，尽快构建精神卫生服务体系；另一方面，注重城镇娱乐设施的构建和娱乐活动的开展，开展健康宣传教育和精神卫生讲座等。

参考文献

［1］ http://www.chyxx.com/industry/202006/871403.html.

［2］ 中国共产党第十九次全国代表大会文件汇编，人民出版社，2017。

［3］ 宋雪娇、王敏、赵慧丽：《老年人心理健康与社会支持研究综述》，《智慧健康》2019 年第 1 期。

［4］ 刘燕舞：《农村家庭养老之殇——农村老年人自杀的视角》，《武汉大学学报》（人文科学版）2016 年第 4 期。

［5］ 乌云特娜、七十三：《精神健康是心理健康教育的核心价值追求》，《华东师范大学学报》2015 年第 2 期。

［6］ 赵紫薇：《城市老年人精神健康的社区社会支持建构——基于 C 市的实证研究》，硕士学位论文，吉林大学，2018。

［7］ 行红芳：《老年人的社会支持系统与需求满足》，《中州学刊》2006 年第 3 期。

［8］ 吴凤兰：《老年心理问题与老年抑郁症》，《中华医学与健康》2005 年第 4 期。

［9］ 唐敏：《200 名女性离退休人员心理健康调查分析》，《华夏医学》2004 年第 5 期。

［10］ 孟凡伟、连温林、冯静、于海英：《关注老年人心理健康的重要性》，《中国疗养医学》2006 年第 5 期。

［11］ 李德明、陈天勇、李贵芸：《空巢老人心理健康状况研究》，《中国老年学杂志》2008 年第 7 期。

［12］刘梅、徐婕、王金龙等：《农村留守老年人心理健康状况影响因素研究》，《医学与哲学》2015 年第 10 期。

［13］陈琳莹、蚁淳、蔡剑雄、黄小兵：《广东 142 位留守老年人心理健康现状调查分析》，《卫生软科学》2011 年第 10 期。

［14］陈正英：《西部民族地区留守老年人心理健康状况与心理干预》，《护理研究》2008 年第 12 期。

［15］胡健、雷世光：《兴义市农村留守老年人抑郁状况及相关因素》，《中国老年学杂志》2016 年第 16 期。

［16］段艳蕊：《留守老年人孤独状况及影响因素问卷调查分析》，《中国卫生产业》2018 年第 15 期。

［17］滕海英、王倩云、熊林平、马玉琴：《西安市社区老年人心理健康状况及其影响因素分析》，《第二军医大学学报》2012 年第 10 期。

［18］吕雅男：《城市老年人健康状况及其影响因素研究》，硕士学位论文，中南大学，2012。

［19］Esmayel, E. M., Eldarawy, M. M., Hassan, M. M., et al., "Mental Health Problems and Socio-demographic Correlates in Elderly Medical Inpatients in a University Hospital in Egypt", *Current Gerontology and Geriatrics Research*, 2013, 37（10）：11 – 14.

［20］胡宏伟、李延宇、张澜：《中国老年长期护理服务需求评估与预测》，《中国人口科学》2015 年第 3 期。

［21］孙鹃娟、冀云：《家庭"向下"代际支持行为对城乡老年人心理健康的影响——兼论认知评价的调节作用》，《人口研究》2017 年第 6 期。

［22］王大华、张明妍：《老年人配偶支持的特点及其与夫妻依恋、婚姻满意度的关系》，《心理发展与教育》2011 年第 2 期。

［23］Wu, Z., "The Effects of Marital and Non-marital Union Transition on Health", *Journal of Marriage and Family*, 2002, 64：420 – 432.

［24］杨春：《城市老年人心理和精神文化生活状况的调查分析——以江苏省为例》，《人口学刊》2011 年第 3 期。

［25］黄三宝、冯江平：《老年心理健康研究现状》，《中国老年学杂志》2007 年第 23 期。

［26］任杰、金志成、杨秋娟：《老年人主观幸福感影响因素的多元分析》，《中国临床心理学杂志》2010 年第 1 期。

［27］黄明炜、何小波、桂程丽：《老年人心理变化特点、影响因素分析及对策》，《中国老年保健医学》2012 年第 3 期。

［28］Tiemeier, H., Breteler, M., Hofman, A., et al., "A Multivariate Score Objectively Assessed Health of Depressed Elderly", *Journal Clinical Epidemiol*,

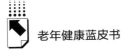
2005，58：1134 – 1141.

［29］Vink, D., Aartsen, M. J., Schoevers, R. A., "Risk Factors for Anxiety and Depression in the Elderly：A Review", *Journal of Affective Disorders*, 2008, 106：29 – 44.

［30］翁飞燕：《代际支持对老年人健康的影响研究》，硕士学位论文，重庆工商大学，2018。

［31］蒋玉芝、丁海燕、舒华、吴志勇：《湖南省老年人心理健康水平及心理健康服务需求状况》，《中国老年学杂志》2013 年第 17 期。

［32］陈红：《老年人健康状况及其影响因素分析》，硕士学位论文，河北大学，2017。

［33］秦中春：《缴费年限与养老保险制度框架寻求》，《改革》2011 年第 2 期。

［34］王璇、罗浩：《无社会养老保障老年人的心理健康状况》，《中国老年学杂志》2013 年第 1 期。

［35］吕林、杨建辉、吕牧轩：《不同养老模式对老年人心理健康状况影响调查分析》，《中国老年学杂志》2011 年第 17 期。

［36］钱锡红、申曙光：《非正式制度安排的老年人养老保障：解析社会网络》，《改革》2011 年第 9 期。

［37］王大华、张明妍：《老年人配偶支持的特点及其与夫妻依恋、婚姻满意度的关系》，《心理发展与教育》2011 年第 2 期。

［38］Barlow, J., Wright, C., Sheasby, J., et al., "Self – management Approaches for People with Chronic Conditions：A Review", *Patient Education & Counseling*, 2002, 48（2）：177 – 187.

［39］Curtin, R. B., Mapes, D. L., "Health Care Management Strategies of Long-term Dialysis Survivors", *Nephrology Nursing Journal：Journal of the American Nephrology Nurses' Association*, 2001, 28：385 – 392.

［40］宫克、俞卓伟、马永兴：《老年人健康保健的自我管理》，《中国老年学杂志》2012 年第 20 期。

［41］许新鹏：《代际支持、身心健康与老年人生活满意度》，《社会工作与管理》2017 年第 2 期。

［42］王萍、张雯剑、王静：《家庭代际支持对农村老年人心理健康的影响》，《中国老年学杂志》2017 年第 19 期。

［43］范国琴：《家庭支持对脑卒中患者生活质量和心理状态的影响》，《中国现代医生》2013 年第 7 期。

［44］Cohen, S., "Social Relationships and Health", *The American Psychologist*, 2004, 59（8）：676 – 684.

［45］吴捷：《老年人社会支持、孤独感与主观幸福感的关系》，《心理科学》2008

年第 4 期。

［46］陈立新、姚远：《社会支持对老年人心理健康影响的研究》，《人口研究》
2005 年第 4 期。

［47］张建凤、李志菊、王芳云等：《合肥市社区空巢老人社区卫生服务需求及影响
因素研》，《护理研究：上旬版》2010 年第 3 期。

［48］王丽萍：《杭州市社区老年居民卫生服务需求及分析》，《现代实用医学》
2010 年第 6 期。

［49］陈元刚、唐春花、陈芳、罗小茶：《我国老年人城镇社区医疗卫生服务体系构
建探析》，《重庆工商大学学报》2013 年第 3 期。

［50］申喜连、张云：《农村精神养老的困境及对策》，《中国行政管理》2017 年第
1 期。

［51］尤吾兵：《中国老年人口精神慰藉的现实矛盾及支持系统构建》，《中国老年
学杂志》2015 年第 12 期。

［52］蒋雪：《新型城镇化背景下农村精神养老方式的实证研究》，《环球市场信息
导报》2015 年第 19 期。

［53］刘丽菁：《缅怀疗法在农村留守老人精神慰藉服务中的应用研究》，硕士学位
论文，井冈山大学，2017。

［54］宿丽文、伍海霞：《农村高龄独居老年人的情感慰藉需求及社会工作介入探
究——以四川省 G 村为例》，《老龄科学研究》2018 年第 6 期。

［55］Nguyen, A. W., "Social Support from Family and Friends and Subjective Well-
being of Older African Americans", *Journal of Happiness Studies*, 2016, 17
（3）：959.

［56］Kwan, P., "Psychiatric Morbidity, Quality of Life, and Perceived Social Support
among Elderly Population: A Community-based Study", *Dysphrenia*, 2016, 7
（1）：31.

［57］Conte, K. P., "Correlates of Social Support in Older American Indians: The Native
Elder Care Study", *Aging & Mental Health*, 2015, 19 （9）：835 – 843.

B.6
老年照护统一需求评估标准开发
与应用——基于上海市的实践

曹宜璠　薛　佳　万铃珊　丁汉升*

摘　要：　在长期护理保险（简称"长护险"）试点实践中，需求评估
是连接护理服务需求和供给的重要环节，是试点工作能否有
序、平稳、可持续开展的关键因素之一，上海市卫生和健康
发展研究中心（上海市医学科学技术情报研究所）老年照护
研究组历经8年时间制定的上海市老年照护统一需求评估标准
是上海市"长护险"试点所采用的唯一标准，实现了照护服
务与老年人照护需求的合理匹配，促进了养老服务资源的公
平有效配置，为上海"长护险"试点的顺利推进保驾护航。
本报告将从上海市老年照护统一需求评估标准的制定和实践
两个方面提炼和总结经验，为国家在"十四五"期间基本形
成长期护理保险制度政策框架提供依据和建议。

关键词：　老年照护　统一需求评估标准　上海市

---

* 曹宜璠，上海市卫生和健康发展研究中心（上海市医学科学技术情报研究所），研究方向为
老年护理、卫生管理；薛佳，上海市卫生和健康发展研究中心；万铃珊，上海市卫生和健康
发展研究中心；丁汉升，博士，研究员，上海市卫生和健康发展研究中心党总支书记、副主
任，研究方向为老年护理、卫生经济。

一　国内长期护理保险政策

（一）国家有关长期护理保险的政策

党的十八届五中全会和"十三五"规划纲要提出了"探索建立长期护理保险制度"和"开展长期护理保险试点"的任务部署。2016年6月27日，人力资源和社会保障部办公厅印发《关于开展长期护理保险制度试点的指导意见》[1]，正式提出了"推动探索建立长期护理保险制度，进一步健全更加公平更可持续的社会保障体系"，并选定15个城市作为长期护理保险的试点地区，这一举措标志着我国正式开始了长期护理保险制度的探索。

2020年9月16日，国家医保局会同财政部印发《关于扩大长期护理保险制度试点的指导意见》[2]，将14个城市纳入扩大试点的范围，明确长期护理保险属于独立险种，可独立设计、独立推进，同时还对基金、服务、经办三方面的管理服务工作提出了要求，明确基金管理参照现行社会保险基金有关制度执行。建立健全长期护理保险管理运行机制，明确保障范围、相关标准及管理办法。引入社会力量参与长期护理保险经办服务，提高服务能力和效率。

（二）各试点城市政策的梳理

各试点城市陆续出台了一系列关于长期护理保险的实施意见（见表1）。

表1　15个试点城市长期护理保险实施意见一览

城市	文件名称
山东省青岛市	《关于建立长期医疗护理保险制度的意见(试行)》
江苏省南通市	《关于建立基本照护保险制度的意见(试行)》
吉林省长春市	《关于建立失能人员医疗照护保险制度的意见》
上海市	《上海市长期护理保险试点办法》
湖北省荆门市	《荆门市长期护理保险办法(试行)》

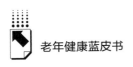
续表

城市	文件名称
河北省承德市	《关于建立城镇职工长期护理保险制度的实施意见》
江西省上饶市	《上饶市长期护理保险试点工作实施方案》
江苏省苏州市	《苏州市长期护理保险制度试点办法》
广东省广州市	《广州市长期护理保险试行办法》
安徽省安庆市	《关于安庆市城镇职工长期护理保险试点的实施意见》
重庆市	《重庆市长期护理保险制度试点意见》
四川省成都市	《成都市长期照护保险制度试点方案》
浙江省宁波市	《宁波市长期护理保险制度试点方案》
黑龙江省齐齐哈尔市	《齐齐哈尔市长期护理保险实施方案(试行)》
新疆石河子市	《关于建立长期护理保险制度的意见(试行)》

（三）现阶段国家关于长期护理保险要求的政策展望

有关《关于扩大长期护理保险制度试点的指导意见》的政策解读明确提出了探索建立长期护理保险制度是党中央、国务院积极应对人口老龄化的重大制度安排。长期护理保险制度在管理链条、管理环节、保障内容上都有自身的独特性，保障功能通过现有社会保险制度拓展无法实现。《关于扩大长期护理保险制度试点的指导意见》着眼于建立独立险种，明确制度试点目标，提出力争在"十四五"期间，基本形成适应我国经济发展水平和老龄化发展趋势的长期护理保险制度政策框架，推动建立健全满足群众多元需求的多层次长期护理保障制度。另外，解读中还指出"结合当前经济社会发展实际和群众基本保障需求，从促进制度长远可持续考虑"，"坚持独立运行，推进制度独立设计、独立推进"。

二 上海实践

（一）标准的制定历程

自 2009 年起，上海市老年照护统一需求评估标准先后获得上海市浦江人才计划项目"建立基于护理需求分级为基础的老年护理保险制度研究"（09PJC082）、2011 年国家自然科学基金项目"基于护理需求度评估量表的老年护理服务对象分级模型研究"（71073104）、2015 年国家财政部委托项目"我国养老产业发展研究"、上海市公共卫生体系建设三年行动计划（2011～2013）项目"上海市老年护理需求及老年护理保险制度研究"、上海市公共卫生体系建设三年行动计划（2015～2017）项目"上海市医养结合体系建设研究"（GWIV－37）等 10 余项项目的支持。

相关团队在 2013～2020 年连续 8 年跟踪调查 20000 余人，包括 20 家老年护理机构、20 家养老机构中的各 5000 余位老年人，以及 1 个社区的 10000 余位老年人。基于大数据研究得出的老年照护统一需求评估标准整合了医疗、养老服务需求的评估内容，可以避免重复评估，节约时间和成本，在照护等级划分的同时，综合考虑老年人的需求和公共资源配置的公平性，推动探索共建、共治、共享的社会治理方式，形成人人有责、人人尽责的局面，有利于实现公共利益最大化。

2015 年，上海市卫计委会同发改、医保、民政等部门，委托上海市卫生和健康发展研究中心研究制定了全市统一的老年照护需求评估标准。2016年，评估标准运用于老年统一需求评估服务推广[3]。2017 年，选取了金山、徐汇、普陀三个区先行试点[4]。2018 年，上海开始在全市试点长期护理保险[5]。

（二）标准的特点介绍

1. 统一性与可区分性

老年照护统一需求评估标准的作用是能够筛选出最需要接受服务的老年人，使社会资源得到最大化利用，其核心是"统一"，即用一把"尺子"丈量所有的老人。但同时，该评估标准又做到了"可区分"，就如尺子的刻度，能将不同失能程度的对象进行精确的划分，使其享受对应的待遇标准。为保障"长护险"基金的合理有效利用，评估标准的客观性、科学性极为重要。

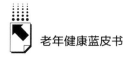
2. 基于人工智能决策树原理的分级模型

分级模型在计算过程中使用了基于人工智能算法的贝叶斯分类器（Bayesian Classification）、神经网络（Neural Network，NN）、马氏距离（Mahala Nobis Distance）和支持向量机（Support Vector Machine，SVM），是一个将所有1000余个评估变量按照一定的设定规则在高维空间中进行投影，根据变量的离散程度分割区块，通过变量的聚落综合判断分级的过程。

3. 双盲方法

统一需求评估标准运用的技术有别于其他评估技术，分值和计算过程均为"黑盒"状态，对外不可见。评估员与被评估对象均不知道每个项目的得分、权重，并不能现场知道评估结果。这一做法在一定程度上避免了评估员因主观因素造成的结果偏差，也可有效避免评估人员与被评估对象因评估结果与期望不符而引发的不必要矛盾。

4. 评估原则

上海市老年照护统一需求评估标准的设计较巴氏量表的内容更为丰富、涵盖面更广、区分更加客观，基本遵循客观、公正、爱心、就轻、隐私的原则。"客观"即评估应以客观事实为依据，保持判断的独立性和公正性；"公正"是指主动回避因个人的价值观而产生的偏倚；"爱心"是指需要真诚地关爱需要照护的评估对象；"就轻"是指优先筛选出情况更为严重的评估对象，以便在评估应用中优先提供恰当的服务和待遇；"隐私"是指评估工作中应保护评估对象的隐私权不受侵犯[6]。上海要求评估员上门评估前需通过专业指导老师的培训课程，充分掌握这些评估原则及操作要点并通过培训考核后，方可进行评估工作。

5. 稳定、可持续调整性

本标准在上海已经评估了近60万名老年人。据了解，第一次不通过的需要复评率只有0.46%，总体上是比较稳定的。而且本标准在后期应用时，可以根据相关需求通过后台算法进行局部权重的微调，而不会对最终的评估结果造成很大的影响。

6. 完善的评估体系框架

上海市卫生和健康发展研究中心在制定评估标准的同时，配套承担了以下几方面工作：建立上海市长期护理保险实时分级系统；制定上海市长期照护服务需求评估调查及其分级实践手册；制作上海市长期护理保险评估培训视频教程；成立上海市长期护理保险项目协调工作组；制定上海市老年照护统一需求地方标准。

以上各项支持组件的完善，为上海市长期护理保险制度的发展打下了坚实的基础，同时也提高了该标准的可复制、可移植性。近几年，全国有8个试点城市采用了本标准。

7. 评估标准的设计达到国际先进水平

整体而言，上海市老年照护统一需求评估标准整合了国际上主流的照护需求评估量表，充分结合国内实际情况，在评估标准、评估结果等维度更加细化，具有创新性、实用性和可操作性（见表2）。

表2　不同老年照护标准对比

项目	上海市	日本	澳大利亚	德国	美国	InterRAI
评估工具名称	上海市老年照护统一需求评估标准[7]	老年护理需求认定调查表	老年照护评估表	资格审查和照护需求等级评估	最小限数集	InterRAI照护评估系统[8]
评估标准维度	7	8	4	3	5	4
指标内容	①对象和家庭；②ADL；③IADL；④智力；⑤情绪；⑥精神；⑦总体状况和疾病诊断	①麻痹和关节受限；②活动和出行复杂动作需特别护理相关项目；③日常照顾；④交流；⑤不良行动；⑥医疗；⑦日常生活自理程度	①躯体能力；②认知状况；③社会支持；④可获得的老年护理服务和社区服务	①身体功能状态；②生活自理能力；③社会交往能力	①身体功能；②健康状况；③认知状况；④评估目标；⑤付费	①功能表现；②认知和心理健康；③社会生活；④临床问题

续表

项目	上海市	日本	澳大利亚	德国	美国	interRAI
评估结果	27 项基本生活照料服务和15 项常用临床护理服务	8 个不同服务组	7 项不同等级的家庭护理服务	5 个不同级别的照护程度	—	不同成员国不完全相同

（三）相关地区使用效果评价

该项目的成果也被全国多地应用于对当地老年居民照护需求分级的判定，包括浙江省嘉善县、桐庐县及义乌市，江西省上饶市，以及江苏省常州市，累计覆盖 9556586 人次，其中浙江省累计评估 6385 人次，均取得不错的反响。

三 上海经验

（一）在长期护理保险项目中应统一评估标准

在上海市"长护险"开展前，卫生、民政和医保三个部门均有一套对老年人失能、失智状况进行评估的工具，分别是民政部门的《老年照护等级评估要求》（DB31/T684 - 2013 地方标准）、医保部门的《高龄老人医疗护理保障计划》和卫生部门的《上海市老年护理医院出入院标准》。

从 2014 年起，上海市将原民政、卫生、医保三套针对老年人照护需求的评估标准进行整合，形成一套统一的评估标准和照护等级，为长期护理保险的发展铺平道路。

民政、卫生、医保这三个部门应根据所分管的领域共同制定标准，做到分级结果互认，根据结果开展各自工作，统一度量，这是项目顺利推进的先决条件。

（二）评估标准分级计算过程应使用"黑盒"模式

在评估标准的分级计算环节采用"黑盒"模式，能够最大限度地保证评估结果不受评估对象和调查员人为因素的影响。在实践中遇到过一些情况，调查员通过长期评估的经验可以预估出量表的勾选与最终结果之间的关系，这会导致调查员能够控制分级结果，从而带来很多实践中的问题。例如，当评估对象知道调查员有能力可以掌控分级结果后，会使用各种手段得到想要的结果，如此势必会让分级结果的信度、效度降低，最后影响整个项目的开展。

在分级计算过程中使用"黑盒"模式，减轻了调查员上门评估的压力，其只需关注评估本身即可，无法确切得知分级的结果，这也使评估对象能更好地接受配合评估。

（三）评估标准应具有一定的复杂性和逻辑关联性

评估标准所使用的量表应具有一定的复杂性，通过多个维度、多个侧面去刻画评估对象的状态，同时各种维度之间应具备一定的逻辑关联性，这样的话可以通过不同选项之间的对应，去印证评估对象的诚信度和调查员评估时候的客观性。另外，复杂的调查量表可以使评估对象无法了解评估的内容，也就无法通过一定的安排和布置对调查员产生误导。

（四）评估标准分级的结果应具备可调整性和扩展性

评估标准分级结果的可调整性是大部分基于巴氏量表调查工具所不具备的，因为大部分这类工具已经将调查项目和分值固定住了。

在长期护理保险项目开始的时候，会将所有政策法规、管理办法、享受的待遇情况向社会公布，同时调查员的培训工作、评估标准的设计也基本确定了，若在长期护理保险开展的过程中遇到了参保人数过多导致基金压力过大或者标准过严导致纳入人群不足等情况，要进行实时的调整非常困难，牵扯很多因素，会产生一定的社会问题，严重时可能会使政府公信

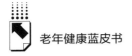

力受损。

为了应对这个情况，可以在后台计算分级时调整相关的参数设置，达到实时调整的目的，其他相关的因素可以照旧执行，基本消除社会层面的影响。

评估标准分级的结果还应该具备一定的扩展性，在主体架构不变的前提下按照长期护理保险发展的实际情况进行扩展和补充，确保标准的稳定性。

（五）评估标准与服务提供的关系

应该由评估标准去决定服务的提供，而不是确定好服务项目再来制定评估标准。上海市正在积极探索照护服务计划，拟通过失能评估标准所采集到的指标数据，针对评估对象所构建的虚拟形象，通过计算机决策，从项目库中抽选服务项目，确定服务强度和服务周期，进一步将评估标准与服务提供进行正向的结合。

（六）评估标准应有健全的实施框架支撑

评估标准在实践中的使用，相关部门如何进行监督和管理，评估机构的日常工作运营，调查员上门评估的行为准则，以及评估对象如何得到评估和后续照护服务，都需要一套实施规范。

参考文献

［1］人力资源和社会保障部办公厅：《关于开展长期护理保险制度试点的指导意见》，2016。

［2］国家医保局、财政部：《关于扩大长期护理保险制度试点的指导意见》，2020。

［3］上海市人民政府：《关于全面推进老年照护统一需求评估体系建设意见的通知》，2016。

［4］上海市人民政府：《关于印发〈上海市长期护理保险试点办法〉的通知》，2016。

［5］上海市人民政府：《关于印发修订后的〈上海市长期护理保险试点办法〉的通

知》，2017。

［6］丁汉升、赵薇、薛建军等：《长期照护服务需求评估调查及其分级实践》，新华出版社，2017。

［7］上海市人民政府：《关于印发〈上海市老年照护统一需求评估标准（试行）〉的通知》，2018。

［8］杨金宇：《长期照护与 InterRAI 照护评估系统》，博士学位论文，南方医科大学，2017。

体系建设篇

System Construction Reports

B.7

医养结合：长寿时代下中国养老模式的最佳路径探索

李艳华　刘方涛　张 蕊*

摘　要： 平均预期寿命延长、出生率下降、老龄人口占比不断攀升，一个新的时代——长寿时代正在来临。根据发达国家的经验，医养结合是长寿时代的最佳养老解决方案，我国也已积累了一些成功案例。然而，关于医养结合的养老模式，我国目前仍面临较大的医疗保障及养老金的支付压力。本报告站在商业保险公司的角度提出了解决路径——发挥商业健康险的力量，并积极参与养老保障第三支柱建设。同时本报告也提出了基于供给侧改革的相关政策建议，以期推动多层次保

---

* 李艳华，泰康保险集团执行副总裁，兼泰康养老保险股份有限公司董事长，研究方向为国家多层次医养保障体系建设；刘方涛，博士，泰康养老保险股份有限公司战略企划部，研究方向为宏观经济预测、医疗养老保障政策；张蕊，泰康养老保险股份有限公司战略企划部，研究方向为养老二三支柱建设。

障体系的完善，从而让我国老年群体可以享受到保障更加充分的医养结合的老年生活。

关键词： 长寿时代　医养结合　养老金支付压力　商业健康险

一　长寿时代，中国老年群体需求将发生巨大变革

（一）人口结构改变，老龄化人口占比提升

随着医疗卫生技术的进步，人类的平均预期寿命不断提高。根据联合国《2019 年世界人口展望》的预测数据，全球人口的平均预期寿命在 2019 年达到 72.6 岁，比 1990 年提高超 8 岁，预计在 2050 年将再提高近 5 岁，达到 77.1 岁左右。

新中国成立 70 余年来，随着我国社会经济条件、卫生医疗水平不断提升，平均预期寿命同样迎来大的飞跃。根据国家统计局数据，2019 年我国人口的平均预期寿命达 77.3 岁，比 2000 年的 71.4 岁提高约 6 岁（见图 1），是 1949 年的 2.2 倍。

未来 10 年，我国的平均预期寿命还将继续提高。有国内研究结果预测，2030 年我国居民平均预期寿命将达 79.04 岁[1]；国际医学杂志《柳叶刀》的一份报告预测，2040 年中国的平均预期寿命将达 81.9 岁，超过美国（79.8 岁）[2]；联合国《2300 年全球人口预测》报告显示，2300 年中国男性的平均预期寿命将为 98 岁，女性将达 101 岁。

除了平均预期寿命延长之外，全球人口结构也正在发生趋势性的变化，老龄人口的占比正在不断提升。根据联合国《2019 年世界人口展望》报告，2019 年，全球 65 岁及以上的人口占比约为 9%，预计该比例在 2030 年约为 12%，2050 年约为 16%，2100 年约为 23%，并且 65 岁及以上年龄组的人口数量增速远超其他年龄组。

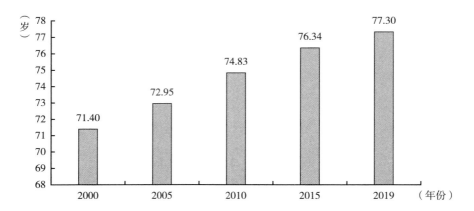

图 1　2000～2019 年中国人口平均预期寿命

资料来源：国家统计局官网。

中国也不例外，整体人口正在快速地"老去"，老龄人口占比不断上升，且劳动年龄人口的老年人抚养负担快速增加。根据国家统计局公布的数据，2000～2019 年，65 岁及以上人口占比从 7% 逐年上升至 12.6%，同时，老年抚养比（老年人口数与劳动年龄人口数之比）的上升幅度更大，从 9.9% 快速上升至 17.8%（见图 2）。

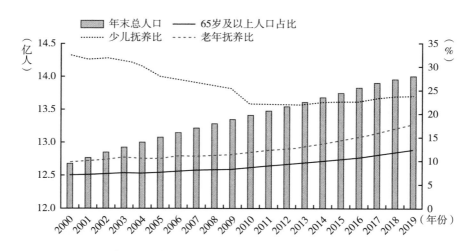

图 2　2000～2019 年中国人口结构变化

资料来源：国家统计局官网。

更加值得注意的是，中国"老去"的速度远超美国及世界平均水平。根据联合国官网数据整理，2015 年中国、美国 60 岁及以上人口占比分别为 15% 和 21%；预计 2030 年，中国 60 岁及以上人口占比将达到 24%，与美国持平；预计 2050 年，中国 60 岁及以上人口占比将达 33%，远超美国（25%）及世界平均水平（19%）（见图 3）。

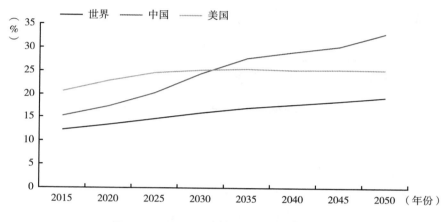

图 3 2015～2050 年 60 岁及以上人口占比

资料来源：联合国官网。

与此同时，自 21 世纪以来，我国人口出生率不断下降。国家统计局公布的数据显示，我国的人口出生率已从 2000 年的 14.03‰下降至 2019 年的 10.48‰（见图 4），2020 年进一步下降至 8.50‰。即使 2016 年实施了"全面二孩"政策，仍然没能有效扭转出生率下降的趋势。

对于中国乃至全球来说，人口平均预期寿命延长、出生率下降、老龄人口占比不断攀升，使得社会"老龄化"成为一个必然趋势。人口作为社会的主体，整体年龄结构的改变必将对社会、政府、企业、家庭的多个方面带来深远的影响。

（二）长寿时代老年群体对医疗健康、康复护理的需求变革

事实上，"老龄化"已经不足以体现新的人口形势对于一个国家乃至全球

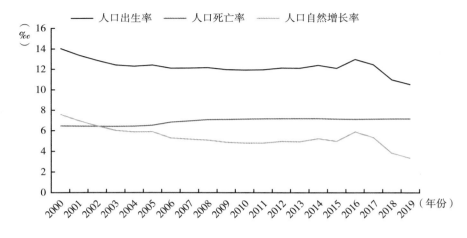

图4 2000~2019年中国人口增长情况

资料来源：国家统计局官网。

的深远影响，"长寿时代"（the Age of Longevity）的概念应运而生。所谓长寿时代，是指老年人口占比升高后人类社会的一种相对稳定状态。相比于老龄化，长寿时代的内涵更加丰富，它强调人口结构转变后的新均衡及其带来的影响，启迪个人和社会立足全生命周期，积极主动地应对这一变化；它蕴含了人口现象背后的健康、财富等方面的一系列挑战和机遇；它在死亡率、出生率下降导致老龄化的基础上，增加了对寿命延长和人口结构变迁长期趋势的预测，把长期的、相对稳定的人口和社会经济形态界定得更清晰[3]。

这个新的时代因老年群体而生，因此其带来的变革也将最先体现在老年群体最关注、最迫切的需求之上，即对医疗健康、康复护理的需求。

首先，"带病生存"将成为大部分老年人的常态，漫长的老龄时期，人们对医疗需求将有大幅的增长。受经济社会发展速度、气候环境、食品安全、生活习惯等因素影响，我国慢性病的患病率不断提升。根据相关数据，2003~2013年，中国居民慢性病患病率由123.3‰上升到245.2‰[4]。随着我国医疗水平的提升以及慢性病防控力度的加大，慢性病的过早死亡率显著下降。2019年，我国居民由心脑血管疾病、癌症、慢性呼吸系统疾病和糖尿病等四类重大慢性病导致的过早死亡率为16.5%，与2015年的18.5%相比下降了 2 个百分点[5]。根据国务院办公厅印发的《中国防治慢性病中长期规划（2017～2025 年）》，到 2025 年，该指标降幅力争达 20%。

一边是发病率的上升，另一边是过早死亡率的下降，加上人均预期寿命的延长，慢性病将无可避免地成为老年人生活中的一项负担。根据 2019 年 11 月 1 日国家卫健委在新闻发布会上公布的数据，心血管疾病、脑血管疾病和恶性肿瘤三种疾病占老年人群死亡原因的 70% 以上，75% 以上的老年人至少患有 1 种慢性病。

此外，目前我国的家庭结构以"421"甚至"422"为主，随着人口迁移，大量年轻人在异地工作、生活，传统的居家养老模式在一定程度上将给老年人的子女带来沉重的负担。因此，对社会化、专业化的长期护理、康复服务的需求将日益成为老年群体的刚性需求。上海市退休老年人口的抽样调查结果显示，仅 9.09% 的被调查对象表示完全不需要长期护理，87.88% 表示有时需要，3.03% 表示非常需要[6]。国家卫计委发布的《中国家庭发展报告（2015 年）》指出，2015 年我国的空巢老人（不与子女一同居住的老人）约占老年人总数的 50%，独居老人（仅 1 个人居住的老人）约占老年人总数的 10%，这些老年人日常的生活照料主要依靠自己和身边的亲人[7]。

一方面是越来越大的护理需求，另一方面是越来越沉重的家庭照护压力，这必将催生更加成熟的、社会化的、专业化的长期护理及康复服务市场。有研究预测，到 2050 年我国失能老人对长期护理及康复服务的需求所对应的费用，将由 2014 年的 0.31 万亿元激增至 4.27 万亿元[8]。

（三）长寿时代老年群体对财富管理的需求变革

老年群体对医疗健康、康复护理的更高需求要得到满足，前提是要有足够的支付能力。除此之外，在漫长的老龄时期，人们还要面对衣食住行等日常支付需求，并且还要应对通货膨胀等宏观经济环境变化。因此，更长的生命周期从客观上导致了人们对财富管理的需求变革。

保持一定的养老金替代率，即平均养老金与社会平均工资之比，是长寿时代的关键目标。个人养老金主要有三个来源，首先是来自基本社保的公共

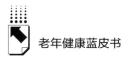
养老金，然后是企业补充养老金和个人养老储备。随着人口结构的变化，公共养老金将持续承压，因此，要保持甚至提高社会整体的养老金替代率，必须通过合理的财富管理手段，提前筹划，不断充实个人养老资产。另外，预期寿命的提高导致教育投入的时间延长，教育水平的提高使人力资本质量提升，因此居民收入水平将普遍提升。与此同时，预期寿命提高从客观上延长了居民工作、创造收入的年限，因此居民所积累的财富将普遍增加[9]。

公共养老金不足的压力日益增大，个人创造的财富日益增多，因此，如何运用合理的财富管理手段为资产进行保值增值，确保养老储备能够满足老年时期对医疗健康、康复护理的需求，是长寿时代下的财富需求变革。

二　医养结合是长寿时代最佳养老解决方案

在长寿时代，如何能够愉悦地、有尊严地度过漫长的老年时期，是每一个人或家庭都必须面对的问题。医疗健康无疑是养老过程中最核心、最根本的诉求。经济社会的进步导致生育率的降低[10]，医疗技术的进步导致死亡率的降低，这使绝大部分发达国家率先步入了老龄社会，也率先开始探索各种适应长寿时代的养老新模式（见图5），而医养结合正是其共同特征。

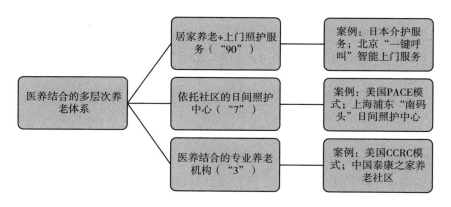

图5　医养结合的多层次养老体系的内涵及案例

（一）发达国家医养结合养老模式的经验

美国作为全球第一大经济体，养老模式的快速发展和成熟值得关注，其中两个有代表性的模式是 PACE（Program of All-inclusive Care for the Elderly）社区照护服务模式和 CCRC（Continuing Care Retirement Community）活力养老模式。

PACE 模式可以对社区居家养老的老年人提供全面的日间照护服务。在这种模式下，各州政府或非营利机构设立 PACE 中心，每个 PACE 中心拥有多学科服务团队，包括医生、护士、社工、复健师、职业治疗师、营养师以及其他辅助人员。符合加入 PACE 项目条件的老年人，可以晚上居住在自己家中，白天由专车接送往返于日间照护中心，接受由 PACE 中心提供的综合门诊服务、专科治疗、住院治疗、处方药和非处方药服务、家庭健康和家庭护理服务等[11]。

CCRC 模式主要是指老年人在由商业机构建设的专属社区中养老的模式，不同年龄阶段、不同健康程度的老年人在这个社区中均可以找到合适的养老方式，社区中设置独立生活区域、协助生活区域、专业护理区域、失智照护区域等，其配套服务包括打扫卫生、洗衣做饭、康复理疗、医疗保健等[12]。该模式的主要优势在于，老年人在身体健康时便可入住社区，后期即使健康情况有变化，也可继续在其熟悉、舒适的社区中获得所需要的医疗、护理服务。

根据《人民日报》的消息，日本是目前全球老龄化程度最高的国家。根据日本总务省 2019 年公布的数据，日本 65 岁及以上人口在总人口中占 28.4%，在全球高居榜首。日本应对老龄化的主要措施是大力推动介护（照顾、护理）服务体系发展，基于较为成熟的介护服务体系，"居家养老 + 上门介护"成为日本最主要的养老模式。

日本在 20 世纪 80 年代的老龄化率已经高达 9% 以上，越来越多的老年人长期住院，高昂的医疗费给财政带来的压力越来越大，于是日本政府将介护服务从医疗服务中剥离，并鼓励介护服务独立发展。2000 年，介护保险

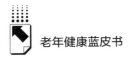

制度正式实施，介护服务的使用率快速提升。随后，日本政府不断完善介护保险制度，提供日益丰富的、全方位的介护服务，包括 24 小时定期巡回、随时响应、介护预防、日常生活支援等[13]。

（二）中国医养结合养老模式的探索成果

目前，我国绝大部分老年人仍然采取传统的、依靠家庭照料的居家养老模式，少部分地区发展出依托日间照料中心的社区养老模式，受传统观念和收入水平的影响，仅有极少部分的老人入住专门的养老机构。2005 年，上海市制定"十一五"规划时确定了"9073"的养老服务格局[14]。2015 年，北京市民政局、市规划委发布《北京市养老服务设施专项规划》，正式提出要构建"9064"的养老服务发展目标，即 90% 的老年人在社会化服务协助下通过家庭照顾养老，6% 的老年人通过政府购买社区照顾服务养老，4% 的老年人入住养老服务机构集中养老。

基于该现状，我国从政策层面不断推进适合国情的医养结合养老体系建立，在国家医养结合相关政策的指引下（见表1），我国积累了一些医养结合的经验。

表 1　医养结合相关政策一览

发布年份	政策文件	主要内容
2013	《关于加快发展养老服务业的若干意见》	正式提出医养结合这一养老服务发展思路，将积极推进医疗卫生与养老服务相结合作为养老服务业发展的主要任务之一
2013	《关于促进健康服务业发展的若干意见》	提出加快发展健康养老服务的任务，具体包括推进医疗机构与养老机构等加强合作、发展社区健康养老服务等
2015	《关于推进医疗卫生与养老服务相结合的指导意见》	专门针对医养结合提出指导意见，包括建立健全医疗卫生机构与养老机构合作机制，支持养老机构开展医疗服务，推动医疗卫生服务延伸至社区、家庭，鼓励医疗卫生机构与养老服务融合发展等

续表

发布年份	政策文件	主要内容
2016	《中华人民共和国国民经济和社会发展第十三个五年规划纲要》	提出要建立以居家为基础、社区为依托、机构为补充的多层次养老服务体系，推动医疗卫生和养老服务相结合
2016	《关于确定第一批国家级医养结合试点单位的通知》	确定北京市东城区等50个市（区）作为第一批国家级医养结合试点单位，在各省级卫生计生部门和民政部门的指导下，积极探索地方医养结合的不同模式
2019	《关于深入推进医养结合发展的若干意见》	提出要强化医疗卫生与养老服务衔接，加大政府支持力度，加强老年医学、康复、护理等专业人才培养等举措

　　进展最快、效果最显著的要数机构养老模式中对医养结合的探索，总结一下主要可归纳为以下几种结合方式。

　　第一，"医内设养"，即在医疗机构内部设立养老病房，专门收治失能、有严重慢性病的老年人，或将现有的医疗机构整体进行居住环境和服务的改造，每间房间配备电视、自动冷热饮水机、写字台等，将原本冰冷的医院改造为适合老年人居住的家庭式环境，除了原有的医疗服务外，引入养老服务人员，增添生活起居照料服务，例如湖南湘潭市第六人民医院经适老化改造后成为湘潭市养老康复中心。

　　第二，"养内设医"，即在现有养老院中设立医务室，配备执业医师和注册护士，提供专业的医疗服务，例如重庆渝北区大湾镇敬老院内设立医务室，大湾镇中心卫生院每周抽调医务人员前往医务室，为老人提供量血压、测血糖、输液等专属诊疗服务。

　　第三，"协议合作"，即医疗机构和养老机构签订合作协议，结为定点对口服务单位，由医疗机构为养老机构以上门服务、预约服务、绿色就诊通道等形式，为住在养老机构的老年人提供医疗和卫生保健等服务[15]。

　　第四，"医养一体"，即仿照美国CCRC模式，新建医养结合型养老社区，同时配备完善的医疗、养老综合服务，自理、半自理、失能等各种类型

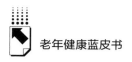

老年人均可在该社区中享受"一条龙"的医养服务。该方式由于成本投入高，目前主要由保险、地产等商业机构设立和运营，例如泰康保险集团旗下的"泰康之家"全国连锁养老社区。

近年来，各地对社区养老模式中医养结合的探索有所提速，主要体现在越来越多的社区日间照护中心相继成立，并且与医疗机构结合的程度不断提高。早在20世纪90年代，全国各地就相继开设了老年活动中心，这可以看作社区养老的雏形，此类活动中心主要负责组织居住在附近的老年人开展学习培训、文化娱乐、体育运动等活动。在国家医养结合政策的引导下，老年活动中心逐渐向国外医养结合型日间照护中心演变，通过与医疗卫生机构合作，引入医师、专业护理队伍，为社区老年人提供拔罐、红外理疗、针灸、药灸、血常规、心电图、胸透、关节病临床检查等医疗服务。

而居家养老的模式目前医养结合的程度相对较低。该模式主要是由各市、县政府向公益组织或商业机构购买服务，为辖区内低保、高龄、失独、空巢等符合条件的老年人提供居家养老服务，服务大多集中于助餐、助浴、助洁等生活起居项目，服务团队多为社会招聘的再就业人员，而非职业医师或护士，因此仅能提供测量血压、服药提醒、按摩等简单的服务，较少提供专业的医疗康复服务。

（三）医养结合模式下的国内案例解析

1. "泰康之家"：美国CCRC活力养老模式的中国范本

在医养结合的新型专业养老机构方面，泰康保险集团是首批探索者。旗下的"泰康之家"养老社区是原保监会批准的首个保险资金投资养老社区的试点，其参照美国CCRC模式建设、运营：自主购置土地，建设运营专业养老社区，社区内的建筑、设施均做适老化处理；同时，在社区内配建以康复、老年医学为特色的康复医院，把现代医学和中医传统医学运用到活力生活和长期照护的各个阶段，提供医疗急救保障和有效转诊，针对老年常见病和慢性病进行系统健康管理，实现一站式持续关爱，提供包括独立生活、协助生活、专业护理、记忆照护、老年康复及老年医疗在内的覆盖老年人全生命周期的连续健康服务，真正把医疗、护理康复、养老有机结合。

"泰康之家"首个园区设在北京，于 2015 年投入运营，总建筑面积约 31 万平方米，总投资约 54 亿元，共能容纳约 3000 户居民入住。截至 2020 年底，"泰康之家"已经覆盖全国 19 个重点城市，其中北京、上海、广州、成都、苏州、武汉 6 个城市的养老社区及配套康复医院已正式投入运营。经过几年的运营实践，"泰康之家"可以称为医养结合下专业养老机构的范本。

2. 上海浦东"南码头"：社区日间照护中心的标准化试点

在依托社区的养老照护中心方面，上海是国内的先行者。早在 2013 年，浦东新区南码头街道就成立了上海市首家社区老年人日间照护中心，该照护中心面积近 1000 平方米，内部设置晨检区、康复室、活动室、阅览室、心理咨询室等，社区内生活半自理的老人，经评估后可进入照护中心，并建立个人健康档案，每天接受测体温、量血压、康复锻炼、游艺活动、心理辅导、助浴等专业服务[16]。

经过实践探索和完善，浦东新区的"南码头模式"已经成为上海日间照护标准化试点，其模式在多个社区被不断复制。2017 年，上海市民政局印发《上海市社区老年人日间照护机构管理办法》，进一步规范日间照护机构的设立和运营。根据上海市民政局公布的数据，截至 2019 年底，上海市社区老年人日间照护中心已有 720 家。

3. 北京"一键呼叫"：利用互联网为高龄空巢老人解决护理、就医难题

在"居家养老＋上门照护服务"这种模式下，北京石景山区、朝阳区等民政局尝试运用智能设备连接医疗机构及养老服务供应商，为居家养老的老年人提供护理、就医服务。自 2018 年起，北京几个试点地区开始陆续为独居高龄老人免费安装"一键呼叫"智能装置，该装置设有"急救""一键医生""一键便民""一键养老""一键投诉"等按钮，内嵌小型定位系统，一旦老人有紧急救助需求或生活护理等需求，按键后系统将自动转至 999 或社区服务中心，由专业人士第一时间出动并提供急救、家庭医生、日间照料、助洁送餐、心灵慰藉等服务。

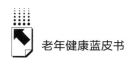
三　支付与服务，医养结合需求对供给侧改革的影响

（一）中国目前面临的医疗养老支付挑战

从依赖家庭成员的居家式养老模式，转变为依赖社会化分工的、专业化的医养结合型养老模式，广大老年群体势必会面临的一个问题是：如何支付这笔费用？

有调查研究显示，2018 年全国入住养老机构的自理老人的平均月收费为 1636 元，失能老人为 2604 元；而根据第四次全国老年人生活状况调查，全国老年人的平均月收入只有 1175 元，其中城镇老年人的收入高一些，为 1878 元，农村老年人的月收入只有 405 元[17]。因此，按照目前的收入及费用水平，仍有很大一部分老年人无法负担医养结合的养老模式，随着养老医疗设备的不断升级、服务质量的提升和人工成本的增长，可以预见未来养老服务费用还将进一步上涨。

要想让越来越多的老龄群体享受到优质的医养结合服务，首先需要解决的是支付问题。目前不论政府、企业还是个人，在医疗、养老方面都面临着巨大的支付压力。

1. 医疗保障支付压力

在目前我国的医疗保障体系中，医保基金是最大的支付方，但由于老龄人口占比不断攀升、慢性病发病率高、带病生存时间长、医疗技术发展导致费用提升等原因，医保基金面临日益沉重的压力。

根据《中国医疗卫生事业发展报告 2016》，按照 2000～2015 年医保基金收入年均增幅 19.75%、支出年均增幅 21.43% 推算，2029 年城镇职工基本医疗保险基金将出现当期收不抵支的现象，到 2034 年将出现基金累计结余为负的情况。

随着医养结合养老模式的日渐成熟，越来越多的地区开始扩展基本医保的支付范围。近年来，北京、辽宁沈阳、广东东莞、山东临清等城市，陆续发布政策规定，为居家老年人提供的医疗和护理服务项目，符合规定的医疗费用可纳入医保支付范围；2020 年全国"两会"期间，有人大代表也提出建议，将农村居家养老服务纳入医保报销范围。可见，医保基金的压力还将不断增加。

根据日本等发达国家的经验，除了基本医保之外，长期护理保险制度在医养结合的养老模式中也承担了重要的支付功能，但目前我国的长期护理保险制度才刚刚起步。我国自 2016 年底开始启动长期护理保险试点，首批重点地区包括上海、青岛等 15 个城市和吉林省与山东省，至 2019 年下旬，试点城市扩大至 49 个城市。国家医疗保障局数据显示，截至 2019 年 6 月底，长期护理保险参保人数仅为 8854 万人，享受待遇人数 42.6 万人，长期护理保险的覆盖率有限，难以全面覆盖当前全社会的医疗护理需求缺口。

在一个健全的医疗保障制度中，除了国家提供的社保之外，商业健康险也是一个重要的支付方。由于保险业在我国起步较晚，商业健康险在医疗保障领域发挥的作用相对有限。根据银保监会及国家统计局数据，2019 年，商业健康险的赔付支出为 2351 亿元，国家卫生总支出为 65841 亿元，商业健康险的支出占比仅为 3.6%，低于发达国家。全球咨询机构安永发布的《中国商业健康险白皮书》显示，同样以强制性社会保险为主、商业保险为补充的德国，2016 年商业健康险支出占卫生总支出的 8.7%，而在商业保险市场更加发达的美国，该比例高达 35%[18]。

因此，我国居民个人承担着较大的医疗支出压力，"看病贵""因病返贫"仍然是百姓最关注的民生问题之一。根据国家卫健委官网数据，2019 年，我国个人卫生支出在全国卫生总支出中占 28.4%，迫切需要通过社会力量和市场化的途径来合理降低这一负担。

医保基金承压、长期护理保险刚刚起步、商业健康险市场尚未发力、个人卫生支出占比较高……在长寿时代来临之际，面对老龄人口日益增长的养老需求，政府和保险公司等在医疗保障的支付问题上任重道远。

2. 养老金支付压力

当然，即使医保、商业健康险能够分担一部分医疗保障的支付压力，个

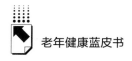
人在老年时期也仍然需要承担部分医疗护理、生活起居、娱乐活动等方面的开支，在长寿时代，想要有质量地安度晚年，就需要有一套完备的养老金制度安排。但我国养老金体系的三个支柱——由政府兜底的基本养老保险（第一支柱）、由政府倡导并由企业自主发展的企业年金和职业年金（第二支柱）、包含个人储蓄性养老保险和商业养老保险在内的个人养老金制度（第三支柱），目前均面临着不同的困境。

在第一支柱基本养老保险方面，由于采用现收现付制，在缴费的劳动力占比逐渐下降、领取养老金的老龄人口占比逐渐上升、待遇水平不断提高等多重因素作用下，基本养老金面临巨大的赤字压力。根据中国社科院世界社保研究中心发布的《中国养老金精算报告2019～2050》，全国城镇企业职工基本养老保险基金的当期结余在2028年将由正转负，为–1181.3亿元，即当期收不抵支，随后赤字规模不断加大，到2035年，累计结余将完全耗尽。

第二支柱企业年金及职业年金的人口覆盖率较低。根据人社部公布的数据，截至2020年第二季度，参加企业年金的职工2637万人，仅占全国就业人员的3.4%，而职业年金仅面向机关事业单位及其工作人员，目标人群范围更加狭窄。

第三支柱个人养老金制度尚处于起步阶段，可供居民个人选择的以养老为目标的金融产品非常有限。传统的商业养老保险虽然产品设计的初衷是提供养老保障，但事实上，绝大部分消费者把其当作短期理财方式，3～5年便选择退保取回收益，无法实现养老的目的。2018年开始获批发行的养老目标基金，封闭期多为3年左右，同样不能称为长期的养老金储备安排。为了弥补第三支柱养老金制度的空白，我国于2018年开始实施个人税收递延型商业养老保险试点，但即便有政府背书、税收优惠，仍然效果不佳，据新华网消息，截至2020年4月，历经两年半的推广，参保人数仅为4.76万人。

（二）基于商业保险公司角度的解决路径

在长寿时代，为了让越来越多的老年人老有所养、老有所依，让每个人都拥有舒适的、有尊严的老年生活，政府、企业、个人都必须未雨绸缪，寻找路径解决上文提到的医疗保障支付问题及养老金支付问题。这里主要从保险行业的角度，试图探寻商业保险公司能够在其中发挥的作用。

1. 发挥商业健康险的力量，分担医疗保障支付压力

目前，健康已经上升到我国国家战略的高度，减轻个人的卫生支付压力，是健康中国战略中的一项重要目标。根据国务院 2016 年印发的《"健康中国 2030"规划纲要》，到 2030 年，个人卫生支出占卫生总支出的比重要下降至 25% 左右。

在从国家层面推动医疗体系、医保制度改革之外，商业保险公司应当挺身而出，通过市场力量，发挥商业健康险的专业优势，与社保制度形成有效补充。具体来说，可优先从商业补充医疗险入手，在保障范围、保障时间、覆盖人群、服务内容四个方面不断完善，切实发挥对基本医保的补充作用，减轻民众在医疗保障方面的支付压力。

第一，扩展保障范围，增加目录外保障、康复护理综合性保障、老年人专属保障。具体而言，在现行基本医保甲乙目录的基础上进行扩展，将医疗新技术、新药品、新器械应用纳入健康保险保障范围，支持医学创新；将康复、护理等纳入医疗险的保障范围，提供综合性健康险产品及服务；针对 60 岁及以上老年人的普遍身体状况及风险保障需求，研发专属产品，解决目前老年人难以购买商业险的困难。

第二，延长保障时间，探索长期保证续保条款的应用。学习德国、澳大利亚、美国等国家的经验，在监管机构的指导和支持下，推进多年期（目前主要有 6 年、10 年、20 年等）保证续保产品的普及，并探索费率可调整的更长期保证续保商业医疗保险，让长寿时代下的老年人拥有持续的保障。

第三，扩大覆盖人群，不断完善普惠型商业补充医疗险运营模式。自 2020 年以来，由政府主导（指导）、商业保险公司承办、自愿参保、多渠道筹资的补充医疗保险成为热点，但目前仍处于发展初期，运营模式尚待完善。商业保险公司应当与政府相关部门做好调研工作，充分参考城市医保历史数据，扩展社保外费用和目录外药品报销范围，实行差别费率，做好风险管控工作；同时，发挥保险科技作用，在降低成本的同时提高效率，扩展服

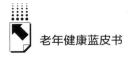

务领域[19]。借助普惠医保的模式，提高消费者的保险意识，扩大商业健康险的覆盖人群，提高社会整体的医疗保障水平。

第四，丰富服务内容，为消费者提供更加便捷、优质的医疗护理服务。保险公司可利用其付费优势，整合医疗护理服务资源，在传统商业补充医疗险的费用补偿功能之外，为消费者提供合理的就医安排、特药购买服务、康复照护等增值服务，发挥其精算能力、控费能力，用较低的成本为消费者提供优质的医疗护理服务。

2. 积极参与养老金第二、第三支柱建设，打造医疗养老大健康闭环

在缓解养老金支付压力的问题上，除了从国家层面推进基本养老保险制度改革，健全第一支柱之外，商业保险公司应当在相关政策支持下，坚定地做大养老保障第二支柱，积极参与建设养老保障第三支柱，完善养老多层次保障体系。与此同时，应当为企业及个人提供医疗养老相关的一揽子产品和服务，打造健康、财富闭环。

在第二支柱方面，具备资质的商业保险公司，应当积极争取企业年金、职业年金的参与资格，第一，应当不断提升长期投资能力、资产负债匹配能力、风险管理能力，为企业制定合理的投资策略，在风险可控的前提下，提高企业年金及职业年金的长期收益率；第二，应提升运营能力及科技能力，研发企业年金专属信息管理系统，提高企业年金、职业年金账户管理效率，为企业提供便捷的实时查询、资金转入转出等服务；第三，利用与企业客户建立的保险业务关系，提供包含商业保险、年金业务在内的一揽子员工福利解决方案，鼓励更多企业建立年金计划。

在第三支柱方面，商业保险公司面临更大的机遇。2020年12月，国务院常务会议提出"将商业养老保险纳入养老保障第三支柱加快建设"，随后，银保监会在多个场合表示正在持续推进养老金融发展，着力完善养老保障第三支柱。因此，商业保险公司应当做好多方面的准备，积极参与到养老保障第三支柱的建设中。

第一，发挥保险产品的长期性、安全性优势，建立养老保险长期合格计划。随着养老保障第三支柱的建立与发展，未来将会有更多金融机构及金融

产品进入个人养老金市场。由于我国金融市场发展时间有限，普通老百姓对复杂金融产品的选择能力、抗风险能力尚弱，保险作为为数不多的可实现保本保收益的金融产品，更符合大众对养老金储备安全性的需求。同时，保险公司通过寿险经营积累了丰富的长期投资能力、资产负债匹配能力，有能力研发满足终身给付需求的金融产品。因此，保险公司应当结合传统保险产品保底收益、终身领取等优势，尽快研发多样化的长期合格计划，并探索与第二支柱企业年金、第三支柱其他金融产品对接的可能性。

第二，对接上下游养老服务产业，连接支付端、服务端两大体系。据前文分析，在长寿时代下，老年人同时面临养老金的支付需求以及专业养老服务需求。因此，保险公司在提供养老保险长期合格计划的同时，还应当整合资源，通过自主设立或合作的方式，与优质的养老服务机构进行对接，并对其服务质量进行把控，降低老百姓因信息不对称而带来的筛选成本，确保其年轻时有财富的积累和增值，年迈时能够用保险产品给付的养老金支付规范、优质的养老服务。

第三，将养老保障与医疗保障相结合，打造医养大健康闭环，提供一揽子养老解决方案。据前文所述，在长寿时代下，养老与医疗护理密不可分，保险公司应当充分利用在健康险领域积累的经验，做医养结合的先行者。产品上，根据不同企业和个人的实际需求，从优势互补的角度出发，设计包括企业年金、职业年金、个人养老保险、团体补充医疗险、个人健康险、长期护理保险等在内的综合医养保障计划，满足医养结合的支付需求；服务上，利用风险管控、费用管控能力，整合医疗资源，为消费者提供医疗、康复、护理、临终关怀等贯穿整个生命周期的全套服务，真正实现医养结合。

以泰康保险集团为例，把医养大健康作为公司发展战略，提出保险支付加养老服务的理念，即消费者在年轻时购买保险产品，储备养老资产，步入老年之后，可以直接入住医养结合的养老社区，在专业化的照护服务下，实现"活力养老"，体验丰富精彩的老年生活。当罹患疾病时，可以享受绿色就医通道，在最短的时间接受最优质的医疗服务。上述养老和医疗服务均可由年轻时购买的保险产品进行直接支付，这便是泰康经过多年实践探索出的

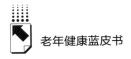

长寿时代的养老解决方案。

3. 基于需求供给侧改革的政策建议

党的十九届四中全会通过《中共中央关于坚持和完善中国特色社会主义制度、推进国家治理体系和治理能力现代化若干重大问题的决定》，首次强调"民生保障制度"这个概念，提出坚持和完善城乡统筹的民生保障制度，并将民生保障制度作为国家治理体系的一个重要组成部分，医疗和养老是长寿时代下最重要的两个民生保障领域，基于需求供给侧改革提出以下医疗保障和养老保障相关政策建议。

（1）医疗保障领域

第一，强化多层次医疗保障制度体系，鼓励企业为员工建立商业健康保障计划。2020年3月，中共中央、国务院印发《关于深化医疗保障制度改革的意见》，着重强调了构建多层次医疗保障体系的制度目标。要进一步理顺医疗保险与商业保险的互补关系，基本医保、商保划分各自边界，形成职责清晰、体系完备、结构合理的多层次医疗保障体系。首先，鼓励包含商业保险公司在内的社会化经办机构参与基本医疗保障基金的运作，形成政府主导下"多元经办、多元竞争"的格局。其次，出台多样化举措，鼓励企业为员工购买补充医疗保险产品，除了能够满足员工日益增长的健康保障需求之外，也是对企业用工风险的一个重要防范措施，鼓励企业参加商业健康保障计划，为基本医保减压，同时降低职工个人医疗费用支出[20]。

第二，利用医保筹资环节，实现"基本医保＋补充医保"弹性缴费。近年来，上海、浙江、江苏、广东、云南等相继出台文件，通过甄选商业保险机构和商业健康保险产品，鼓励职工利用个人账户余额购买商业健康保险，通过少量保费撬动大额保障，在社会成员之间实现风险共济，放大基金的保障效能，提高医疗补偿水平。同时通过允许直系亲属投保，缓解资金沉淀问题，发挥个人账户的家庭共济功能，进一步扩大风险共济池[21]。

第三，推进基本医保和商保的数据互联互通，强化数据支持，提高产品开发能力。国家医保局在保证数据安全的前提下，可向商业保险机构开放基本医保数据。首先，支持精准定价，有利于商业健康险产品开发。按照美国的经验，只需要医保5%的数据，商业保险公司就可以完成精算分析，从而实现新产品开发。其次，支持精准核保。在客户授权下，医疗保障部门可向商业保险机构开放数据，允许商业保险机构对商业健康保险参保客户进行既往住院和疾病情况的核保，以避免道德风险。最后，支持"一单制"结算。加快推进行业商业健康保险信息平台与国家医疗保障信息平台（含异地就医服务）的信息共享，强化医疗健康大数据运用，实现基本医保、大病保险和商业健康保险的"一单制"结算和"一站式"服务。通过系统对接和数据交互，加强保险公司对参保人整个医疗行为的实时监控和医疗费用的智能审核，减少不合理医疗费用支出[22]。

（2）养老保障领域

第一，鼓励集合企业年金计划发展，简化企业年金的设立、加入、运营流程和标准。集合企业年金计划具有规模经济效应，使企业、员工、运营机构都能从中获益，一些市场经济成熟国家都允许并支持建立集合企业年金计划。我国现阶段应积极鼓励法人受托机构开发集合计划产品。集合企业年金计划在整合各管理角色优势的基础上，具有管理成本低廉，合同、服务标准化，运作规范，简单易懂，可操作性强等特点，应成为我国企业年金发展初期的重要组织形式。

加强企业年金立法工作，完善现有的政策规定。尽快出台更全面的、全国统一版本的企业年金实操指南，降低企业设立、加入、运营企业年金计划的难度，避免各地管理标准不统一的问题。建立更加灵活的企业年金加入制度，扩大企业年金制度受益人群。参考美国401K和IRA制度的成熟经验，"自动加入"是企业年金进一步发展的重要途径。企业年金总体发展滞后，门槛太高也是一个重要因素[23]。

第二，立法完善职业年金受托人考核制度，推动编外人员职业年金在全国推广。在职业年金基金托管和投资管理模式中，主要有四类参与机构：委托人、受托人、托管人和投资管理人。在职业年金运营管理中，"受托人"角色最为关键，需要做好战略资产配置、日常投资监督以及投资管理人的选择和绩效考核。首先，应站在基金长期稳健增值的角度，对职业年金受托人

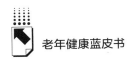

进行业绩考核；其次，应推动出台全国统一版本的受托人考核制度纲领，明确考核的维度和权重。

2015年，国务院办公厅印发的《机关事业单位职业年金办法》，从2014年10月1日起实施机关事业单位工作人员职业年金制度。从目前出台的养老金并轨系列方案，以及基本工资调整、职业年金办法可以看出，现有机关事业单位的正式员工，无须担心自己的养老保障问题。但是，对于大量事业单位的"非事业编"员工，职业年金制度带来的益处并不清晰，编制内外员工待遇出现新的不平衡，需要尽快立法解决编外人员的职业年金问题。

第三，大力推动养老保障第三支柱发展。立法完善养老保障第三支柱专属账户管理制度和专属产品准入制度，建立覆盖全民的养老专属账户体系，以账户作为养老激励政策载体，成为与社保体系并存的全社会统一专属账户体系。以产品领取规则为主要标准，建立与生命周期和退休制度挂钩的专属养老保障第三支柱产品准入制度。坚持走市场化道路，充分鼓励市场机制发挥资源配置的决定性作用，遵循市场规律，尽可能扩大制度覆盖范围，允许有支付能力和支付意愿的个人都可以参与养老保障第三支柱。完善激励政策，灵活运用包括税收减免、递延和直接激励等手段，调动个人应对长寿时代下养老问题的积极性。

第四，适度扩大养老资金投资范围和增加比例。根据国外养老金投资经验，投资渠道放开和投资范围拓宽有利于保证投资的安全性和收益稳健，近几年我国保险资金投资范围不断拓宽，起到分散风险和提高收益的作用。未来应继续扩大投资范围和增加比例，创新投资模式，引导大量养老金直接对接地方政府重大基础设施、轨道交通、保障房及安居工程、环保治理等关系国计民生的长期限产业，提升服务实体经济的能力。

四 "十四五"期间"医养规划"目标与实施路径的总结

2020年11月，《中共中央关于制定国民经济和社会发展第十四个五年规划和二〇三五年远景目标的建议》明确提出要实施积极应对人口老龄化的国家战略，健全基本养老服务体系，发展普惠型养老服务和互助性养老，构建居家、社区、机构相协调，医养、康养相结合的养老服务体系。在下一步的推进中，建议从需求端和供给端两方面考量。

（一）需求端——提升全社会的医养服务支付能力

强化基本医保基金运行管理，提升基金使用效率和对医疗支出的补偿能力。2019 年全国医疗保障事业发展统计公报披露，2019 年全国基本医保基金总收入24421 亿元，占当年 GDP 的比重约为 2.5%，总支出 20854 亿元，占全国卫生总费用的 32%，可见基本医保基金是提升医疗服务支付能力的最关键因素。2020年 12 月 9 日，李克强总理主持的国务院常务会议通过《医疗保障基金使用监督管理条例（草案）》，强调"必须坚持以人民健康为中心，依法管好用好医保资金，维护群众医疗保障合法权益"，"通过制定条例进一步发挥医保基金对基本医疗的支撑作用，使其更加有效、合理和安全地使用"。

鼓励企事业单位建立完善的员工医养保障福利体系。2019 年 9 月，由中国社会保障学会、中国工业经济联合会、中国社科院健康业发展研究中心指导，泰康保险集团委托尼尔森（中国）调研的《中国企事业员工医疗养老保障白皮书》正式发布。调研发现，从保障类型来看，为员工提供补充医疗保障是主流，对补充养老的重视和投入尚处于初级阶段，仅有不到一半的被调查大中型企业为员工提供年金或补充养老保险。企事业单位应借助专业保险公司的力量，发挥其在保障方案规划设计、弹性福利系统搭建、线上线下服务等方面的优势，推出医养融合、员工感知度高的员工福利保障解决方案，提升员工对医养服务的支付能力。

通过税收激励等方式，推动个人商业健康和养老保险发展。随着长寿时代的来临，主要由个人筹资的医疗和养老保障第三支柱将起到越来越重要的作用。通过个人所得税减免或递延等方式，扩大医疗和养老保障第三支柱的覆盖范围，引导全社会建立正确的保障观念，强化个人在医疗和养老保障中的主体责任。

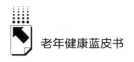

（二）供给侧——加快医养服务的对接和整合

积极引入互联网技术投入医养结合服务领域，通过"互联网＋医养"的模式，提升医养服务对接和整合的效率。从医养服务供给侧现状来看，目前多数医疗服务和养老机构仍是各自独立管理、独立提供服务，且以医疗体系为主，标准化养老机构严重短缺。互联网技术可以帮助解决现有医养结合过程的两个主要难点：一个是利用线上服务技术和能力，解决医养服务对接和整合的空间距离问题；另一个是利用互联网技术解决医养服务标准的融合问题，利用大数据和物联网实时监督、评价服务效果，建立完整的医养融合闭环。

参考文献

［1］ 蔡玥等：《我国居民 2030 年预期寿命预测及国际间比较》，《中国卫生信息管理杂志》2017 年第 1 期。

［2］ "Forecasting Life Expectancy，Years of Life Lost，and All-cause and Cause – specific Mortality for 250 Causes of Death：Reference and Alternative Scenarios for 2016 – 40 for 195 Countries and Territories"，*The Lancet*，2018，10159（392）：2052 – 2090.

［3］ 陈东升：《长寿时代的理论与对策》，《管理世界》2020 年第 4 期。

［4］ 冯婧：《微信在中老年健康教育中的运用及对策研究——以重庆主城区为例》，博士学位论文，重庆医科大学，2018。

［5］ 国家卫健委：《中国居民营养与慢性病状况报告（2020 年)》。

［6］ 武学慧等：《上海市老年长期护理（LTC）需求实证分析》，《劳动保障世界》2010 年第 20 期。

［7］ 国家卫计委：《中国家庭发展报告（2015 年)》。

［8］ 胡宏伟等：《中国老年长期护理服务需求评估与预测》，《中国人口科学》2015 年第 3 期。

［9］ 陈东升：《长寿时代的理论与对策》，《管理世界》2020 年第 4 期。

［10］ 周长洪：《经济社会发展与生育率变动关系的量化分析》，《人口研究》2015 年第 2 期。

［11］ 李昂等：《美国 PACE 模式及其对我国医养结合的启示》，《中国医院管理》

2017 年第 10 期。

［12］Alexis Denton 等：《探讨美国 CCRC 养老模式及其在中国的前景》，《建筑技艺》2014 年第 3 期。

［13］周驰：《日本医养结合养老模式及其对我国的启示》，《医学与哲学》2018 年第 12 期。

［14］罗娟等：《对上海"9073"养老服务格局的思考》，《科学发展》2018 年第 3 期。

［15］陈江芸：《健康老龄化背景下医养结合模式及老年人健康保障研究》，博士学位论文，华中科技大学，2019。

［16］于新亮等：《养老保险制度统一与劳动要素市场化配置——基于公私部门养老金并轨改革的实证研究》，《中国工业经济》2021 年第 1 期。

［17］王震：《我国长期照护服务供给的现状、问题及建议》，《中国医疗保险》2018 年第 9 期。

［18］贾宇飞：《商业健康保险在医药费用支付中的作用及国际经验》，《卫生经济研究》2020 年第 5 期。

［19］宋占军等：《城市普惠型医疗保险辨析及展望》，《上海保险》2021 年第 1 期。

［20］冯鹏程：《商业健康险需要做好的"12345"》，《中国保险报》2019 年 5 月 22 日。

［21］财联社：《未来十年畅想：万亿健康险走向价值商保的 10 大转变》，2020 年 4 月 6 日。

［22］冯鹏程：《健康险姓"保"也姓"健"》，《中国保险报》2017 年 2 月 8 日。

［23］郑秉文：《引入"自动加入"机制提升企业年金参与率》，《中国证券报》2017 年 4 月 8 日。

B.8
需方视角下社区医养结合模式的
现实评价与比较：来自两个城市的数据

摘　要：　本报告基于社区医养结合的需方角度，对同一省份两个试点
城市的社区医养结合工作进行现实评价与比较，寻找资源禀
赋和医养结合模式差异对医养产出的影响。报告基于现实评
价框架构建关系路径，运用结构方程模型考察两个城市的医
养资源、医养结合模式与阶段性产出之间的路径关系。研究
结果表明，阶段性产出的主要贡献力来源于社区医养结合模
式，而非医养资源；医养资源虽然与阶段性产出不存在任何
影响，但它对服务满意度产生正向的间接效应；两个城市在
路径结构上存在明显差别，这可能与它们的医养结合实践有
关，服务方式的调整可能更有益于居家老年人经济压力的缓
解和健康水平的提升，而服务内容以及医养资源的完善更有
利于医养服务满意度的提升。据此，对未来社区医养结合的
建设工作提出以下建议：一方面，进一步调整服务方式，增
强医养服务的连续性和协调性；另一方面，加强医养资源储
备及提升社区医养设施和设备水平，从而提升服务满意度。

关键词：　医养结合　阶段性产出　社区养老　居家养老

---

* 邓敏，博士研究生，副教授，南京中医药大学，研究方向为卫生政策评价与机制设计。

随着老龄人口尤其是高龄人口的增加，社会对健康资源的需求将更加复杂和迫切。许多国家将整合照料作为应对老龄化挑战的最重要措施[1~2]，帮助老年人融入社会并尽可能长时间地生活在自己的家中[3]。2015 年，我国政府提出加强居家和社区养老服务设施与基层医疗卫生机构的合作，并在《关于推进医疗卫生与养老服务相结合的指导意见》中强调，以社区和居家养老为主，通过医养有机融合，确保人人享有基本健康养老服务。2016 年政府发布医养结合试点单位，促进多个城市探索符合我国国情的医养结合模式。作为养老服务体系的基础，社区/居家养老领域具有服务对象分散、健康水平异质以及服务提供者碎片化等特征，为医养结合建设带来更大的挑战。2019 年《关于深入推进医养结合发展的若干意见》指出，当前仍存在医疗卫生与养老服务需进一步衔接等问题，强调推进社区医养结合能力提升工程。目前已涌现出一些社区医养结合模式，它们是否有效满足了居家老年人的健康需求，是否对居家老年人的生活改善做出了积极的贡献？这些问题值得调查与分析。与此同时，不同城市存在外部环境和医养结合模式的差别，可能会带来医养服务能力和服务产出的差异。怎样的结合模式能带来更好的产出？有必要进行比较研究，为进一步完善医养结合建设工作提供参考。

一　文献回顾与研究设计

医养结合/整合照料的投入与产出评价在国际上已有进展，国际上的评价工作主要集中于经济效益分析，研究对象主要是整合照料的某个临床服务计划或干预措施[4]，少量文献面向组织层面的供给主体[5]，或考察不同背景、措施对整合照料成效的影响[6~7]。国内目前尚无关于医养结合产出的评价研究，将搜索范围扩大至一般性的评价研究，可发现一些关于服务质量[8~11]、服务能力[12]或某个具体干预措施的效果评价[13]，但对医养结合的产出，包括是否能够提升医养服务可及性、降低卫生成本、提高满意度或老年人健康水平等，还有待研究。

如何开展评价工作是核心问题，而回答这一问题的关键在于评价的目

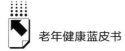

的。本报告希望通过开展社区医养结合的评价，了解医养结合投入与产出的内在机制，寻找影响医养结合产出的关键因素，从而为医养结合的下一步建设工作提供参考。基于此考虑，本报告选取现实评价法[14]搭建分析框架，确定特定外部环境下不同医养结合模式及产出的路径关系（见图1），并结合实证数据检验变量之间的关系，总结医养结合运行的内在规律。

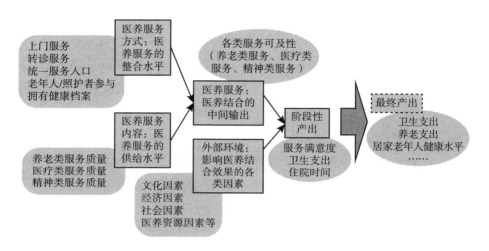

图1 需方视角下社区医养结合的评价框架

与此同时，开展评价的视角也十分重要。国外相关研究主要是面向项目开展自上而下的评价，尤其关注整合照料所带来的经济效益或对服务提供者状态的改善。在我国，《关于推进医疗卫生与养老服务相结合的指导意见》明确指出，满足人民群众日益增长的多层次、多样化健康养老服务需求是医养结合的最终目标。因此，医养结合的最终目的是提升老年人的获得感[15~17]，居家老年人的需求有无得到满足、生活有无得到改善是评价的关键。整合照料和医养结合都强调以人为中心[18]，老年人的体验与意见十分重要[19]。已有研究显示服务利用者能够在整合过程中发挥积极作用[20~21]，因此，从需方视角开展社区医养结合的评价具有重要意义。但现实中服务利用者对整合照料的参与程度很低[22]。综上，本报告尝试从需方视角开展医养结合的评价工作，并基于现实评价结果的比较，寻找影响社区医养结合产出的内在因素。

研究框架具体包含以下几个部分。

首先，医养结合模式。医养结合模式可以理解为保障医养服务整合供给的一系列规则的集合。本报告从需方视角开展，老年人虽无法对医养结合模式进行直接的评价，但作为各类医养服务的直接接触者和受益者，能够非常直观地接触到医养结合的服务内容和方式，而服务内容与服务方式正是由医养结合模式决定的。因此，医养结合模式通过医养服务内容和服务方式[23]来测量。

其次，外部环境。医养结合模式本身会影响医养产出，除此之外，外部环境也会对医养产出造成影响。这主要包括该地区的文化因素、经济因素、社会因素以及医养资源因素等。

最后，医养结合的产出。根据形成时间，可细分为阶段性产出和最终产出。由于现阶段医养结合的建设跨度较短，因此本报告所考虑的产出为阶段性产出。基于对现有医养结合相关政策的梳理，满足老年人的健康养老服务需求和提升人民群众的获得感是医养结合的最终目标，同时兼顾测量指标敏感性和可靠性等因素，阶段性产出通过服务满意度[24]、卫生支出和住院时间的变化进行测量。

需要注意的是，医养结合的产出并非医养结合模式的直接输出。产出与输出存在本质区别，输出是医养结合的直接产物，包括医养结合下为居家老年人提供的各类服务（医疗类服务、养老类服务和精神类服务），具体通过各类服务的可及性来测量[19,25]；产出则是在特定环境下由直接输出带来的各类价值的具体体现，包括健康、经济、社会等方面。医养结合建设工作的最终目标并不是有效提供整合式的医养服务，提供整合式医养服务是一种措施，其最终目的是提升老年人群的健康水平和服务体验，两者是完全不同的概念。

二 试点城市分析

（一）试点城市概述

为寻找医养结合模式与产出的关系，本报告在 2016 年国家级医养结合试点单位名单内选择同一省份且地理位置相近的两个城市进行实证研究，尽可能减少外部环境所带来的差异。作为国家级医养结合试点单位，两个城市在社区和居家医养结合领域展开了一系列探索，通过公开渠道整理的相关信息如表 1 所示。

表 1　两个城市社区医养结合模式与服务供给情况比较

	城市 A	城市 B
医养结合模式	以社区为主导，养老机构和志愿者组织参与的供给模式（组织间分工较独立）	以社区为主导，养老机构以及物业共同供给模式（组织间合作）
服务内容	社区：为患有特定疾病或符合住院条件的 70 岁以上老年人提供家庭病床；建有日间照料中心，为居家老年人提供营养助餐、康复保健、安心助浴、上门助洁助急、日间照料、心理咨询、休闲娱乐等服务；组织养老志愿服务队或义工服务队，为居家失能、半失能老年人提供服务 养老机构：开设居家养老服务站点，为居家老年人提供助餐、助浴、文娱活动等服务	社区：为长期卧床的满 60 岁的慢性病、瘫痪及阿尔茨海默病等患者提供家庭病床；建有区域性养老服务中心，为低收入、高龄、独居以及失能、半失能老年人提供医疗护理、康复保健、生活照料、精神慰藉等服务；整合社区配套及闲散物业资源，打造小规模、多功能的社区养老机构 养老机构：为周边老年人提供综合、连续的养老和健康服务
特点*	充分调动社会组织力量，强化对失能半失能老人的支持；养老服务项目丰富；日间照料中心的服务覆盖面较广	社区与养老机构存在明显的分工；家庭病床的服务覆盖面更广；充分调动社区物业的力量

* 表格中的特点是两个城市相对而言。

从已有信息来看，两个城市都以社区为主导，为居家养老的老年人提供了家庭病床、日托等养老类服务，但在医养结合模式和服务内容上存在一些差别，主要包括：其一，相较于城市 A，城市 B 更关注对物业以及社区配套资源进行整合；其二，城市 A 的社区日间照料中心与养老机构的居家养老服务站提供同质化服务，城市 B 的分工更为明确，养老机构及物业主要服务周边的居家老年人，而社区主要服务自理能力受限、经济水平不足、独居或高龄等特殊人群；其三，城市 A 比较侧重将养老服务嵌入社区和家庭，城市 B 则更多发挥了养老机构的健康管理功能，引入了更多的医疗服务。

由于目前缺乏医养结合模式以及产出方面的公开统计数据，难以开展可量化、可比较的分析。为更全面地了解医养结合的实践情况，尤其是医养结合的实际服务效果，需要对医养结合模式、资源禀赋以及服务产出开展进一步调查。

（二）数据搜集与分析方法

首先，由于两个样本城市属于同一个省份，在医养结合的外部环境中，文化因素、经济因素和社会因素比较相近，因此外部环境的主要差异体现在医养资源的差异上，包括养老设施水平、医疗设备水平、医养服务环境、人员稳定性和团队跨学科性等方面。其次，医养结合模式由服务内容和服务方式表征。需方视角下通过养老、医疗和精神三类服务的质量考察服务内容，通过上门服务、转诊服务、统一服务入口、利用者参与和拥有健康档案等测量医养结合的服务方式。最后，医养结合模式的输出是医养服务（通过三类服务的可及性测量），产出则通过服务满意度、卫生支出和住院时间的变化测量，由于健康水平和经济表现在短时间内难以准确测量，这里我们使用的是老年人的主观评价，即他在接受医养结合服务前后在上述两方面的变化情况。

结合两个城市医养结合的建设情况，分别面向城市 A 的三个区和城市 B 的一个区发放问卷210份，根据性别进行分层抽样，分别收回181份（城市 A）和208份（城市 B），删去存在问题的问卷，最终获得有效问卷174份和207份，有效性为96.13%和99.52%。

本报告使用描述性统计了解样本地区居家老年人的基本特征和医养结合的服务情况，使用结构方程模型考察社区医养结合中医养资源、服务模式与阶段性产出的内在关系。

（三）需方基本特征描述

对城市 A 和城市 B 的数据进行信度与效度检验，Cronbach's Alpha 值为0.937和0.995，KMO 值为0.851和0.960。样本特征如表2所示。

表 2　两个城市老年人基本情况

统计项目	类别	城市 A 人数	城市 A 频率（%）	城市 B 人数	城市 B 频率（%）
性别	男	94	54.02	99	47.83
	女	80	45.98	108	52.17
年龄（岁）	60~69	64	36.78	109	52.66
	70~79	71	40.81	62	29.95
	80 及以上	39	22.41	36	17.39
受教育程度	未上过学	13	7.47	83	40.10
	小学至高中	116	66.67	105	50.72
	大专及以上	45	25.86	19	9.18
月收入情况（元）	3000 及以下	49	28.16	69	33.33
	3001~5000	73	41.95	101	48.79
	5000 以上	52	29.89	37	17.87
居住情况	独居	29	16.67	44	21.26
	夫妻同住	87	50.00	81	39.13
	与子女同住	57	32.76	34	16.43
	其他	1	0.57	48	23.19
医疗保险	有	156	89.66	184	88.89
	无	18	10.34	23	11.11
养老保险	有	151	86.78	191	92.27
	无	23	13.22	16	7.73

表 2 显示，两个城市的男女比例相当，城市 A 的老龄化程度稍高一些，受教育程度和月收入水平也略高于城市 B。夫妻同住在两个城市中都成为占比最高的居住类型，与子女同住的比例在城市 A 中更高。相较于城市 A，城市 B 老年人拥有养老保险的比例略高一些。

（四）医养资源与服务模式得分情况

归纳老年人对医养资源、服务方式和服务内容的评分发现，城市 A 的得分普遍低于城市 B（见表 3），这可能是打分偏好所致，因此只做组内比较，不做组间比较。

表 3　两个城市医养资源与服务模式的评分汇总

变量	指标	城市 A		城市 B	
		平均值	标准差	平均值	标准差
医养资源	养老设施水平	1.833	1.198	3.333	1.223
	医疗设备水平	1.948	1.179	3.440	1.138
	医养服务环境	1.948	1.232	3.401	1.165
	人员稳定性	1.523	0.942	3.053	1.208
	团队跨学科性	1.454	0.890	3.159	1.110
服务方式	上门服务	1.454	0.877	3.092	1.177
	转诊服务	1.477	0.917	3.000	1.128
	统一服务入口	1.425	0.855	3.300	1.109
	利用者参与	1.414	0.868	3.043	1.175
	拥有健康档案	1.937	1.335	2.913	1.212
服务内容	养老服务质量	1.621	0.977	3.343	1.112
	医疗服务质量	1.655	1.052	3.208	1.132
	精神服务质量	1.575	0.975	3.300	1.206

在城市 A 的医养资源中，表现最佳的是医疗设备水平和医养服务环境，团队跨学科性得分最低；在服务方式方面，表现最佳的是拥有健康档案，得分远远高于其他题项；在服务内容方面，三类服务差距不大，医疗服务质量得分最高。

在城市 B 的医养资源中，根据表现排序依次是医疗设备水平、医养服务环境、养老设施水平、团队跨学科性和人员稳定性；在服务方式方面，统一服务入口表现最佳，其次是上门服务、利用者参与以及转诊服务，拥有健康档案得分最低；在服务内容方面，得分最高的是养老服务质量。

综上，两个城市在服务方式上的分数表现差异较大，统一服务入口在城市 B 中得分最高，但在城市 A 中得分非常低，拥有健康档案的情况则恰好相反。两个城市在医养资源和服务内容上也存在一些差别，变量之间的关系则需要下一步的数据挖掘。

（五）社区医养资源、服务模式与阶段性产出的评价与比较

运用 AMOS 21 对两组数据进行拟合和优化，得到两个最终模型（见表

4）。城市 B 的 CMIN/DF 值虽略大于 2，但综合所有指数的表现，该模型的
拟合效果可以接受。

表 4　城市 A 和城市 B 的拟合优度指数

模型	CMIN	DF	P	CMIN/DF	RMR	NFI	IFI	TLI	CFI	RMSEA
城市 A	94.965	67	0.014	1.417	0.037	0.963	0.989	0.985	0.989	0.049
城市 B	169.222	73	0.000	2.318	0.015	0.982	0.989	0.983	0.989	0.080

结构方程模型拟合完成后，输出两张重要的表格，分别是包含回归路径系数的表 5 和包含路径效应的表 6。

表 5 是每条路径的路径系数和相关检验情况，本报告中涉及的路径类型有两种：" < —— " 为单项因果关系，" < —— > " 为相关关系。查看统计结果时，若 P 值小于 0.05，代表该条路径具有统计显著性。

表 5 显示，在城市 A 中，服务内容在医养结合中发挥关键作用，它对医养服务（医疗服务可及性）具有直接正向影响（路径系数 = 0.110，P = 0.002），而医养服务对阶段性产出产生正向作用（路径系数 = 0.607，P = 0.000），同时，服务内容与医养资源之间存在正相关关系（路径系数 = 0.593，P = 0.000）。在城市 B 中，服务内容不再发挥作用，服务方式对医养服务产生直接的正向影响（路径系数 = 0.974，P = 0.000），进一步，医养服务对阶段性产出具有正向作用（路径系数 = 0.606，P = 0.000），此外，服务方式与医养资源之间存在正相关关系（路径系数 = 1.216，P = 0.000）。其他路径系数代表了模型中各潜变量与观测变量之间的关系，从表 5 中可以看到，这些路径也都是显著的（都满足 P < 0.05）。

表 5 能看到直接的路径关系，那么没有路径是否代表没有关系？回答这一问题需要结合表 6 做进一步分析。表 6 是整个模型的路径效应，路径效应包括直接效应和间接效应，表 6 中加粗的数据为直接效应，未加粗的数据为间接效应。一般如果单项因果关系所对应的标准化回归系数具有显著性意义，则代表该关系中的两个变量之间具有直接效应，效应大小等于路径系数。如果两个变量之间具有一个或多个中介变量，变量间的直接效应均显

著，则说明这两个变量之间具有间接效应。直接效应加上间接效应等于一个变量对另一个变量的总效应。因此，通过表6可以更直观地了解变量之间的关系。

表6显示，首列为变量名称，第2列至第6列为城市A的路径效应，第7列至第11列为城市B的路径效应。两个城市在路径上具有一些共性和差异。

首先，城市A的服务内容对医养服务有0.110的直接效应，对阶段性产出也有0.067的间接效应，城市B的服务方式对医养服务有0.974的直接效应，对阶段性产出也有0.590的间接效应。这说明医养结合模式的服务内容或服务方式，的确对阶段性产出具有正向作用，但不同城市产生效应的变量不同。

其次，在两个城市中，医养资源并没有对阶段性产出产生效应，但它对服务满意度（阶段性产出的观测变量之一）都具有正向的间接效应（城市A为0.080，城市B为0.376），这说明医养资源对阶段性产出也具有一定的作用。

最后，两个城市的医养服务对阶段性产出都具有间接效应，其中，城市A的医养服务对住院时间、卫生支出和服务满意度的间接效应分别为0.328、0.381和0.607，城市B分别为0.917、0.996和0.606。而医养服务是通过医疗服务可及性、养老服务可及性、精神服务可及性测量，这说明三类服务的可及性与住院时间、卫生支出和服务满意度存在正向的间接效应。

表5 回归系数及其统计性检验

路径	城市 A				城市 B			
	系数	估计标准误	检验统计量	P	系数	估计标准误	检验统计量	P
医养服务 <——服务内容	0.110	0.036	3.029	0.002				
医养服务 <——服务方式					0.974	0.032	30.718	***
服务内容 <——> 医养资源	0.593	0.082	7.243	***				
服务方式 <——> 医养资源					1.216	0.123	9.849	***

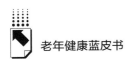
续表

路径名称	城市 A				城市 B			
	系数	估计标准误	检验统计量	P	系数	估计标准误	检验统计量	P
阶段性产出 <——医养服务	0.607	0.086	7.057	***	0.606	0.029	20.899	***
医疗服务可及性 <——医养服务	1.000				0.877	0.023	37.458	***
精神服务可及性 <——医养服务	0.982	0.040	24.517	***	1.030	0.013	80.314	***
养老服务可及性 <——医养服务	0.947	0.026	35.838	***	1.000			
医疗服务质量 <——服务内容	1.000							
精神服务质量 <——服务内容	0.946	0.036	26.057	***				
养老服务质量 <——服务内容	0.988	0.030	32.886	***				
上门服务 <——服务方式					1.000			
转诊服务 <——服务方式					0.962	0.020	46.942	***
统一服务入口 <——服务方式					0.942	0.029	32.883	***
利用者参与 <——服务方式					1.006	0.021	46.936	***
拥有健康档案 <——服务方式					1.018	0.026	39.793	***
团队跨学科性 <——医养资源	1.000				1.000			
人员稳定性 <——医养资源	0.979	0.048	20.378	***	1.126	0.026	44.067	***
医养服务环境 <——医养资源	0.748	0.095	7.901	***	1.035	0.032	32.129	***
医疗设备水平 <——医养资源	0.725	0.090	8.016	***	1.009	0.032	31.246	***
养老设施水平 <——医养资源	0.572	0.097	5.870	***	1.086	0.034	31.803	***
卫生支出 <——阶段性产出	0.628	0.154	4.072	***	1.643	0.077	21.387	***

续表

路径名称	城市A				城市B			
	系数	估计标准误	检验统计量	P	系数	估计标准误	检验统计量	P
住院时间 <——阶段性产出	0.541	0.118	4.593	***	1.513	0.073	20.829	***
服务满意度 <——阶段性产出	1.000				1.000			
服务满意度 <——医疗设备水平	0.110	0.034	3.276	0.001				
服务满意度 <——养老设施水平					0.346	0.027	12.647	***

表6　城市A和城市B的路径效应

	城市A					城市B				
	医养资源	服务内容	医养服务	阶段性产出	医疗设备水平	医养资源	服务方式	医养服务	阶段性产出	养老设施水平
医养服务		0.110					0.974			
阶段性产出		0.067	0.607				0.590	0.606		
养老设施水平	0.572					1.086				
医疗设备水平	0.725					1.009				
医养服务环境	0.748					1.035				
人员稳定性	0.979					1.126				
团队跨学科性	1.000					1.000				
住院时间		0.036	0.328	0.541			0.893	0.917	1.513	
卫生支出		0.042	0.381	0.628			0.970	0.996	1.643	
服务满意度	0.080	0.067	0.607	1.000	0.110	0.376	0.590	0.606	1.000	0.346
上门服务							1.000			
转诊服务							0.962			
统一服务入口							0.942			
利用者参与							1.006			
拥有健康档案							1.018			
医疗服务质量		0.988								
精神服务质量		1.000								
养老服务质量		0.946								

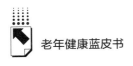

续表

	城市 A					城市 B				
	医养资源	服务内容	医养服务	阶段性产出	医疗设备水平	医养资源	服务方式	医养服务	阶段性产出	养老设施水平
养老服务可及性		0.104	**0.947**				0.974	**1.000**		
医疗服务可及性		0.110	**1.000**				0.851	**0.875**		
精神服务可及性		0.108	**0.982**				0.997	**1.024**		

三 结论与建议

（一）结论

结合城市 A 和城市 B 的数据分析结果可以发现，两个城市在社区医养资源、服务模式与阶段性产出的关系上表现出一些共性，但在细节上存在差异，具体说明如下。

1. 阶段性产出的主要贡献力来源于医养结合模式

这意味着，两个城市让居家老年人感到满意的最重要因素是医养结合模式。在此共性下，两个城市也存在差异。就城市 A 而言，发挥直接正向作用的是服务内容，服务方式暂无显著正向作用，说明目前城市 A 在居家养老医养结合的工作中，内容建设比较突出，能够较好地满足居家老年人的生活需求。就城市 B 而言，提供显著正向作用的是服务方式，服务方式的 5 个指标表现差异不大，上门服务、转诊服务以及拥有健康档案相对作用力更强一些。与此同时，服务方式对阶段性产出还拥有非常显著的间接正向作用。

2. 社区医养资源与阶段性产出不存在显著性关系

在两个城市中，医养资源的表现都不突出。尽管医养资源对阶段性产出没有直接的作用，但直接删去医养资源不利于模型的拟合。这主要表现在：其一，医养资源分别与城市 A 中的服务内容、城市 B 中的服务方式显著相关；其二，两个城市都拥有某些医养资源能够对提升服务满意度发挥重要间接作用，医疗设备极大地提升了城市 A 的服务满意度，养老设施则对城市 B 的服务满意度有直接的正向作用。这些信息说明医养资源在医养结合中仍然发挥着重要的作用。根据居家老年人的评分，城市 A 在医疗方面表现更好，城市 B 则在养老方面表现更好，这些评分与模型拟合的结果保持一致，即部分资源更能够对阶段性产出中的服务满意度产生显著的正向作用。这可能暗示，尽管医养资源没有直接作用于阶段性产出，但医养资源方面的改善，能够为服务满意度的提升提供路径。

3. 两个城市在路径结构和产出上都呈现显著差别

城市 A 现阶段侧重于服务内容的丰富，在服务满意度方面有非常显著的提升。城市 B 强调不同组织的整合，可能因此增强了服务连续性，这与国际上已有的研究结果保持一致。由此可以推测：服务方式可能更有利于居家老年人经济压力的缓解和健康水平的提升，而服务内容以及医养资源更有利于服务满意度的提升。

（二）建议及展望

从已有研究中可以发现，城市 A 和城市 B 最大的区别在于前者由服务内容驱动，后者由服务方式驱动。相较于城市 A，城市 B 鼓励养老机构、物业机构在居家养老领域发挥作用，促进多组织的合作，更有助于形成整合型的医养服务。结合城市 A 和城市 B 的阶段性产出特征发现，医养结合中服务内容和服务方式的不同的确会带来阶段性产出的差异，据此，对于未来社区医养结合的工作展开，可从以下两个方面考虑。

首先，进一步调整服务方式，以增强不同服务的连续性和协调性。从研究结果来看，整合的服务方式更能让老年人感受到支出和健康方面的变化，这也是医养结合的核心所在，即通过不同的方式对医疗资源/服务、养老资源/服务进行协调与整合，减少碎片化服务给老年人带来的困扰和压力，提高获得感和幸福感。

其次，丰富社区医养服务内容，加强医养资源储备。尽管服务内容或医养资源没有对阶段性产出形成直接作用，但对服务满意度具有某种直接或间接的影响。此外，现阶段各类设施、设备水平的提升，也能促进服务满意度的提升。在未来的工作中，提高居家养老医养服务的满意度可以更多地从这两个方面着手。

需要说明的是，现实评价的目的在于寻找影响社区医养结合模式（服务内容和服务方式）与阶段性产出的内在关联，而非辨别成功或失败，两个城市在社区医养结合方面都做出了积极的尝试，为进一步发展医养结合提供了有价值的参考。同时，受客观条件限制，两个城市的样本人群在年龄上存在一些差异，未来还需要进行补充调查，以及需要开展更多城市的调查与比较，以提高结论的稳健性。

参考文献

［1］ de Bruin, Simone, R., et al., "Comprehensive Care Programs for Patients with Multiple Chronic Conditions: A Systematic Literature Review", *Health Policy*, 2012, 107 (2 - 3): 108 - 145.

［2］ Hopman, Petra, et al., "Effectiveness of Comprehensive Care Programs for Patients with Multiple Chronic Conditions or Frailty: A Systematic Literature Review", *Health Policy*, 2016, 120 (7): 818 - 832.

［3］ de Bruin, Simone, R., et al., "The Sustain Project: A European Study on Improving Integrated Care for Older People Living at Home", *International Journal of Integrated Care*, 2018, 18 (1): 1 - 12.

［4］ Vondeling, Hindrik, "Economic Evaluation of Integrated Care: An Introduction", *International Journal of Integrated Care*, 2004, 4: 20.

［5］ Kyriacou, Corinne, and Fredda Vladeck, "A New Model of Care Collaboration for Community-dwelling Elders: Findings and Lessons Learned from the NORC-health Care Linkage Evaluation", *International Journal of Integrated Care*, 2011, 11: 17.

［6］ Dalton, Hazel, et al., "Formative Evaluation of the Central Coast Integrated Care Program (CCICP), NSW Australia", *International Journal of Integrated Care*, 2019, 19 (3): 15.

［7］ Cash-Gibson, Lucinda, et al., "Project Integrate: Developing a Framework to

Guide Design，Implementation and Evaluation of People-centred Integrated Care Processes"，*International Journal of Integrated Care*，2019，19（1）：3.

［8］张璐：《基于 SERVAUAL 模型的医养结合养老院服务质量测评》，《调查研究》2015 年第 9 期。

［9］周绿林、潘利雯、何娟等：《基于期望理论的医养结合型养老服务质量研究——以镇江市为例》，《中国集体经济》2016 年第 7 期。

［10］朱亮、杨小娇、张倩等：《医养结合社区居家养老中心供给服务质量评价指标体系的构建研究》，《中国全科医学》2019 年第 2 期。

［11］吴炳义、李娟、马晨：《医养结合养老机构老年人医疗服务评价及影响因素分析——基于山东省的实证研究》，《中国卫生政策研究》2016 年第 9 期。

［12］李晓俞、张文光、席杨娟等：《医养结合模式下老年人分级照护评估研究现状》，《护理研究》2019 年第 9 期。

［13］李洪霞：《探究老年慢性病患者实施社区医养结合延续性照护模式的效果》，《中国社区医师》2019 年第 13 期。

［14］Pawson，Ray，Nick Tilley，and Nicholas Tilley，*Realistic Evaluation*（London：Sage，1997）.

［15］《关于加快发展养老服务业的若干意见》，http：//www. gov. cn/zwgk/2013 - 09/13/content_ 2487704. htm。

［16］《国务院办公厅转发卫生计生委等部门关于推进医疗卫生与养老服务相结合指导意见的通知》，http：//www. gov. cn/zhengce/content/2015 - 11/20/content_ 10328. htm。

［17］《关于深入推进医养结合发展的若干意见》，http：//www. gov. cn/xinwen/2019 - 10/26/content_ 5445271. htm。

［18］Hoedemakers，Maaike，et al.，"Integrated Care for Frail Elderly：A Qualitative Study of a Promising Approach in the Netherlands"，*International Journal of Integrated Care*，2019，16：1 - 11.

［19］Kuluski，Kerry，et al.，"What is Important to Older People with Multimorbidity and Their Caregivers? Identifying Attributes of Person Centered Care from the User Perspective"，*International Journal of Integrated Care*，2019，4：1 - 15.

［20］The Health Foundation. Measuring Patient Experience，Available from：https：//www. health. org. uk/sites/default/files/MeasuringPatientExperience. pdf.

［21］Sadler，Euan，et al.，"Service User，Carer and Provider Perspectives on Integrated Care for Older People with Frailty，and Factors Perceived to Facilitate and Hinder Implementation：A Systematic Review and Narrative Synthesis"，*PloS one*，2019，14（5）：e0216488.

［22］Breton，Mylaine，et al.，"Multiple Perspectives Analysis of the Implementation of

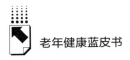

an Integrated Care Model for Older Adults in Quebec", *International Journal of Integrated Care*, 2019, 19 (4): 1 – 13.

[23] 邓敏、倪享婷、刘盼等:《医养结合的资源、服务与产出的关系实证研究:从居家老年人的视角》,《中国卫生政策研究》2020 年第 13 期。

[24] Toro, Nuria, et al., "Evaluation Framework for Healthcare Integration Pilots in the Basque Country/Marco Evaluativo de las Experiencias de Integración Asistencial en el País Vasco", *International Journal of Integrated Care*, 2012, 12 (Suppl2): e39. DOI: http://doi.org/10.5334/ijic.885.

[25] 《国务院办公厅关于印发全国医疗卫生服务体系规划纲要(2015~2020 年)的通知》, http://www.gov.cn/zhengce/content/2015 – 03/30/content_9560.htm.

[26] Liljas, Ann, E.M., et al., "Impact of Integrated Care on Patient-related Outcomes Among Older People—A Systematic Review", *International Journal of Integrated Care*, 2019, 19 (3): 1 – 16.

B.9
医养结合型老年照护服务质量评价研究

刘芷含*

摘　要：　我国养老服务业正处于转型发展阶段。要解决传统老年照护中突出的服务"碎片化"问题，提高为老年人提供综合性、一体性、连续性照护服务的能力，亟须建立适应国情的医养结合型老年照护服务质量评价指标体系。本报告基于现实背景，指出了现阶段建立医养结合型老年照护服务质量评价指标体系的必要性及重要性，梳理了相关理论基础和养老服务质量评价理论框架的发展与沿革，阐明了构建医养结合型养老服务质量评价指标体系需要遵循的四大原则和研究所采用的具体方法，最后创新性地提出了具有中国特色的医养结合型老年照护服务质量评价指标体系。

关键词：　医养结合　老年照护　服务质量评价

一　引言

我国老龄人口的激增，不仅使养老服务需求暴涨，也使"未富先老"成为阻碍我国现代化进程的不容忽视的社会问题。《中国人口老龄化发展趋势预测研究报告》指出，2050年，我国老年人口数可能达到顶峰，预计增至4亿人。随着人类疾病谱的转变和我国人民生活水平的提高，老年群体对

---

* 刘芷含，中南大学公共管理学院副教授，研究方向为卫生服务评价、医养结合、智慧健康养老。

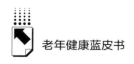

医疗健康服务的需求日益凸显。从《中国卫生统计年鉴》中的数据可以发现，慢性病已经成为中国人死亡的主要原因之一，老年群体在其中占据很大的比例。老年人慢性病具有病种繁多、患病时间长、程度严重等特点，这种特点的存在势必会增加对医养结合型老年照护服务的需求。

2019年10月，国家卫健委等12个部门联合印发《关于深入推进医养结合发展的若干意见》，明确指出要加大对医养结合服务质量的考核检查力度；2020年12月，国家卫健委、国家中医药局发布《关于开展医养结合机构服务质量提升行动的通知》，规定到2021年底初步建立医养结合服务的相关制度和标准，到2022年底基本建立医养结合服务质量标准和评价体系。因此，构建医养结合型老年照护服务质量评价指标体系，是在国家大力推行医养结合的宏观政策背景下，全面推动我国养老服务行业迈入高质量发展阶段的现实所需。

养老服务质量是评价和理解养老行业服务绩效的标准[1]。对其进行评价将引导养老服务行业建立系统科学的服务质量管理体系，有效提升老年人的获得感和幸福感。近年来，随着经济的发展，我国养老服务业已经从早期的数量需求阶段过渡到质量需求阶段，如何评价和监控老年照护服务质量，是提高我国老年照护服务的热点和难点。老年照护服务的主要任务是给老年人提供有质量的晚年生活，使其拥有积极、健康的老年生活方式。由于我国社会化养老服务体系仍处在起步阶段，养老行业无论从服务能力还是服务质量上来说都缺少建设经验，其评价标准建设更是处于初级阶段。

二 医养结合型老年照护服务质量评价的理论基础

（一）健康老龄化理论

1987年第三十届世界卫生大会上首次提出了健康老龄化理论，随后在1990年，世贸组织将"老年健康"提升到了战略发展的高度，指出老年人的健康既包括身体的健康，也包括心理的健康。随着全球老龄化程度的不断加深，学者们提出了"积极老龄化"的口号[2]，其主要思想之一就是提高老年人的晚年生活质量，提倡积极健康的老年生活方式。因此，在医养结合型老年照护服务质量评价体系的整个建立过程中，应始终贯彻积极和健康的养老发展理念。

（二）系统理论

一般系统论认为每一个系统都是一个整体，系统由诸多相互关联、不可替代的要素组成，系统的运行是内外因素共同协作的结果[3]。在整个运行过程中，内因是根本动力，同时依赖于外部环境，内外协同推动整个系统的发展。随着社会的不断发展以及人民生活水平的不断提高，老年人的养老需求发生了改变，呈现多样性和复杂性的特点，老年人养老方面的需求不再局限于简单的日常生活照料，他们对医疗健康等的需求日益突出。整合式照护是一个系统，包含诊断、治疗、照护、康复与健康促进诸多方面，医养结合型老年照护服务是该系统中的一个子系统，与整合式照护的发展有着密切的关系。医养结合型老年照护服务积极促进医疗资源与养老资源融合，打破目前医疗服务与养老服务相互独立、自成体系的局面，满足老年人对养老照护和医疗康复服务的需求[4]，医养结合型老年照护能将零散的社会资源有效整合，更好地提升资源利用度[5]，推动养老模式改革，促进整合式照护发展。

（三）服务质量理论

20世纪70年代，国外开始对服务质量展开广泛的研究。Levitt在1972年首次提出服务质量的概念，他认为服务质量是基于预设标准和服务结果对比的结果。Sasser等于1978指出，服务质量不仅包含最后的结果，还包括提供服务的方式即传递过程。Lewis和Booms认为服务质量是"一种衡量企业服务水平是否能够满足顾客期望程度的工具"。Garvin认为服务质量是基于顾客主观认知而非客观实际评估的一种质量标准，它来源于顾客感知的质量，难以对其进行量化。通过总结这部分研究成果可以看出，上述学者打开了服务质量研究的大门，为后续的研究做了铺垫。1982年芬兰学者Grönroos提出"顾客感知服务质量"的概念，该概念认为服务质量是指顾客对所提供服务的一种主观认识与他期望得到的服务之间的差距。以差距论为基础的研究代表还有Parasuraman、

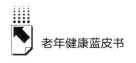
Zeithamal 和 Berry，他们认为，服务质量是基于比较产生的，比较的是消费者自身对某一服务的"期望水平"与他本身在服务中实际能感受到的"服务绩效"。

三　养老服务质量评价理论框架的发展与沿革

随着服务质量理论的不断丰富，服务质量模型也在不断发展。其中 Donabedian 提出的"结构－过程－结果"（Structure-Process-Outcome，SPO）三维框架[6]已得到了全球的广泛认可，并成为多国建立服务质量评价指标体系的主要理论依据。美国营销科学家 Parasuraman 等基于"顾客感知服务质量"理念提出服务质量差距模型，将差距分为 5 个层次[7]，以探寻服务动态传递过程中服务质量差距产生的根源。在此基础上，Parasuraman 等提出了以服务质量影响因素为基础的 SERVQUAL 模型，以可靠性、响应性、保证性、移情性和有形性 5 个维度来分析感知服务质量[8]。

SPO 模型包括结构、过程和结果三个维度。结构维度主要用于衡量组织制度特征，过程维度衡量的是养老机构提供的服务所具有的特征，结果维度则是对服务影响的衡量。在将 SPO 模型运用于养老服务质量评价的国家中，最有代表性的是美国。美国公共卫生服务部于 1961 年颁布养老机构评价标准指南，对诸如管理者、养老机构等专有名词进行了概念界定，提出养老机构建立时的健康和安全标准指标，共计 77 项，具有建设性意义，但是该指南中未涉及关于质量的任何相关指标[9]。随着养老机构的发展壮大以及保障体系和评价体系的完善，该标准不断改进，特别是在《综合预算协调法案》的推动下，养老机构在设备设施、机构环境、专业人员配置方面日趋完善。同时，居民综合评估工具最小数据集（RAI－MDS）的研发，促进了对老年人的需求、能力等进行更加规范、全面的评价，同时可以兼顾过程质量与结果质量。因此，基于 RAI－MDS 的质量评价指标被广泛应用，养老机构健康与安全标准得到进一步完善[10~12]。RAI－MDS 运用于养老服务质量评价的第一个版本包括 12 个维度、175 个指标，指标内容涵盖事故、行为和情绪模式、临床管理、认知功能、消除和自制、感染控制、营养和饮食、身体功能、精神药品使用、生活质量、感觉功能和沟通、皮肤护理以及相关的危险方面。第二版在第一版的基础上进行了指标精简，最终确定 12 个维度、24 个指标，但其不足是忽略了老年人的主观感受。故此，第三版增加了关于老年人服务体验（诸如精神状态、情绪、疼痛等方面）的指标，可衡量结构质量、过程质量以及结果质量，有利于全方位系统地评价养老机构的服务质量。

基于 SERVQUAL 模型的研究仍处于探索阶段。Curry 等[13]使用最早期的 SERVQUAL 量表，研究比较了老人及其家庭对养老机构所提供养老服务的满意程度。我国也有学者在该模型的基础上进行了相关的研究。景洁[14]通过对大量文献的研究和对老年人的访谈，以政府发布的关于养老行业及机构发展的政策文件为依据，运用 SERVQUAL 模型从有形性、响应性、安全性和移情性 4 个维度出发，构建了含有 22 个指标的民办养老机构服务质量评价体系。中国台湾学者 Wang 等[15]基于该模型，采用德尔菲法制订了多个质量评价指标，并对台湾多地进行实地调查，结果显示其中有 2/3 项为评价养老机构服务质量的重要指标。隋小磊[16]从原始的 SERVQUAL 模型出发，保留原模型中的可靠性、响应性、保证性和移情性 4 个维度，将原模型中的有形性替换成可感知性，将居家养老服务的特点融入其中，设计出包含助餐、助洁、助医、康乐、助急 5 个维度共 25 个问题的居家养老服务质量调查问卷。欧阳盼[17]则基于 SERVQUAL 模型，从生活照料、管理服务、服务人员、康复护理和心理关注 5 个层面入手，构建了包含 22 个指标的民办养老机构服务质量评价体系。王成爽等[18]在对医养结合型养老机构老年人进行深入访谈的基础上，通过类属分析对采集到的资料进行研究分析，以 SERVQUAL 模型为指导，提出服务质量评估应当从有形性、可靠性、保证性、关怀性、连续性和公平性 6 个方面展开，并在此基础上制订量表，以评价医养结合型养老机构的照护服务质量。

SERVPERF 模型在 SERVQUAL 的基础上演变发展而来，其量表采取了 SERVQUAL 实际感知部分的 22 个问项对服务质量进行衡量。与 SERVQUAL 模型相比较，其信度和效度更高。然而到目前为止，SERVQUAL 的应用范围更广，而 SERVPERF 在国内外养老服务质量评价中很少运用。

经比较，本报告认为 SPO 模型更适于我国医养结合型老年照护服务质量评

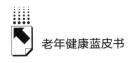

价指标体系的构建。首先，SPO 模型从老年照护服务使用者——老年人的角度出发，将服务使用者对服务过程的感受、体验以及对服务结果的评价作为服务质量评估的重要标准，体现了服务质量评估的人本性和权利性的价值取向。

其次，SPO 模型克服了传统质量评估的片面性。SPO 模型既涉及服务质量结构的测量，也涉及过程和结果的测量，几乎涵盖了服务评估的所有方面，把服务的结构因素、过程因素以及结果因素全部纳入服务质量的评估体系之中。该理论克服了传统服务质量评估理论中单纯测量投入－产出比等效率导向的思维，把服务的结构因素、过程因素和结果因素全部纳入评估考量的范围之内，既注重测量服务设施的配备和服务人员的管理，也强调测量服务对象对服务过程的感知，还注重测量服务效果。

再次，医养结合型老年照护服务具有健康服务的一般属性。Donabedian 的 SPO 模型源自美国医疗服务质量的管理实践，后逐渐被广泛运用于其他国家的健康服务质量评估和管理实践，并在实践中不断地发展、完善。医养结合型老年照护服务可以借鉴健康服务质量评估的理论和做法，故 SPO 模型同样适用。

最后，医养结合型老年照护服务内含结构、过程及结果要素。医养结合型老年照护服务不仅涉及服务资质、人力资源、制度建设、环境状况、设施设备等结构因素，而且涉及生活照顾服务、健康管理服务、休闲娱乐服务、医疗护理服务、心理疏导与危机干预服务等过程要素，还涉及机构入住情况、安全检测指标、满意度、患者健康质量、患者自我管理等结果因素。

综上所述，本报告拟借鉴 Donabedian 对结构、过程和结果的分解及具体的测量维度，并结合我国医养结合型老年照护的实践，构建我国医养结合型老年照护服务质量评价指标体系。

四　医养结合型老年照护服务质量评价的基本原则

（一）科学合理性原则

医养结合型老年照护服务质量评价不仅应该反映我国老年照护的实际情

况，还应遵循医养结合的整体发展思路。应对我国老年照护机构的整体发展状况有着全面、清晰的掌握与认知，在此基础上构建指标体系，确定应该选取什么样的指标来考核相对应的水平、规模、内容，确定指标体系中的指标级别，确定应该采取何种赋权方法对每个指标赋予多少权重，并充分考虑各个因素对整个指标体系结果的准确性会产生多大程度的影响。因此，整个医养结合型老年照护服务质量评价指标体系的拟定应该遵循科学合理性原则，使指标体系既能反映发展现状，也能揭示未来发展的方向[19]。

（二）系统性原则

医养结合型老年照护服务质量评价指标体系是涉及具体照护服务内容、照护服务提供方、照护相关规章制度等诸多要素的一个庞大的系统。在这个系统里，参与人员众多、涉及部门广泛、服务项目多样，这些客观情况的存在使指标体系的构建呈现复杂性。在建立指标体系时，要充分考虑各要素之间的关联性和整个评价体系的完整程度，将医养结合型老年照护服务的内部因素和外部因素结合起来，使选取的指标具有全面性和代表性，能更加客观、全面、真实地反映老年照护服务质量的实际情况。

（三）可操作性原则

医养结合型老年照护服务质量指标体系最终会被运用到老年照护服务质量的实际评估中。通过对测量结果的分析与研究，及时发现服务过程中存在的问题，并针对所存在的问题不断改进服务，推动我国医养结合型老年照护服务的发展和完善[20]。因此，构建的指标体系必须具有可操作性，需要注意指标的具体化、数据的可采集化以及方法的适当化等问题。

（四）可预测性原则

任何事物都是处于不断发展与变化过程当中的，养老服务行业也是如此。指标体系应具有一定的可预测性，即前瞻引导性。社会的客观发展要求我们构建的医养结合型老年照护服务质量评价指标体系既要能适应当前老年照护服务

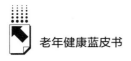

的现实需求，也要能预测未来发展趋势，为医养结合型老年照护服务的未来发展奠定基础。因此，指标选取时不能过于单一，应在具有现实性的同时也具有预见性，为后期发展起来的医养结合型老年照护服务留有一定的空间[21]。

五　医养结合型老年照护服务质量的研究方法

（一）定性研究方法

1. 文献研究法

通过国内外文献检索引擎全面收集相关资料，并进行整理与分析，充分认识并理解现有研究成果。在此基础上，根据实际的需要，开展具有针对性的科学研究与分析。通过对相关服务质量评价指标研究成果的大量浏览，奠定构建医养结合型老年照护服务质量评价指标体系的理论基础。

2. 访谈法

（1）深度访谈法。这是一种调查者与被调查者面对面自由交谈，对所关心的主题进行深入探讨，从中收集与概括所需资料和数据的质性研究方法[22]。这是一种无结构的、直接的、个人的访问。本报告运用随机抽样的方式选取访谈对象，对医疗与养老相关机构的知情人员、老年人及其亲属展开访谈。根据不同的访谈对象，围绕医养结合型老年照护服务质量的主题制定不同的访谈提纲，深入收集与探析不同主体对该主题的认知、体验、意见与建议。

（2）焦点小组访谈法。这是一种由调查者拟定话题，并将被调查者置于特定小组环境中，通过观察小组组员之间对话与交流的整个过程，收集所需研究材料的方法[23~24]。在本报告的研究过程中，我们将服务的提供者，即各机构的相关工作人员划分为一个群体，将服务的接受者即老年人及其家属划分为另一个群体，对不同的群体分别进行独立的调查研究，了解各个不同的群体在本研究范围内的见解与诉求。

3. 扎根理论

扎根理论（Grounded Theory）指的是从初始材料归纳到数据分析、理论结果构造的一套完整的研究方法[25]。本报告观察研究环境、研究对象等一系列影响医养结合型老年照护服务质量的因素，收集相关数据并进行质性编码区分、归类和综合分析，得到有利于医养结合型老年照护服务质量评价指标体系构建的改造概念[26]。

（二）定量研究方法

1. 问卷调查法

通过书面的形式提出问题并编制成调查问卷，并通过网络、邮寄、当面作答等方式获取相关问卷信息，最后运用相应的统计方法对已获得的数据信息进行研究与分析。本报告在医养结合型老年照护服务质量评价指标体系的实证阶段应用该研究方法，以进一步验证指标体系的有效性。

2. 客观赋权法

根据从评价对象那里获得的信息，站在客观的角度对各指标赋予不同的权重，不仅具有科学依据，而且便于操作。本报告构建医养结合型老年照护服务质量评价指标体系运用到的客观赋权法主要有：主成分分析、多元线性回归、主成分回归、偏最小二乘回归。鉴于篇幅有限，对方法的具体运用不做描述[27]。

3. 结构方程模型

这是一种将路径分析与因子分析方法进行有机结合的研究方法，能够有效探析本议题多个评定指标之间的关系与契合程度。

（三）混合研究方法

1. 德尔菲法

德尔菲法又称专家咨询法，在本报告中，是指对卫生事业管理、心理学、社会学、护理学、临床医学等领域的专家学者展开多轮问卷咨询。在此期间，专家在不进行讨论与交流的前提下对评价指标体系中的各项指标进行

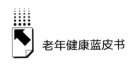

赋权并提出相关的修改意见。最终，将收集到的信息作为构建医养结合型老年照护服务质量评价指标体系的重要参考依据。

2. 定性比较分析法

定性比较分析法通过对实证资料、相关理论以及较小样本数据的处理，来探索相关研究的因果关系，是一种有效地、系统地处理多案例比较的研究方法。在本报告中，定性比较分析法能够系统地考察服务质量与其影响因素之间的互动关系，并找出致使服务质量产生差异的关键因子[28]，为医养结合型老年照护服务质量评价指标体系的构建起到方向指引的作用。

六　中国医养结合型老年照护服务质量评价指标体系的构建

本报告在现有文献研究及调研结果的基础上，借鉴SPO理论模型，以定性、定量相结合的方法，构建了适应中国国情的医养结合型老年照护服务质量评价指标体系（见表1），并通过了初步的实证调查和模型拟合，以期为构建新时代养老服务质量评估机制提供参考依据。其中，结构质量指保证医养结合型老年照护服务有效提供所应具备的支持性环境；过程质量指的是在结构建立的基础上，具体操作的一系列规范化行为；结果质量指的是医养结合型老年照护服务提供后的结局表现即效果。

表1　医养结合型老年照护服务质量评价指标体系

一级指标	二级指标	三级指标
结构质量	服务资质	是否依法取得机构设立许可证
		如有内设医疗机构，是否依法取得医疗机构执业许可证
		提供餐饮服务的机构，是否依法办理食品经营许可证
		持有国家职业资格的护理员占护理员总数的比例不低于30%或所有护理员经过专业技能培训合格
		餐饮服务人员是否持健康合格证上岗

续表

一级指标	二级指标	三级指标
结构质量	人力资源	持证上岗医生、护士、护理人员占比
		机构医生、护士、护理员的配置比例
		机构护理人员的数量与结构,包括年龄结构、性别结构、职称与职务、学历水平等
		是否配备社会工作者、康复师、营业师等专业人员
		机构选拔医生、护理人员、社会工作者等服务人员的标准和门槛
		机构是否针对服务人员定期开展技能培训、服务理念培训、心理技能培训等
		是否建立有效的绩效考核机制和激励制度
	制度建设	是否对患者进行入院评估,根据患者需求特点提供服务
		是否有负责接待和处理患者投诉建议的专门部门、人员或电话
		是否建立患者生活和健康档案,如入住合同、入住人员及其家属(监护人)或代理人(机构)基本信息
		护理费用价格变动时提前告知患者,不得强制收费
		未经患者及监护人同意,不得泄露患者及监护人的个人信息
		对入住机构的患者是否定期开展评估
		对机构服务质量是否定期进行评估或考核,有无虐老、欺老现象
		至少每年开展一次服务质量满意度调查
		委托第三方服务时是否签订外包合同
		对外公开机构基本信息,包括地理位置、联系方式、服务时间等
		及时公布机构服务管理信息,包括服务管理部门、人员资质、相关证照、服务项目及流程等
	环境状况	机构信息系统建设状况
		机构的位置与布局,是否设置在自然灾害易发、存在污染的地域
		是否有醒目、规范、易懂的标志标识
		患者居住场所的光线、空气、温度、湿度是否适宜
		是否有无障碍环境
		机构是否有依托中医的特色护理实践
	设施设备及物品要求	老年人居室面积适宜,自理、部分失能老年人的房间不超过4张床位,失能老年人的房间不超过6张床位,老年人房间床位平均使用面积不低于6平方米,配备相应生活设施设备和物品
		是否配备厨房、洗衣房、垃圾处理场所(存放点)等服务运营需要的后勤保障设施设备和物品

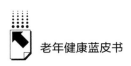

一级指标	二级指标	三级指标
结构质量	设施设备及物品要求	机构基本设备和急救设备合格率与完好率,包括紧急呼叫装置、给氧装置、呼吸机、治疗车、抢救车、药品柜、消毒供应设备、康复治疗专业设备等
		是否设置公共活动室、接待室、餐厅等共同活动区,并配备相应设施设备和物品
		食品管理是否符合监管部门规定
		药品管理是否符合监管部门规定
		老年人能接触到的各种设备无尖角凸出部分
		地面是否做了防滑处理
		对特种设备是否进行日常维护保养,定期自检
	安全设施建设	是否制定消防安全、特种设施安全、突发事件等相关管理制度、预警机制及应急预案
		是否配备有资质的专(兼)职消防管理人员,按规定建立微型消防站,并达到"三知四会一联通,处置要在三分钟"
		人员住宿和主要活动场所严禁使用易燃可燃装饰装修材料,严禁采用夹芯材料、燃烧性能低于A级的彩钢板搭建有人居住或者活动的建筑
		每月至少组织一次防火检查,每日防火巡查,夜间防火巡查不少于两次
		做好消防设施设备运行维护保养,每年至少全面检查一次,是否参加区域联防组织,实行联防联治联控
		制定消防演练、应急疏散和灭火预案,每半年至少演练一次。每半年至少开展一次消防安全教育培训活动
		是否定期对电器产品及其线路、管路进行检测和维护保养,及时整改电气火灾隐患
		是否设立吸烟室
		是否定期检查、维护保养燃气设施设备
		燃气安全是否符合国家相关规定,是否设置可燃气体报警装置
		是否建立出入、探视、请销假等制度,防止患者走失
		建立视频监控系统,对机构公共区域进行全方位监控或实行24小时巡查
		建立突发事件处理的应急预案

续表

一级指标	二级指标	三级指标
过程质量	生活照顾服务	指导和协助患者做好个人卫生工作,做到身体清洁无异味
		及时更新、清洗、晾晒、消毒患者个人物品及生活物品,保持患者居室整洁、地面干燥、房间无异味
		定期对走廊、功能活动区及设施设备进行清洁和消毒
		膳食准备和协助患者进食、进药
		提供24小时服务,做好记录和交接班
		协助患者日常生活辅助工具的使用,包括轮椅使用、拐杖使用、助行器使用等
		及时维修或更换居室、护理区域设施、设备及物品
	健康管理服务	定期为患者体检
		为患者建立健康档案
		定期开展健康管理、健康咨询、健康教育等工作
		配备适合患者需要的基本健身器具和康复辅助器具,并指导患者正确进行康复训练
	休闲娱乐服务	开展节日、特殊纪念日活动
		开展适合患者身心特点的歌舞、书画、手工、棋牌等文化娱乐活动
		为失能(失智)患者提供有助于感觉、知觉恢复的文化娱乐活动
		为卧床患者提供电视、广播、阅读等文化娱乐活动
		协助部分患者参与力所能及的志愿服务
	医疗护理服务	是否设立医疗机构或者与医疗机构建立协作关系
		所设医疗机构管理服务是否符合国家卫健委的规定
		在机构内是否建立感染预防处理办法,有无消毒和隔离制度
		有无传染病预防措施
		是否建立严格的药物管理与使用制度
		褥疮的护理及预防工作(褥疮发生率Ⅱ、Ⅲ度为0,Ⅰ度低于5%)
		皮肤、伤口的及时护理
		是否有专人负责机构内感染控制工作
		是否建立系统完善的助医服务,如陪同患者就医、体检、代取药物,提供夜间服务、紧急救护和交通接送服务
	心理疏导与危机干预服务	患者去世后,是否协助患者家属进行后事处理
		建立专门的心理辅导部门,定期对患者的心理健康情况进行评估
		了解掌握患者的心理状况,对出现的心理和情绪问题,提供相应服务
		开展社会工作专业服务
		开展临终关怀服务
		建立危机预警报告制度,对患者可能出现的情绪危机或心理危机及时发现、预警和干预

一级指标	二级指标	三级指标
结果质量	机构入住情况	床位入住率
		长期居住的老人占比
	安全监测指标	死亡率
		重返率
		压疮发生率
		感染发生率
		跌倒发生率
		差错事故发生率
		护理工作操作合格率
	满意度	患者对服务环境满意度
		患者对服务设备满意度
		患者对服务态度满意度
		患者对服务技术水平满意度
		患者对服务收费满意度
		患者家属满意度
		患者/家属有效投诉率
	患者健康质量	生理健康状况,如慢性病管理状况、健康风险的防范状况等
		心理健康状况,如焦虑程度、抑郁程度、失眠发生率、自虐、自杀发生率等
		疾病相关并发症发生率
		社会交往与适应性
	患者自我管理	用药管理依从性
		症状管理依从性
		功能锻炼依从性
		生活方式改变依从性

参考文献

［1］ McKnight, P., Sechrest, L., "The Use and Misuse of the Term 'Experience' on Contemporary Psychology: A Reanalysis of the Experience-Performance Relationship", *Philosophical Psychology*, 2003, 16（3）: 431-460.

［2］ 陈江芸:《健康老龄化背景下医养结合模式及老年人健康保障研究》,博士学位

论文，华中科技大学，2019。

［3］ Adams, K. M. , Hester, P. T. , Bradley, J. M. , et al. , "Systems Theory as the Foundation for Understanding Systems", *Systems Engineering*, 2014, 17 (1): 112 −123.

［4］ 宫芳芳、孙喜琢、邱传旭等：《我国医养融合养老模式实践现状》，《现代医院管理》2015 年第 2 期。

［5］ 王丹、张慧兰、邓静等：《整合照料理念下我国社区卫生服务中心托老科建设的设想》，《医学与社会》2016 年第 10 期。

［6］ Donabedian, A. , *An Introduction to Quality Assurance in Health Care*, London: Oxford University Press, 2002.

［7］ Parasuraman, A. , Zeithamal, V. A. , Berry, L. L. , "A Conceptual Model of Service Quality and its Implications for Future Research", *Journal of Marketing*, 1985, 49 (4): 41 −50.

［8］ Parasuraman, A. , Zeithamal, V. A. , Berry, L. L. , "SERVQUAL: A Multiple-Item Scale for Measuring Consumer Perceptions of Service Quality", *Journal of Retailing*, 1988, 64 (1): 12 −40.

［9］ Castle, N. G. , Ferguson, J. C. , "What Is Nursing Home Quality and How Is It Measured?", *Gerontologist*, 2010, 50 (4): 426 −442.

［10］ Hutchinson, A. M. , Milke, D. L. , Maisey, S. , et al. , "The Resident Assessment Instrument-Minimum Data Set 2.0 Quality Indicators: A Systematic Review", *BMC Health Services Research*, 2010, 10 (1): 1 −14.

［11］ Zimmerman, D. R. , Karon, S. L. , "Development and Testing of Nursing Home Quality Indicators", *Health Care Financing Review*, 1995, 16 (4): 107 −127.

［12］ Berg, K. , Mor, V. , Morris, J. , et al. , "Identification and Evaluation of Existing Nursing Homes Quality Indicators", *Health Care Financing Review*, 2002, 23 (4): 19 −36.

［13］ Curry, A. , Stark, S. , "Quality of Service in Nursing Homes", *Health Services Management Research*, 2000, 13 (4): 205 −15.

［14］ 景洁：《基于老年人视角的民办养老机构服务质量评价研究》，博士学位论文，河北经贸大学，2012。

［15］ Wang, W. L. , Chang, H. J. , Liu, A. C. , et al. , "Research into Care Quality Criteria for Long-Term Care Institutions", *Journal of Nursing Research*, 2007, 15 (4): 255 −264.

［16］ 隋小磊：《基于 SERVQUAL 模型的居家养老服务质量研究》，博士学位论文，陕西师范大学，2016。

［17］ 欧阳盼：《民办养老机构服务质量评价研究——以长沙市为例》，博士学位论

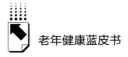

文，湖南师范大学，2016。

［18］王成爽、吴梅利洋、曾铁英：《医养结合型养老机构老年人入住体验研究》，《中国护理管理》2017 年第 5 期。

［19］高海涛：《基于用户感知的移动图书馆服务质量评价及提升对策研究》，博士学位论文，吉林大学，2018。

［20］赵国伟：《养老机构服务质量评价指标体系研究》，博士学位论文，北京化工大学，2015。

［21］童琳：《教育信息化服务质量评价指标体系构建研究》，博士学位论文，华东师范大学，2019。

［22］孙晓娥：《深度访谈研究方法的实证论析》，《西安交通大学学报》（社会科学版）2012 年第 3 期。

［23］ Morgan， D. L.，" Focus Groups "，*Annual Review of Sociology*，1996，22：129 – 152.

［24］方蒸蒸、程晋宽：《"焦点小组访谈"的比较教育研究方法意义》，《外国教育研究》2012 年第 6 期。

［25］柯平、张文亮、李西宁、唐承秀：《基于扎根理论的馆员对公共图书馆组织文化感知研究》，《中国图书馆学报》2014 年第 3 期。

［26］〔美〕朱丽叶·M. 科宾、〔美〕安塞尔姆·L. 施特劳斯：《质性研究的基础：形成扎根理论的程序与方法》（第 3 版），朱光明译，重庆大学出版社，2015。

［27］刘芷含：《市场逻辑下的病人满意度》，中国社会科学出版社，2018。

［28］李蔚、何海兵：《定性比较分析方法的研究逻辑及其应用》，《上海行政学院学报》2015 年第 5 期。

B.10
我国社区居家养老的现状研究[*]

肖 玲　曹松梅　肖 峰　赵庆华　肖明朝

摘　要： 本报告回顾和梳理了我国社区居家养老的发展历程以及我国社区居家养老服务改革试点工作，利用中国健康与养老追踪调查（CHARLS）2018年的数据，分析我国老年人的养老方式选择情况，以及社区居家养老老年人的年龄、性别、城乡归属、受教育程度等基本情况。本报告认为，进入"十四五"阶段，需要整合社区居家养老照护服务，推进医养结合全覆盖；促进社区居家养老服务人员队伍建设，提高社区居家养老服务人员的专业化水平；打造"互联网 +社区居家养老"模式，探索智慧化社区居家养老方案；关注农村地区、失能、患慢性病、丧偶等特殊老年群体。

关键词： 人口老龄化　社区居家养老　养老服务体系

一　我国社区居家养老的发展背景

随着社会经济水平的提高、平均期望寿命的增加以及生育率和死亡率的降低，我国已进入人口老龄化快速发展阶段。截至 2019 年底，我国 60 岁及

---

* 肖玲,重庆医科大学附属第一医院,硕士;曹松梅、肖峰:重庆医科大学,博士在读;赵庆华,重庆医科大学附属第一医院,教授,博士研究生导师,主要研究方向为老年护理、医养结合、健康管理;肖明朝,重庆医科大学附属第一医院,教授,博士研究生导师,主要研究方向为老年护理、医养结合、患者安全、护理管理、医院信息化。

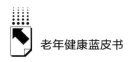

以上老年人口总数已达2.54亿，占全国总人口的18.1%。到2030年，中国将成为全球人口老龄化程度最高的国家。到2050年，60岁及以上老年人占比将超过30%，社会进入深度老龄化阶段。我国在应对老龄化问题的过程中，不断探索适合我国国情的解决之道。

习近平总书记在党的十九大报告中特别强调，中国特色社会主义进入了新时代，这是我国发展新的历史方位，并指出我国社会主要矛盾已经转化为人民日益增长的美好生活需要和不平衡不充分的发展之间的矛盾。党的十九大报告对积极应对人口老龄化做出了新部署："积极应对人口老龄化，构建养老、孝老、敬老政策体系和社会环境，推进医养结合，加快老龄事业和产业发展。"这些重大政治判断和重大决策部署，为解决人民群众最关心的老有所养问题，提供了新视角，对养老服务体系建设提出了新的更高的要求，表明养老服务体系建设进入了一个大有可为的历史机遇期。

"十二五"规划中开始明确提出要建设以居家为基础、社区为依托、机构为支撑的社会养老服务体系。2016年《关于做好医养结合服务机构许可工作的通知》中提倡在养老机构中设立医疗机构，在医疗机构中设立养老机构。但有学者对全国12个城市的养老机构进行调查后，推测全国的养老机构床位空置率达到48%，单纯增加养老机构床位数并不能满足失能老年人的医养需求。2017年《"十三五"健康老龄化规划重点任务分工》中指出要大力发展医养结合服务，推进医疗卫生服务延伸至社区、家庭，探索建立健全"居家-社区-机构"长期照护服务供给体系。

社区居家养老服务是指老年人生活在自己熟悉的社区，由子女、配偶等家庭成员、社区工作人员、社会组织、企业和志愿者等养老服务人员和机构为老年人提供生活照料、医疗护理和精神慰藉等养老服务。针对老年人的社区居家养老服务模式，既适合我国的经济发展水平，符合我国"未富先老"的基本国情，又是一种利用有限社会资源解决养老问题的办法，解决了中国家庭结构小型化带来的老年人照顾问题，同时也蕴含着"落叶归根"的中国传统文化基因，达成了我国在社会化养老背景下成本效益和人文理念的有机结合。

二 我国社区居家养老的发展历程

（一）我国社区居家养老服务的萌芽阶段（20世纪末）

1986 年，《中共中央关于制定国民经济和社会发展第七个五年计划的建议》中提到，在建立社会保障制度时，我国要继续发扬家庭、亲友和邻里间互助互济的优良传统，这里体现出了我国"社区居家服务"的影子。1996 年，我国颁布了《中华人民共和国老年人权益保障法》，明确了国家建立多层次的社会保障体系，提出要建立和完善以居家为基础、社区为依托、机构为支撑的社会养老服务体系。保障法明确指出家庭赡养与扶养是老年人养老的重要基础，家庭成员应当尊重、关心和照料老年人，并鼓励地方各级人民政府和有关部门采取措施，发展城乡社区养老服务，为居家老年人提供生活照料、紧急救援、医疗护理、精神慰藉、心理咨询等多种形式的服务。

在这一阶段，我国社区和居家养老服务处于萌芽阶段，且社区和居家这两者还处于分离状态。养老服务的主要责任主体仍然是家庭，社区服务主要是对传统家庭养老起到补充作用。

（二）我国社区居家养老服务的产生（21世纪初）

我国于 1999 年全面进入老龄化社会，老年人数量不断增加，养老需求呈现多样化，社区居家养老服务应运而生。1999 年穆光宗和姚远将"居家养老"的定义概括为：建立在个人、家庭、社区和国家基础上的，以居家养老为形式、以社区养老网络为基础的家庭养老和社会养老相结合的养老体系。2001 年，国家老龄事业规划"十五"计划提出社区养老的理念，提出要大力发展社区老年照料服务，初步形成以社区为依托的老年照料服务体系，提供全方位、多层次的服务。同时，还提倡坚持家庭养老与社会养老相结合。

2005 年，民政部出台《关于开展养老服务社会化示范活动的通知》，决

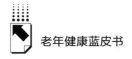
定在全国城市开展养老服务社会化示范活动，强调养老服务建设需要引进社会力量，广泛动员群众参与，培育和发展社会服务团体和社会性中介组织，并将积极发挥其为老年人服务的作用作为活动的基本标准。2006年，全国老龄办等部门颁布的《关于加快发展养老服务业的意见》指出，要大力发展居家养老服务网络，鼓励发展居家养老便捷服务。

在这一时期，我国的社区居家养老服务开始得到政府部门及社会各界的广泛关注，并首次提出社区居家养老服务的内涵和外延。社区居家养老服务在这一时期发生了巨大变化：首先，服务对象的范围扩大到全体社区居家老年人；其次，社区居家养老服务的供给主体扩展到社会各界，并提出了要初步形成以社区为依托的老年照料服务体系，为我国社区居家养老的实践与发展指明了具体的方向。

（三）我国社区居家养老服务的发展（2008年至今）

2008年各部门联合出台了《关于全面推进居家养老服务工作的意见》，提出必须建立和完善社区居家养老服务网络，通过政府和社会力量，依托社区，为居家老年人提供生活照料、家政服务、康复护理和精神慰藉等。2011年，《社会养老服务体系建设规划（2011～2015）》强调，我国的社会养老服务体系主要由居家养老、社区养老和机构养老三个有机部分组成。居家养老服务涵盖生活照料、家政服务、康复护理、医疗保健、精神慰藉等，以上门服务为主要形式。社区养老服务是居家养老服务的重要支撑，具有社区日间照料和居家养老支持两类功能，主要面向家庭日间暂时无人或者无力照护的社区老年人提供服务。

2012年，《服务业发展"十二五"规划》提出，要大力发展社区照料服务，推进日间照料中心、托老所、老年之家、互助式养老服务中心等社区养老设施建设，基本建立以居家为基础、社区为依托、机构为支撑的社会养老服务体系，推动实现老有所养。2013年9月，《关于加快发展养老服务业的若干意见》中指出，要发挥各地社区公共服务设施的养老服务功能，加强城市社区服务设施建设，支持和引导各社会力量参与社区综合服务设施的建设、运营和管理。2015 年，国务院发布《关于积极推进"互联网＋"行动的指导意见》强调，要依托现有互联网资源和社会力量，以社区为基础，搭建养老信息服务网络平台，提供护理看护、健康管理、康复照料等居家养老服务。2016 年，《关于全面放开养老服务市场提升养老服务质量的若干意见》中指出，要大力提升社区居家养老老年人的生活品质，推进社区居家养老服务全覆盖，促进老年人生活便捷化。同年，全国开始推行社区居家养老试点工作。2020 年，民政部、国家发展改革委等九部门发布了《关于加快实施老年人居家适老化改造工程的指导意见》，以老年人的需求为导向，推动各地改善老年人居家生活的照护条件，以提升居家养老服务质量。

在这一阶段，社区居家养老已经成为老龄工作和社区服务的重点。各地纷纷探索建立社区居家养老服务体系，建立社区居家养老服务中心和社区助老服务社等服务机构，积极建设和完善社区居家养老服务设施，不断探索社区居家养老服务发展的新模式。依托"互联网＋"的手段推进社区居家养老，推动居家"适老化"改造工程，为加快全面落实社区居家养老服务提供坚实的基础。

三　我国社区居家养老服务改革试点工作

（一）我国社区居家养老服务改革试点工作

2016 年，民政部、财政部印发了《关于中央财政支持开展居家和社区养老服务改革试点工作的通知》，拟选择部分地级市（含直辖市的区）开展社区居家养老服务改革试点，巩固社区居家养老服务在养老服务体系中的基础地位，以满足绝大多数有需求的老年人在家或社区享受养老服务的愿望，并安排专项彩票公益金，通过以奖代补方式，选择部分地区和城市进行社区居家养老服务改革试点，促进养老服务体系完善。

在国家大力发展养老产业的同时，各地方政府也根据其具体情况，陆续出台了相关社区居家养老的政策来支持完善我国的养老服务体系。国家以北京市、上海市、广州市、宁波市等 26 个地区作为第一批中央财政支持的社区居家养老服务改革试点。在接下来的几年里，一共推出了 5 批共 203 个试点（见表1）。试点资金以打造社区居家养老服务发展软环境和培养软实力为主，以硬件设施建设为辅，在七大领域可以获得支持，通过政府购买服务、公建民营、民办公助、股权合作等方式，鼓励社会力量管理、运营社区居家养老服务设施，支持城乡敬老院、养老院直接提供社区居家养老服务。

表1 中央财政支持开展社区居家养老服务改革试点地区名单

编号	地区	市/区/自治州					小计
		第一批 2016 年启动	第二批 2017 年启动	第三批 2018 年启动	第四批 2019 年启动	第五批 2020 年启动	
1	北京市	丰台区	西城区	通州区	朝阳区	海淀区	6
2		石景山区					
3	天津市	河东区	南开区	—	静海区	和平区	4
4	河北省	石家庄市		唐山市	邯郸市	承德市	4
5	山西省	太原市		大同市	长治市	晋中市	6
6				晋城市		吕梁市	
7	内蒙古 自治区	—	—	—	呼和浩特市	包头市	3
8						乌海市	
9	辽宁省	沈阳市	盘锦市	辽阳市	锦州市	丹东市	9
10			大连市	营口市	鞍山市	抚顺市	
11	吉林省	长春市	—	延边市	吉林市	松原市	7
12				通化市	鹤岗市	辽源市	
13	黑龙江省	哈尔滨市	—	双鸭山市	齐齐哈尔市	七台河市	5
14						佳木斯市	
15	上海市	松江区	金山区	奉贤区	闵行区	徐汇区	8
16		虹口区	长宁区	杨浦区			
17	江苏省	南京市	徐州市	无锡市	连云港市	常州市	10
18		苏州市	南通市	宿迁市	镇江市	淮安市	
19	浙江省	宁波市	绍兴市	—	湖州市	金华市	8
20		杭州市	温州市		丽水市	台州市	
21	安徽省	铜陵市	合肥市	阜阳市	马鞍山市	滁州市	9
22			安庆市	淮北市	蚌埠市		
23			—		池州市		

续表

编号	地区	市/区/自治州					小计
		第一批 2016年启动	第二批 2017年启动	第三批 2018年启动	第四批 2019年启动	第五批 2020年启动	
24	福建省	—	福州市	漳州市	泉州市	莆田市	8
25			龙岩市	三明市	厦门市		
26			—	—	南平市		
27	江西省	南昌市	赣州市	新余市	宜春市	上饶市	10
28			吉安市	抚州市	九江市	景德镇市	
29			—	—	萍乡市	—	
30	山东省	威海市	济宁市	菏泽市	青岛市	泰安市	10
31		济南市	烟台市	潍坊市	日照市	临沂市	
32	河南省	—	郑州市	洛阳市	鹤壁市	焦作市	7
33			许昌市		商丘市	信阳市	
34	湖北省	武汉市	—	宜昌市	咸宁市	襄阳市	9
35				黄石市	荆门市	荆州市	
36				—	孝感市	黄冈市	
37	湖南省	长沙市	株洲市	岳阳市	永州市	邵阳市	12
38		湘潭市	常德市	益阳市	衡阳市	娄底市	
39		—	—	—	郴州市	怀化市	
40	广东省	广州市	—	—	深圳市	惠州市	5
41						珠海市	
42						云浮市	
43	广西壮族自治区	—	—	南宁市	北海市	梧州市	5
44					柳州市	桂林市	
45	海南省	—	海口市	—	三亚市	—	2
46	重庆市	—	九龙坡区	沙坪坝区	南岸区	北碚区	8
47				渝中区	大足区	渝北区	
48				—	—	万州区	
49	四川省	成都市	遂宁市	宜宾市	泸州市	南充市	9
50			攀枝花市		眉山市	广安市	
51			—		—	乐山市	
52	贵州省	—	—	贵阳市	遵义市	黔南布依族苗族自治州	6
53				六盘水市	毕节市	黔西南布依族苗族自治州	

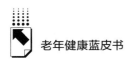
编号	地区	市/区/自治州					小计
		第一批 2016年启动	第二批 2017年启动	第三批 2018年启动	第四批 2019年启动	第五批 2020年启动	
54	云南省	昆明市	—	—	丽江市	大理白族 自治州	3
55	西藏自治区	—	—	—	—	拉萨市	1
56	陕西省	—	—	宝鸡市	咸阳市	榆林市	8
57				西安市	渭南市	铜川市	
58				—	延安市	安康市	
59	甘肃省	兰州市	—	嘉峪关市	金昌市	白银市	5
60						临夏回族 自治州	
61	青海省	海东市	西宁市	—	海北藏族 自治州	海西蒙古族 藏族自治州	4
62	宁夏回族 自治区	—	石嘴山市	—	固原市	银川市	3
63	新疆 维吾尔 自治区	—	—	—	乌鲁木齐市	克拉玛依市	5
64					伊宁市	昌吉回族 自治州	
65					—	哈密市	
66	新疆生产 建设兵团	—	—	第六师 五家渠市	八师 石河子市	四师 可克达拉市	4
67						一师 阿拉尔市	
	合计	26	28	36	54	59	203

（二）试点典型案例

为了促进我国社区居家养老的发展，我国主要采取以点带面、循序推进的方法。通过借鉴社区居家养老发展已较为成熟的城市的经验，各地区根据自身实际情况进行修改，最终制定出符合该地区自身发展特点的社区居家养老服务应对策略。接下来以重庆市的试点工作为例进行分析。

重庆是西南地区最大的工商业城市，也是全国常住人口最多的城市。

2019 年底，重庆市人口达 3416.29 万，其中 60 岁以上户籍老龄人口已逾721 万，占总人口的 21.1%，到 2035 年重庆老龄人口将达到 871 万，2050年将接近 1000 万，重庆市人口老龄化正在加速发展。虽然重庆市的经济发展水平较快，但财政公共预算支出远高于公共预算收入，且收支差额逐年递增，2015～2019 年重庆市财政公共预算收入与公共预算支出情况见图 1。鉴于上述情况，重庆市应因地制宜，走出了一套符合重庆市自身发展特色的社区居家养老模式。

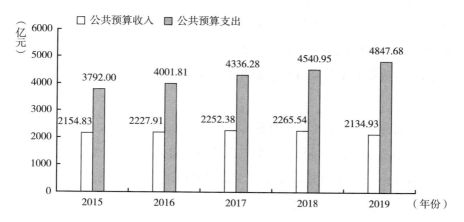

图 1　2015～2019 年重庆市财政公共预算收入与公共预算支出情况

1. 大力建设社区居家养老设施

配套养老设施供给不足是制约重庆市社区居家养老发展的重要因素，也是重庆市养老难题的核心所在。为了解决这个问题，重庆市出台了《重庆市社区居家养老服务全覆盖实施方案》，按照"一街一中心、一社一站点"的原则，在街道层面建设养老服务中心，在社区层面建设养老服务站点。截至 2021 年 1 月，全市已建成运营 220 个养老服务中心和 2900 个养老服务站，设施覆盖率从 2019 年初的 38.9% 提高至 97.5%，社区居家养老服务基本实现全覆盖。同时，全市社区嵌入式机构达 363 家，社区嵌入式服务床位4.3 万张，有效弥补了社区居家养老服务的短板。

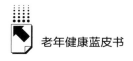

2. "三助""三改"行动改善老年人生活质量

为了满足老年人对用餐、洗浴、医疗等最基本的需求，重庆市制定了《老年人照顾服务计划实施方案》，在城市社区开展助餐、助浴、助医"三助"行动。截至2020年底，全市已有12个区县开展城市社区"三助"行动，居家上门服务的站点达875个，累计开展社区助餐服务12.6万人次、助浴服务1.2万人次、助医服务30万人次。其中，流动助浴车深入社区和农村开展服务300余次，共有7400余人次享受服务。同时，重庆市还在农村开展敬老院"三改"行动，着力提升社区居家养老和农村敬老院养老的服务水平，以提升老年人的生活质量。截至2020年底，已对150家符合条件的农村敬老院的热水供应系统、老人房间、公共洗浴间进行适老安全化升级改造，有效提升了重庆市社区居家养老的服务能力，也改善了老年人的生活质量。

3. 建设失能人员集中照护机构

为了解决乡镇敬老院对失能老年人的照护能力较弱、农村失能老年人对生活照料及医疗服务的需求得不到满足等矛盾，重庆市制定了《失能特困人员集中照护工程实施方案》，并于2019年在北碚、大足等7个区县试点建设了农村失能人员集中照护机构，2020年向全市推开实现全覆盖，以满足失能特困人员的集中照护需求。

四　我国社区居家养老老年人的基本情况

本报告数据来自北京大学中国经济研究中心组织实施的中国健康与养老追踪调查（CHARLS）2018年的数据。CHARLS数据库是我国在研究老龄化和中老年人健康状况方面的权威数据，采用PPS抽样的方法，从县（区）、村（居）、家户、个人等层面按照人口规模成比例进行概率抽样，所得数据能够系统地反映我国老年人在个人层面、家庭层面以及社区层面的养老情况。

（一）中国老年人养老方式的选择

如表2所示，2018年调查的10818名老年人中，处于社区居家养老状态的老年人占10594名，占比达97.9%，与我国目前"9073"的养老模式基本吻合。

表2　老年人养老方式情况

序号	养老方式	数量	占比（%）
1	家庭住宅	10594	97.9
2	养老院或其他养老机构	44	0.4
3	医院	12	0.1
4	其他	168	1.6
总计		10818	100

对表2中选择社区居家养老的10594名老年人的基本情况进行统计分析，得出以下结论。

（二）中国社区居家养老老年人的性别、城乡分布

如表3所示，中国社区居家养老的老年人中，男性与女性的性别比为5174∶5420≈5.0∶5.23。按照城乡分布来看，城或镇中心区、城乡或镇乡结合区、农村社区居家养老的老年人占比分别为19.7%、6.6%、73.4%，在农村选择社区居家养老的老年人数量最多。

表3　中国城乡社区居家老年人的性别情况

单位：人，%

类别	性别		总数	比例
	男性	女性		
城或镇中心区	982	1109	2091	19.7
城乡或镇乡结合区	344	355	699	6.6
农村	3838	3940	7778	73.4
特殊区域	10	16	26	0.3
总计	5174	5420	10594	100

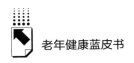

（三）中国社区居家养老老年人的年龄组成

如表4所示，中国社区居家养老老年人的年龄结构如下：60~64岁占比最高，为30.71%，随着年龄增长，在城或镇中心区、城乡或镇乡结合区、农村的社区居家养老老年人的数量均依次减少，≥85岁老年人的数量占比为3.66%。

表4　中国社区居家养老老年人的年龄

单位：人，%

类别	年龄分组					
	60~64岁	65~69岁	70~74岁	75~79岁	80~84岁	≥85岁
城或镇中心区	650	594	345	253	177	72
城乡或镇乡结合区	225	218	116	74	36	30
农村	2366	2249	1428	944	505	286
其他	12	6	5	2	1	0
总数（占比）	3253 (30.71)	3067 (28.95)	1894 (17.88)	1273 (12.02)	719 (6.79)	388 (3.66)

（四）中国社区居家养老老年人的婚姻状况

老年人的婚姻家庭支持对保障其生活质量很重要，而其中配偶的重要性最大。如图2所示，社区居家养老的老年人中，已婚且与配偶一同居住的老年人占比最高，占75.53%；丧偶的老年人占比为19.68%，居于第二位；已婚，因为工作等原因未与配偶一同居住的老年人占比排第三位，离异、从未结婚、分居这几类老年人的占比较小，分别为0.89%、0.62%和0.27%。

（五）中国社区居家养老老年人的受教育程度

总体来说，我国社区居家养老老年人的受教育程度较低，其中文盲占30.75%，未读完小学的老年人占22.90%，小学毕业的老年人占21.02%，初中毕业的老年人占15.41%，高中毕业的老年人占5.54%。在性别上，女

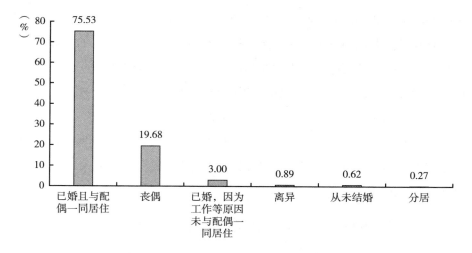

图2 中国社区居家养老老年人的婚姻状况

性的文盲数量远远多于男性，而在小学毕业、初中毕业、高中毕业的老年人中，男性的数量多于女性。

五 "十四五"期间我国社区居家养老的发展方向

《"十三五"国家老龄事业发展和养老体系建设规划》明确提出要健全以居家为基础、社区为依托、机构为补充、医养相结合的养老服务体系，并提出要夯实居家社区养老服务基础，逐步建立支持家庭养老的政策体系，支持成年子女与老年父母共同生活，履行赡养义务和承担照料责任。支持城乡社区定期上门巡访独居、空巢老年人家庭，帮助老年人解决实际困难。支持城乡社区发挥供需对接、服务引导等作用，加强居家养老服务信息汇集，引导社区日间照料中心等养老服务机构依托社区综合服务设施和社区公共服务综合信息平台，创新服务模式，提升质量和效率，为老年人提供精准化、个性化、专业化服务。鼓励老年人参加社区邻里互助养老。鼓励有条件的地方推动扶持残疾、失能、高龄等老年人家庭开展适应老年人生活特点和安全需要的家庭住宅装修及家具设施、辅助设备等的建设、配备、改造工作，对其

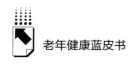

中的经济困难老年人家庭给予适当补助。大力推行政府购买服务，推动专业化居家社区养老机构发展。这一系列措施推动了社区居家养老的发展，但社区居家的照护服务还存在诸多现实问题：①社区居家养老照护资源配置不平衡、利用不充分；②多个主体部门的协同机制不完善；③缺乏社区居家养老的服务规范和标准；④社区居家养老专业服务人员数量不够、能力不足；⑤社区居家养老的数据碎片化，信息共享不够；⑥对失能、丧偶等特殊老年群体的关注不够。进入"十四五"阶段后，必须从以下几方面推进社区居家养老深入发展。

（一）整合社区居家养老照护服务，推进医养结合全覆盖

社区是提供及使用养老服务的纽带，依托社区，协同政府、企业及社会各组织的力量，促进医疗服务和养老服务的有效整合，将社区居家养老照护服务进行整合势在必行。服务整合的概念最早由 Lawrence 和 Lorsch 于 1967年提出，他们认为整合是根据环境需要进行组织协调和活动安排，不同部门间通过一致努力来提升质量。

研究显示，老年人的医疗卫生服务需求和生活照护需求叠加的趋势越来越显著，有限的医疗卫生和养老服务资源以及彼此相对独立的服务体系已经不能满足老年人对医疗卫生资源及生活照护的需求，需要为老年人提供人人可及的医疗卫生与养老相结合的服务。2013 年 9 月，《关于加快发展养老服务业的若干意见》首次提出了医养结合的概念，其中明确提出要积极推进医疗卫生与养老服务相结合，各地要促进医疗卫生资源进入养老机构、社区和居民家庭。建立一种整合型社区居家养老服务模式，借助医养结合理念，解决老年人在居家期间医疗护理缺失的问题，减少其往返于医院、社区和家庭之间的频率，节省时间和经济成本，能为老年人的家庭分忧、社会减负，还可有效解决医养分离的现状。对社区居家养老老年人的医疗护理和养老照护服务进行整合，必须梳理其中的利益相关方，明确我国社区居家整合型养老服务提供体系中的服务供给机制及多部门协同机制，制定服务规范及标准，持续进行效果评价及质量改进。

（二）促进社区居家养老服务人员队伍建设，提高社区居家养老服务人员的专业化水平

第一，大力培养社区居家养老专业服务人才。社区居家养老服务人员的专业水平，会直接影响社区居家养老的服务质量。为了提高整个社区居家养老行业的服务水平，应尽早从建设专业人员队伍方面入手。调整高等院校的专业设置，增设社区居家养老服务相关专业的学习内容，强化社区居家养老服务课程设置，增加老年护理等课程内容，使高校的人才培养准确匹配社区居家养老的服务需求。加大护理学、养老服务管理及老年学等相关的教育投入，分层次培养相关专业人才；设立专业社区居家养老岗位，分层培养和使用专业人才。对从事社区居家养老事业的工作人员，设置合理的薪酬机制及有效的奖励机制，引导人才流向社区居家养老照护领域，从而提升社区居家养老的照护水平。

第二，加强对社区居家养老社会力量的培养，激励并引导社会志愿者、社会工作者和企业爱心人士加入社区居家养老服务的队伍。同时鼓励政府部门设立公益岗位，鼓励贫困人员及失业人员参与社区居家养老服务。

（三）打造"互联网+社区居家养老"模式，探索智慧化社区居家养老方案

在当今国家全面推进"互联网+"的时代背景下，养老方式也与"互联网+"紧密结合起来，"互联网+"已经成为改造传统养老产业，推动社区居家养老服务向智能化方向发展的重要动力，将会为解决社区居家养老发展过程中的问题提供新的工具和思路。将"互联网+"运用到社区居家养老服务领域能够保障供需双方的信息交流更加通畅，有助于扩展社区居家养老的服务项目，丰富社区居家养老的服务内容，此外还利于提高社区居家养老服务的管理效率。总之，"互联网+社区居家养老"能够将设施、人员和服务有机结合，实现社区居家养老资源利用效益最大化。但是老年人因为受教育程度、生活习惯、年龄等原因，对互联网信息技术的了解和使用存在一定的障碍，这种障碍在一定程度上会影响社区居家养老老年人对相关智能养

老产品的认识和接受，阻碍了"互联网＋社区居家养老"的发展。要加强对老年人的信息技术教育，提升老年人的上网技能和对互联网的需求。在社区层面，要成立专门的信息技术小组，针对不同类型的社区居家养老老年人定期开展培训，以提升社区居家老年人使用互联网和利用信息技术的能力。在企业层面，应当贯彻"适老化"的原则，在开发设计相关养老产品的时候，应根据老年人的生活习惯和使用能力，设计易于老年人操作的安全产品。

（四）关注农村地区、失能、患慢性病、丧偶等特殊老年群体

伴随我国人口老龄化的快速发展，以下几个问题不容忽视。

第一，老年人慢性病负担增加，且有许多老年人同时患有多种慢性病。随着人口老龄化程度的加剧，患有与年龄密切相关的慢性病的老年人口数量将持续增加，这将给我国老年人的医疗卫生资源供需及布局调整带来更大挑战。第二，高龄化趋势明显。高龄老年人是病残率最高的人群，与低龄老年人相比，他们需要更多的医疗卫生资源和日常生活照料。第三，失能老年人群体庞大。第四次中国城乡老年人生活状况抽样调查结果显示，全国有失能、半失能老年人4063万人，占老年人口总量的18.3%，预计到2050年将持续增长到1亿人。未来将有更多老年人因失能而面临医疗卫生服务和生活照护问题，这将对我国医疗卫生服务和生活照护提出更高的要求。第四，城乡地区人口老龄化发展失衡。20世纪受"少生优生，晚婚晚育"的计划生育政策影响，城镇生育率较农村地区生育率低。加上众多年轻人从中西部农村地区向东部城市迁移，农村大量年轻劳动力流动到城市发展，农村老年人口增多，老龄化程度越来越严重，导致人口老龄化地区间发展失衡。我国老年人多数生活在农村而非城市，城乡倒置的现状严峻。预计到2030年，中国农村和城市地区老年人口的比例将分别达到21.8%和14.8%，养老资源的公平性及可及性将成为养老问题中的痛点。第五，传统家庭功能弱化。我国正经历着城市化、家庭结构变化以及越来越多的女性加入劳动市场等变革。社会和经济变迁改变着中国传统的家庭结构，家庭规模日益小型化导致传统的家庭养老功能逐步弱化，无法将老年人的照护工作全都依托于家庭成员身上，需要更多的社会资源参与解决这个问题。

因此，农村地区、失能、患慢性病、丧偶等特殊老年群体的社区居家养老问题成为现阶段的研究重点。目前全国各地开展的社区居家养老服务，普遍存在服务内容少、服务层次低、个性化服务手段缺乏等问题。在服务内容方面，主要是家政服务、日常照料、康复护理、精神慰藉等项目，缺乏意外伤害防范、安全管理、紧急救助等个性化的服务内容。针对上述特殊群体，统一服务内容及服务行为规范和标准势在必行。以失能老年人的社区居家整合型养老服务提供体系为例，建议在政府、各级医疗机构、社会组织、社区和家庭等利益主体的共同合作之下，整合医疗与养老资源，建设社区居家整合型养老服务平台，为社区居家失能老年人提供个性化的生活照料、精神慰藉、健康管理、社会活动、休闲娱乐等服务（见图4）。

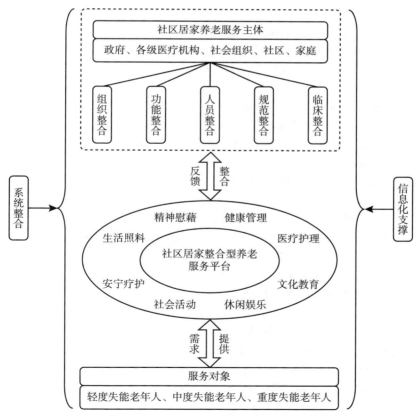

图3　失能老年人社区居家整合型养老服务提供体系

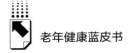

不可否认，中国面临的老龄化问题十分严峻，但是在正视社区居家养老诸多问题的同时，我们也要始终坚信国家对解决老龄化问题的决心和信心。随着社会经济的不断发展，中国已经成为全球唯一一个拥有联合国产业分类中全部工业门类的国家，这为解决老龄化问题提供了坚实的保障。中国有着上下五千年未曾中断的历史文明，14 亿人民上下一心。国家始终将人民的利益和国家的利益相统一，能够集中力量办大事，确保民主真正可以落到实处，这也为解决老龄化问题奠定了良好的政治及文化基础。

参考文献

［1］ United Nations Department of Economic and Social Affairs（Un Desa）. World Population Ageing 2013. http：//www. un. org/en/development /desa/population/ publications/pdf/ageing/WorldPopulationAgeing2013. pdf.

［2］ 国家统计局：《中华人民共和国 2019 年国民经济和社会发展统计公报》，http：//www. stats. gov. cn/tjsj/zxfb/202002/t20200228_ 1728913. html。

［3］ 吴玉韶：《对新时代居家养老的再认识》，《中国社会工作》2018 年第 5 期。

［4］ 吴玉韶、王莉莉、孔伟等：《中国养老机构发展研究》，《老龄科学研究》2015 年第 8 期。

［5］ Yin，C. B.，Sun，S. Q.，Ren，P.，"Research and Application of Internet of Things in the Field of Home-Based Care for the Aged"，*Advanced Materials Research*，2014，926 −930：2582 −2585.

［6］ 穆光宗、姚远：《探索中国特色的综合解决老龄问题的未来之路——"全国家庭养老与社会化养老服务研讨会"纪要》，《人口与经济》1999 年第 2 期。

［7］ 顾梅、王雪梅：《基于 CNKI 的国内改良早期预警评分研究的文献计量分析》，《全科护理》2018 年第 32 期。

［8］ 钟文娟：《基于普赖斯定律与综合指数法的核心作者测评——以〈图书馆建设〉为例》，《科技管理研究》2012 年第 2 期。

［9］ Lawrence，P. R.，Lorsch，J. W.，"Differentiation and Integration in Complex Organizations"，*Administrative Science Quarterly*，1967，12：1 −47.

［10］ 国务院：《关于加快发展养老服务业的若干意见》，http：//www. gov. cn/zwgk/ 2013 −09/13/content_ 2487704. htm。

［11］ 全国老龄工作委员会办公室：《关于全面推进居家养老服务工作的意见》，

http：//shfl. mca. gov. cn/article/zcfg/zcfga/200809/20080900019762. shtml。

[12] Prince, M. J., Wu, F., Guo, Y., et al., "The Burden of Disease in Older People and Implications for Health Policy and Practice", *Lancet*, 2015, 385：549 – 562.

[13] 中华人民共和国中央人民政府：《近两成老人失能半失能》, http：//www. gov. cn/xinwen/2016 – 10/10/content_ 511655 7. htm。

[14] Carbon, P., "Demographic Transition or Revolution? The Weaknesses and Implications of the Theory of the Demographic Transition. Part 2：The Consequences", *Population et Avenir*, 1998, 637：2 – 7.

B.11
老年健康人力资源现状、问题及发展研究

陈玉飞　谢瑞瑾*

摘　要：　随着我国社会经济的飞速发展，人们的日常生活质量以及所享受的医疗保障水平不断提升，同时我国的人口老龄化问题也越来越突出。目前我国人口老龄化问题呈现老年人口数量大，高龄化、空巢化现象越发明显等特征。加上我国的传统家庭养老功能逐渐弱化，人口老龄化问题已经上升为国家战略问题，为了能够更好地应对人口老龄化问题，使老年人的需求能够得到更加多元化的满足，健康服务业已经成为我国社会化养老服务体系建设中的重点，而社会化养老服务体系的建设重点则是对养老服务人才的培养。近年来我国的养老服务人才培养已经取得了一定的成绩，但是由于起步较晚，并且我国的老龄化现象已十分严重，养老服务人才的供需矛盾越发突出，且在人才的培养过程之中，自身存在的问题还没有解决。因此需要迅速解决养老服务人才培养中存在的问题，以有效的方式使我国养老服务业发展得更加稳定。

关键词：　老龄化　老年健康　人力资源

---

* 陈玉飞，安徽卫生健康职业学院健康服务系党总支副书记、副主任，研究方向为老年健康；谢瑞瑾，安徽卫生健康职业学院党委书记，研究方向为卫生政策、老年健康。

一　研究背景

（一）老年健康服务业的发展背景

随着社会经济的发展和人民生活水平的提高，人们对自身健康尤为重视，"已病才就医"已不能满足现代社会对健康的需求，而健康服务就是把被动的"已病才就医"模式转变为主动的"未病先预防"的活动，既可以间接节约医疗费用，又能更好地保障个体健康。在发达国家，健康产业增加值占GDP的15%，而在我国，健康产业增加值却仅占GDP的4%～5%。

现阶段，我国已经成为世界上老年人数量最多的国家，老龄化形势十分严峻，已经成为我国发展的战略性问题。党的十八大以来，以习近平同志为核心的党中央对老龄事业发展和养老体系建设做出一系列规划部署。习近平总书记指出要满足老年人的多方面需求，并且及时解决人口老龄化所产生的一些社会问题，这关乎着国家整体的发展以及人民的福祉。党的十九大报告强调要积极面对人口老龄化的现象，加强养老以及敬老政策体系的建设，营造出良好的社会环境，推动医养结合，加快老年健康服务业发展。

（二）我国老年人口现状

根据联合国公布的人口老龄化划分标准，在一个国家或者地区内，65岁以上的老年人数量占总人口数量的7%，或者60岁以上的老年人数量占人口总数量的10%，就意味着这个国家或者地区已经开始进入老龄化。截至2019年末，我国的60岁老年人数量约为2.54亿人，占全国总人数的18.1%。由此可见，我国老龄化问题已极为严重。根据相关预测，"十四五"期间，我国老年人口将突破3亿，我国社会将从轻度老龄化迈入中度老龄化。据调查，我国家庭结构发生了变化，尤其是家庭日趋小型化，使得家庭成员越来越难以承担对失能、失智老年人的照护服务重担。

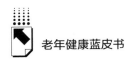

（三）老年健康服务需求

近年来心脑血管疾病、肿瘤等慢性病发病率显著上升。这些慢性病的患者大多数是老年人，根据统计得知当前我国的老年人具有以下几个特征。第一，身体健康的老年人数量较少，而患慢性病的老年人数量较多。我国高龄老人、失能老人、空巢老人数量巨大，通过全国老年人健康普查调查内容可以发现，82%的老年人患有慢性疾病。第二，同时患多种疾病。国家卫健委2018年对我国老年人健康状况的调查表明，我国同时患有一种及以上慢性病的老年人比例高达75%。第三，老年人的自我健康管理意识较差，并且缺乏相应的健康管理知识。大多数老年人缺乏文化知识，观念陈旧，加上经济不富裕等因素，对自身健康的管理能力较差。以上特点反映了我国老年人现阶段的健康结构与照护需求，这也决定了我国要大力发展老年健康服务业，改变国民生活状况，提高其生活质量。

二 老年健康人力资源的现状

（一）老年健康人力资源数量不足

随着人口老龄化进程的不断加快，我国正经历着世界上规模最大、速度最快的老龄化进程。"银发时代"的到来，产生了许多社会问题。近年来，选择入住养老院的老年人逐年增多，但专业养老人才十分欠缺，这一短板制约着我国养老服务行业的发展。单就老年健康人力资源中最为基础的养老护理人员来说，根据已经公开的调查数据，当前在一些养老机构或者社区从事养老护理工作的人员不到100万人，而具有我国职业资格证书的养老人员不到10万人。根据民政部的调查，2009~2020年，我国具有民政部鉴定的护理人员数量不足5万人。除了这些以外，还有一些其他的证书培训，加上这一类人员，持证的护理员大概在20万人左右，其中40岁以上的人占到了50%以上，而受教育程度不到高中的人则占到了70%，这样一个从业人员数量少、专业水平低、年龄结构不合理的养老护理队伍远远无法满足现阶段社会对养老的需求。

（二）老年健康人力资源结构不合理

据民政部统计，现阶段我国老年健康人力资源中的护理人员整体受教育程度偏低、年龄结构偏大、专业水平较低。在全部受调查人员中，小学及以下人员占 21.7%；初中人员占 45.2%；高中或中专人员占 26.3%；大学及以上人员占 6.8%。在养老机构的一线护理员中，以 40~50 岁的女性为主要群体。而且，我国老年健康人力资源中的大多数管理人员缺乏为老年人服务的工作经验，多为跨行业任职，对养老行业的发展规划以及市场需求等方面的认知较为模糊。

（三）老年健康人力资源服务质量偏低

首先，当前从事老年人护理工作的人员有许多是外来务工人员，这些人员大多是"40后""50后"，自身的文化素养不高，并且大多数人员没有在上岗之前接受过专业的培训工作，也没有相关职业证书，自身的专业能力及水平存在很大的问题，不能满足老年人的实际需求。其次，由于工作时间很长，劳动强度很大，在社会上得不到人们的认可，工资待遇较低，缺乏职业保障等原因，养老行业对高水平人才缺乏吸引力。

（四）老年健康人力资源培养机制不成熟

目前，全国养老行业的缺口至少为 1000 万人。年轻的养老服务人才对养老行业未来的发展具有极大的意义，特别是经过高职院校专业培养的养老服务人才，对老年人高质量的晚年生活能够起到强有力的技术支撑作用。但我国目前老年健康人力资源培养机制不成熟，很难吸引年轻人选择养老类专业进行学习。

（五）缺乏有效的激励机制

政府、社区和养老院对老年健康服务人员的教育培训重视不足，缺乏合

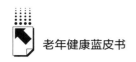
理的用人晋升机制。工资福利水平偏低，有些社区卫生服务人员的社会保险也没有落实，这些都影响老年健康服务人员的稳定性和积极性。

一是工资待遇低。以北京为例，在绝大多数企业之中，人才需求最多的岗位是一线的看护人员以及老年社区的工作人员，这些岗位的薪酬待遇分别是在 3500 元和 4000 元左右，整体待遇水平较低。即使是在中高层的管理岗位之中，也只有 40% 的企业工资待遇在 8000～10000 元。

二是社会地位较低。由于传统观念的影响，社会上的人经常会认为老年服务就是伺候人，在社会上无法受到他人的尊重。

三是缺乏专业化建设。在当前我国的医院护理领域，层级划分十分严格，并且要求持证上岗。但是在养老护理领域，由于并没有相应的法律法规，同时国家逐渐取消了国家等级的养老护理员证书的考核工作，因此正式与非正式的护理人员在实际工作内容及薪资待遇上差别较小，导致一些非正式的护理人员缺乏自我提升的动力，进一步导致我国的养老服务人才市场中出现了劣币驱逐良币的情况。

四是缺乏职业规划以及上升的渠道。对高职院校老年服务专业毕业学生的离职原因进行调查发现，主要的离职原因是没有职业上升空间，其次是工资待遇不够理想。由此可见，对于专业学习养老服务的人才而言，其最为看重的就是自身的职业上升空间，但是绝大多数养老机构对在一线从事照护岗位的大专毕业生缺乏职业规划，并且没有合理的层级划分，也没有制定相应的晋升制度，这些都会导致年轻人在养老机构的工作之中缺乏积极性，并且职业稳定性较差。

三 我国老年健康人力资源存在的问题

（一）老年健康人力资源供给缺口巨大

养老行业作为劳动密集型行业可以吸纳大量的劳动力就业，但这一朝阳产业对年轻人缺乏吸引力。2019 年 5 月人社部《关于推进养老服务发展的意见》指出，据测算，目前我国养老护理员需求约为 1300 万人，而实际从业人员却不到 30 万人，存在巨大缺口。

（二）社会认知对老年健康人力资源的误区

整个社会大环境对老年服务工作的认知存在偏差。我国传统观念中，对服务行业从业人员，尤其是对脏、累体力劳动群体较为轻视，认为养老服务人才的主要工作就是伺候老年人吃喝拉撒，对养老服务人员的组成结构存在明显的认知错误。加上一些照护人员"欺老""虐老"的负面新闻不断闯进群众视野，使得社会大众对养老服务人员以偏概全，产生了错误的定向思维认知。

（三）多层次老年健康人力资源体系尚不健全

2019 年 9 月 12 日，天津职业大学与天津理工大学联合开办我国第一个养老类本科专业——老年福祉与管理，这是我国养老服务人才教育第一次进入本科层次，这一养老本科专业开办的出发点是满足目前养老事业的新需求，缓解养老人才培养不充分、不平衡的现象，同时也是为多层次老年健康人力资源体系的建设开一个好头。但直到现在，开展养老专业的本科依然寥寥无几，因此我国多层次老年健康人力资源体系的建设依然任重而道远。

（四）老年健康人力资源的年龄偏大、整体素质较低

通过对我国一些经济比较发达的地区进行调查分析可以发现，30 岁及以下的养老服务人员只占 9%，31～35 岁的人员占 12.5%，36～45 岁的人员占 35.2%，46～50 岁的人员占 33.8%，50 岁以上的人员占 9.5%。老年健康人力资源的年龄偏大造成队伍活力不足。

同时，我国老年健康人力资源的受教育程度普遍偏低，导致养老机构在运行管理上缺乏专业性，服务质量大打折扣。

（五）激励机制的覆盖范围较小

我国现阶段针对老年健康人力资源的政策补贴主要分为两种，首先，出台鼓励政策引导大学生从事养老行业，以保证老年健康人力资源的年龄结

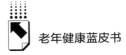

构、素质水平合理化。不过从全国各地的政策文件来看，虽然有不少地区提到支持学校开设养老服务相关专业和课程，但是真正专门出台文件的只有山东省。2014 年山东省发布了《关于对院校设立养老服务专业补助资金申请审批的公告》及《山东省人民政府关于加快发展养老服务业的意见》，在这两个政策文件中明确阐述了政府对开展养老服务专业的高等院校及从事养老服务工作的青年给予政策支持及补贴的要求与方案。其次，出台激励政策优待养老行业从业人员。但目前这些激励政策大多集中在经济发达地区，而且还不能做到各个政策全面覆盖实施。

（六）老年长期照护体系不完善

根据国家卫健委的数据，目前我国 60 岁及以上人口近 2.5 亿，失能老年人超过 4000 万人，老龄化的形势严峻，老人照料的需求巨大。从目前我国失能、失智老年人所享受的照护待遇来看，我国的老年长期照护体系建设不够完善。老年长期照护体系的服务性质与医疗服务具有较明显的差别，其主要是针对失能、失智老年人提供服务，但是又有一定的联系。我国当前的医疗服务体系主要是遵从发现疾病治疗疾病的原则，但是老年人主要面临的问题是慢性疾病以及失能、失智情况，这是需要长期才能够解决的问题。因此当前的医疗模式并不能满足老年长期照护的多元化需求，因此很难在实际工作中发挥作用。老年长期照护主要是把医院的护理康复以及对失能、失智老年人的生活照料融合在一起，给予失能、失智老年人更好的晚年生活环境。如果在服务工作之中无法使老年人的生活得到照顾，那么问题会更加严重，需要使用的护理以及社会资源的支持数量也更大。

四　国外养老护理人才培养的经验做法

（一）美国养老护理服务人才培养情况

美国的经济较为发达，并且对养老护理服务人才的培养工作也十分重视，主要的养老护理服务人才队伍由一些较高学历的人员组成。美国学者 Berman 和 Thornlow 认为想要建设多元化的养老服务队伍，需要首先将职业培训与高等教育工作结合起来，使从事老龄工作的专业护理人员具有较高的学历，对护理人员的最低学历要求是学士学位。

（二）澳大利亚养老护理人才培训情况

目前，澳大利亚已经形成了专业的养老护理人才培训体系，包括中等、高等职业培训教育和大学本科阶段教育，培训内容重点突出专业化和细致化，并且针对不同类别的养老护理人才开展个性化的培训。

五 "十四五"期间老年健康人力资源发展对策

（一）在整体规划和政策设计中重视人力资源的作用

由于我国老龄化趋势的加快，社会化养老服务业对从业人员的需求量随之增大。民政部发布的《老年人社会福利机构基本情况》指出："为老人服务的机构由一名医生和相应数量的护士、护理人员及其他人员构成，数量以能满足服务对象需要，能提供本规范所规定的服务项目为原则。"但目前我国多数养老机构的服务人员数量远未达到该标准。所以要加强政府引导，正确认识老年健康人力资源管理的特殊性。坚持积极引导，营造市场环境，搞好人力资源规划，研究鼓励扶持政策，推进老年健康人力资源管理加快发展。

老年健康服务是社会服务的重要组成部分，是应对人口老龄化、保障和改善民生的必然要求，因此应该把老年健康人力资源管理纳入国家应对人口老龄化的发展战略中。

（二）综合利用各类人力资源

社会资本理论认为，人力资源的集聚能够使产业集群得到发展，产业集群的发展，也能够使人力资源的集聚和运用更为高效。因此在产业集群和人

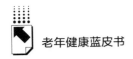

力资源集聚的辩证关系之下，首先要加强老年人健康服务产业集群的建设，进一步提升现有老年健康服务产业的集群效应，完善医护人员培训体系，提供高质量养老服务，加快老年健康服务产业升级，提高服务质量。另外，加强顶层管理，完善监管机制，紧扣产业转型升级，综合利用各类人力资源。

（三）建立多层次的老年健康人力资源培养体系

推动普通高校和职业院校开设老年医学、药学、护理、康复、心理、中医保健、安宁疗护等相关专业和课程，开展学历教育。鼓励退休医师、护士到医养结合机构执业。高职院校要充分开展调研，对人才培养设置明确的规格与目标，做好人才培养方案的制定，使人才培养重在实际，培养出真正适合社会发展的综合型养老人才。创新教学方式，养老机构和高职院校联合开展实践性人才培养，将校企合作融于日常教学，不仅有利于学生深入实践，掌握就业方向，还有利于企业根据人才表现进行即时评估判定，从企业的视角进行人才的培育审视，提高养老人才的实际职业能力。

制定专业的人才评价机制，按照国务院"放管服"改革的要求，探索推动建立养老护理专业人才职业技能等级认定相关工作，组织修订相关国家职业技能标准和人才培养评价规范，推动用人单位和有关培训评价组织开展养老护理人才职业技能等级评价工作。

（四）加强对相关人员的多方面激励

首先，企业要运用科学的方式，对内部的岗位进行分析与设置，完善薪酬制度，研究知识和技术生产要素，并且按照贡献给予分配。其次，国家要创新激励模式。在传统的物质及精神激励基础上，将企业整体的业绩与员工的薪酬结合起来，形成员工与企业的利益共同体。最后，完善监管评估机制，加强企业人才评价及考核。无论是企业内部培养出来的人才，还是引进的人才，都需要有一套完善的评价考核机制，使员工的积极性能够被调动起来，与此同时，还要加强对员工日常生活以及学习的关注，使其稳定地留在自身的工作岗位上，在这一行业之中发挥出自身的价值，切实保障其合法权益。

结　语

综上所述，现阶段我国老龄人口逐渐增多，养老行业的进一步发展已是迫在眉睫。虽然国家为应对老龄化社会做出了大量指示，使得养老行业成为新兴行业，但是落实力度应进一步加大，养老服务人才的培养体系应进一步完善，需要在养老服务人才的继续教育、政策补贴等方面加大扶持力度，深化校企合作，培育可以参与到养老服务行动中的综合人才，推进养老行业的健康发展与完善。

参考文献

[1] 王德禄、王成刚、张浩、何建：《怎样发展有中国特色的原创型新兴产业》，《投资北京》2011 年第 5 期。

[2] 刘家强：《推进老年人就业参与是积极老龄化的必然要求》，《团结》2020 年第 6 期。

[3] 林其森：《福州市农村互助养老模式发展研究》，博士学位论文，福建师范大学，2019。

[4] 赵海军、俞杰、蓝华超、宋芬芬、李得君：《中国人口老龄化特点及老龄人口的健康问题》，《华章》2011 年第 7 期。

[5] 陶凤、吕银玲：《北京吸引养老服务人才　本科毕业入职奖 6 万》，《北京商报》2020 年 11 月 24 日。

[6] 《2019 年中国养老护理行业市场现状及发展前景分析》，https：//zhidao. baidu。

[7] 邓海建：《养老护理员供需缺口巨大》，《健康时报》2020 年 9 月 8 日。

[8] 屈冠银：《我国养老服务人才瓶颈问题研究》，《北京劳动保障职业学院学报》2017 年第 1 期。

[9] 陈融雪：《应对人口老龄化　如何走出中国特色》，《科学大观园》2020 年第 21 期。

[10] 《养老护理员“无学历要求”条件放宽但标准不降》，http：//www. sohu. com/。

[11] 张雯婧：《全国首个养老本科专业开学》，《天津日报》2019 年 9 月 13 日。

[12] 马三津、范耕新：《老年服务机构工作人员服务标准分析》，《黑河学刊》

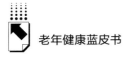

2013 年第 6 期。

[13] 《我国养老护理服务人才培养问题研究》，http：//www.doc88.com。

[14] 卞丹丹：《如皋健康产业集群中人力资源开发研究》，《当代经济》2019 年第
7 期。

[15] 龚大强：《老年服务与管理专业在高职院校的资源建设及实践研究》，《智库
时代》2020 年第 11 期。

[16] 张琳宜：《高职院校老年服务与管理专业人才培养现状及对策》，《科学咨询》
（科技·管理）2020 年第 3 期。

[17] 邓淑英：《我国养老护理员供给现状研究综述》，《人力资源开发》2015 年第
1 期。

[18] 王雪辉：《我国养老护理服务人才队伍建设研究综述》，《老龄科学研究》
2015 年第 3 期。

[19] 王莎、何国平、姚菊琴、罗艳：《健康服务业与养老服务业人才培养》，《中
国老年学杂志》2016 年第 7 期。

[20] 赵恩兰、宋丽萍：《论老龄社会与高职院校服务人才的培养》，《中国青年政
治学院学报》2014 年第 5 期。

[21] 王建民：《老龄化背景下我国养老服务业发展的问题及对策》，《北京劳动保
障职业学院学报》2017 年第 3 期。

[22] 刘记红：《城乡融合战略视野下我国农村养老护理服务人才的需求动向与培养
机制研究》，《农业经济》2018 年第 8 期。

[23] 张国海、凌玲：《基于服务养老需求的职业培训探索》，《中国成人教育》
2016 年第 5 期。

[24] 王芃、王庆、杜美婷、兰萌、王春霞、王博巧：《天津市养老服务现状及老年
护理人才培养对策门》，《中国老年学杂志》2016 年第 36 期。

[25] 黄加成：《社会学视角下中国养老护理服务人才培养的现实困境与推进策略》，
《中国老年学杂志》2016 年第 18 期。

[26] 张俊浦：《供给侧结构性改革视角下高校养老护理服务人才培养路径研究》，
《中国职业技术教育》2018 年第 20 期。

[27] 郭红霞、陈红：《丹麦护理本科课程设置分析及启示》，《华西医学》2016 年
第 11 期。

[28] 林杰、陈星玲：《日本养老服务专门人才教育体系探析》，《比较教育研究》
2018 年第 6 期。

[29] 余星、姚国章：《国外养老护理服务人才队伍建设比较研究——以日本、德
国、丹麦为例》，《经营与管理》2017 年第 6 期。

[30] 张生：《中国老年健康服务行业发展前景与投资机会分析报告》，中国行业研
究所，2013。

［31］刑凤梅、董胜莲、张小曼等：《养老人力配置现状及对策》，《河北联会大学学报》（医学版）2013 年第 3 期。

［32］郎晓东、李曼春：《社区服务人力造源的现状与需求探讨》，《中国初级卫生保健》2002 年第 5 期。

投融资篇
Investment & Financing Reports

B.12
关于尽快建立我国长期照护
基本保障制度的建议

刘远立　谢宇　齐颖*

摘　要：　为了更好地满足人口老龄化带来的长时间连续性医疗、护理
和生活照料服务需求，在总结部分城市的长期照护制度试点
经验和借鉴国际成熟经验的基础上，报告提出尽快建立我国
长期照护基本保障制度：一是将长期照护基本保障制度纳入
我国基本社会保障制度，在此基础上建立多层次保障体系；
二是积极拓宽筹资渠道，提高筹资水平；三是采取"双评
估"的办法，实现长期照护基本保障制度运行的公平目标；
四是采取"两保障"的办法，实现长期照护基本保障制度运
行的高效目标；五是通过人力资源、财政、税收等政策，扶

---

* 刘远立，教授，北京协和医学院卫生健康管理政策学院，研究方向为卫生政策与卫生事业管理；谢宇，副研究员，中国药学会科技开发中心，研究方向为卫生政策；齐颖，助理研究员，北京协和医学院卫生健康管理政策学院，研究方向为老年健康政策和公共卫生。

持并规范老年照护产业发展。

关键词： 长期照护 "双评估"方法 "两保障"方法

习近平总书记在党的十九大报告中提出要"积极应对人口老龄化，构建养老、孝老、敬老政策体系和社会环境，推进医养结合，加快老龄事业和产业发展"，国家新组建了医疗保障局，新组建的国家卫生健康委员会专门成立了老龄健康司。这些都充分体现了党和政府对人口老龄化这一贯穿整个21世纪之基本国情的高度重视。中国是世界上以最大规模、最快速度进入老龄化社会的国家，面临的挑战十分艰巨，所要解决的问题非常繁多，应把尽快建立长期照护基本保障制度放在优先发展的位置。

随着老年人口的增多，因各种身心疾病、伤害和机能障碍所产生的长时间连续性医疗、护理和生活照料服务需求不断增加。长期照护服务既不同于养老服务，也不同于临床护理服务，养老服务强调对老年人的日常生活照料，临床护理服务强调对患者治疗后的康复护理。长期照护介于二者之间，旨在为不同程度失能的人群提供维持身心机能的照料和护理。随着我国基本社会保障体系的建立和健全，大部分老年人都有了基本的收入保障和医疗保障，亟待弥补的短板在于长期照护保障。

第四次中国城乡老年人生活状况抽样调查的结果显示，2016年我国失能、半失能老年人约为4063万人，占老年人口的18.3%。这些老年人所需要的长期照护服务目前95%以上靠家庭成员或家族成员提供，所需费用主要靠个人或家庭支付。很多家庭支付能力有限，不仅阻碍了长期照护服务的可及性以及市场供应，加大了家庭的经济负担（甚至带来一些家庭"因老致贫""因残致贫"的问题），而且还使大量本可以在各自的专业领域发挥作用、创造价值的劳动者为了照护老人而不得不滞留在家。

我国于2016年开始在上海、广州、重庆、成都、青岛、长春等城市开展建立长期护理保险制度的试点，取得了一些成效，证明了长期护理保险制

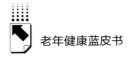
度建立的重要性及可行性。然而，在发展过程中也出现一些问题和困难，主要包括：制度建设城乡发展不平衡，基金筹资水平较低，保障范围差异较大，服务体系尚不健全。

因此，在总结我国试点经验和借鉴国际成熟经验的基础上，就如何尽快建立我国长期照护基本保障制度，提出以下建议。

第一，将长期照护基本保障制度纳入我国基本社会保障制度，在此基础上建立多层次保障体系。随着老龄化程度的加深和保障需求的持续增长，未来，我国应建立类似于社会基本医疗保险制度的社会性长期照护保险制度，作为长期照护保障制度的主体，可以从建立以救急济穷为原则的基本保障制度开始。参照德国、日本的经验，筹资来源应包含政府、单位、个人等多个渠道，减轻个人缴费负担。在社会经济水平发展到一定程度时，在社会基本保险的基础上，可开放商业保险，构建多层次的长期照护保障制度。

第二，积极拓宽筹资渠道，提高筹资水平。长期照护保障是一项重要的社会公共福利，对于经济发展相对落后、劳动力不断迁出的农村地区，更应积极发挥政府在社会资源统筹安排上的积极作用，体现公平性。在筹资对象上，除了城镇社会保险参保人员，新农合参保人员也应纳入，统筹层次也相应提升至市级或省级。在筹资渠道上，扩大医疗保险、养老保险、失业保险等社会基本保险基金对长期照护保险基金的支持，提高福利彩票公益金的拨付标准，考虑设立"烟草专项税"用于老年长期照护，形成多渠道常态化的筹资模式。

第三，采取"双评估"的办法，实现长期照护基本保障制度运行的公平目标。为了把有限的资源分配给最需要的保障对象，首先需要明确"基本"保障制度的优先保障对象。社会主义不等于绝对平均主义，也不等于泛福利主义；公平分配公共资源的基本原则应该是按需分配，我们只有对照护对象进行身体失能状况和家庭经济状况的评估（"双评估"），优先照护那些最需要照护、支付能力又最低的老年人，才能实现有限公共资源的公平配置。

第四，采取"两保障"的办法，实现长期照护基本保障制度运行的高效目标。基于"双评估"方法我们可以筛选出最需要得到长期照护基本保障制度覆盖的病残长者，但接下来的问题是：应该给他们覆盖什么内容呢？不同身体状况和家庭状况的老年人所需要的保障内容是不同的，包括居家照护、社区照护、机构照护。因此，长期照护基本保障制度应该考虑保障对象的优先需要，提供有针对性的"精准保障"，也就是让最需要保障的老年人得到最需要的保障（"两保障"）。与此同时，结合我国的养老模式，居家照护和社区照护应是主体，养老机构和医疗机构的照护在需要的情况下发挥相应的补充作用。基层医疗机构专业人员的专业化健康管理、居家医疗服务对于预防疾病、减少失能有着重要的作用，未来应通过整合医疗保险和长期照护保障制度，促进社区、居家层面的医养结合，这对于降低老年医疗和照护负担、促进健康老龄化有着重要作用。如果得到保障制度覆盖的失能老年人的家庭成员愿意部分或全部承担照护责任，我们应该予以鼓励和支持，包括提供免费技能培训和津贴补贴。在德国、芬兰等国家，家庭成员提供的非正式照护被政府认可，政府将家庭成员提供的照护服务视为社会劳动，向这些家庭照护者提供补助，而且还为家庭照护者提供免费的喘息照护或设立照护休假制度等。

第五，通过人力资源、财政、税收等政策，扶持并规范老年照护产业发展。随着长期照护保障制度的建立，民间投资于养老照护产业的积极性会不断提升。各地应将扶持老年照护产业作为重要的民生和经济工作，给予各种优惠政策，加大人才培养力度，促进专业化照护人才队伍建设。同时，应建立老年照护服务标准，加强质量监督，促进老年照护产业规范化发展。同时，为了大力推动养老、孝老、敬老政策体系和社会环境的构建，政府还应该出台必要的配套措施，鼓励和引导社会志愿者服务，包括为"时间银行"背书。

我国长期照护基本保障制度的尽快建立，不仅可以帮助很多家庭减少"因老致贫""因残致贫"的风险，有利于群众获得感的提高和社会稳定与和谐，还可有助于提高个人和家庭的购买能力，从而让选择居家、社区、机构养老的老年人所需要的长期照护服务的可及性得到有效保障和不断提高，同时也会对医养结合供给侧的改革与发展起到良好的促进作用。

B.13
三支柱养老金与养老健康产业
互动发展的路径分析

宣 华*

摘　要： 人口老龄化的加剧让全社会高度关注老年人问题。人口老龄化给老年人口的养老及健康带来巨大挑战，也给养老健康产业带来了机遇。当前，我国养老健康产业发展空间广阔，但是也存在诸多瓶颈，特别是资金不足的问题较为突出。目前我国初步形成了三支柱养老保障体系：第一支柱为基本养老，2016年通过社保理事会委托专业投资管理机构入市；第二支柱为企业年金，2006年正式市场化运作，职业年金则从2019年开始全面推开；第三支柱为税延型商业养老保险、养老保障管理产品、养老目标基金等，从诞生之初就完全由商业机构管理运作，遵循市场化导向。10余年来，通过引入投资机构专业化管理，三支柱养老金管理的市场化机制从无到有，不断扩大，日益规范。在大资产管理背景下，统一监管、拓宽领域给三支柱养老金与养老健康产业良性互动带来了可能性。本报告通过分析国际经验，探讨了三支柱养老金的资金特点，发现养老金与养老健康产业全产业链发展模式具有较高的可行性，同时对行业未来发展模式进行了趋势性研判。

---

* 宣华，法学博士、高级经济师，中国人寿集团金融研究院研究员，中国养老金融50人论坛特邀研究员，研究方向为养老金融、产品管理、健康养老产业等。本报告仅代表个人观点，与供职单位无关。

关键词： 人口老龄化　三支柱养老金　养老健康产业

截至 2019 年底，我国 60 岁及以上人口已经达到 2.54 亿[1]，占总人口的 18.1%。根据民政部 2020 年第四季度例行新闻发布会信息，"十四五"期间，我国老年人口将突破 3 亿，我国社会将从轻度老龄化迈入中度老龄化。2020 年后，我国进入加速老龄化发展阶段，预计到 2050 年 60 岁及以上老年人口占全国总人口的比例将增加到 34.1%；65 岁及以上老年人口占全国总人口的比例将增加到 28.1%；80 岁及以上老年人口占 60 岁及以上老年人口的比例将增加到 22.36%[2]。人口老龄化程度高、速度快，形势异常严峻，人口老龄化问题已成为全社会共同关注的焦点。与欧美、日本等发达国家"先富后老"不同，中国是"未富先老"，城镇化与老龄化并存，支撑老年人需求的经济和物质基础还十分薄弱。

人口老龄化是社会文明进步的重要标志，但其带来的一系列社会问题不容忽视，直接表现为社会养老成本激增，一些疾病患病率升高，医疗基础条件投入和消费支出迅速增长，以及相应的养老及健康资源难以为继等。美国健康经济学家 Fuchs 的研究结果显示，随着年龄的增长，消耗的健康医疗成本会迅速增长，美国 65 岁及以上老年人消耗的卫生资源是其他年龄组的 3 倍[3]。人口老龄化导致老年人口的健康状况急剧恶化，特别是高龄老人的健康问题令人担忧，老年人口的健康养老需求非常迫切。养老健康产业未来市场巨大，但是目前产业链短、规模化程度低、供需不匹配、标准化管理不足等问题依然十分突出。与其他实体投资领域相比，养老健康领域投资周期长，管理环节多，前期投入巨大，社会认知度不高，目前未得到资本市场长期资金的充分关注。鉴于此，国家和社会对医养结合给予了极大的关注，对医养结合可行路径的探索，特别是如何引导养老资金、保险资金等长期资金与养老健康产业有效互动，成为政策和实践层面重要而迫切的课题。

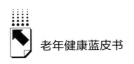
一　我国养老健康产业的现状和瓶颈

广义上，养老健康产业是指以老年人为服务对象，以提高老年人生理和心理健康为目标，配置资源向老年人提供养老商品和健康服务的相关产业，包括与养老和健康服务相关的实体领域、由养老健康需求拉动而兴起的综合性产业等[4]。养老健康产业在金融投资上表现为前期投入较大，资金回报周期长，常常让资本"望而却步"。随着老年群体不断扩大，老年健康需求快速增长，养老健康产业的发展将更加牵动全社会的关注。

（一）国家高度重视养老健康产业发展

养老健康产业作为新兴产业，发展速度虽然很快，但是目前在资金投入、覆盖面等方面还存在不足，供需矛盾依然突出。在我国城镇化进程中，养老健康产业的发展决定了城镇在未来能在多大程度上适应人口结构需求，这关乎城镇化质量和城市家庭的生活品质，是改善民生的重要内容。国家高度重视养老健康产业的全面发展，2013 年国务院发布《关于加快发展养老服务业的若干意见》，提出推动医养结合发展，探索医疗机构与养老机构合作新模式，对养老服务业给予极大的关注和支持。

民政部在 2020 年信息发布中指出，"十三五"期间，我国养老服务制度框架不断健全，基本养老服务得到有效发展，养老服务多样化供给能力明显增强，养老服务市场更具活力。"十四五"时期，是做好养老服务准备的宝贵窗口期，将以实施国家积极应对人口老龄化中长期规划为主线，下大力气补短板，提质增效，为实现 2035 年"中国特色养老服务体系成熟定型，全体老年人享有基本养老服务"目标打下坚实基础。老年人口作为特殊的消费群体，人口基数庞大且增长迅速，物质文化需求不断提高，消费观念正逐步转变，这些都推动着我国养老健康产业的兴起。养老健康产业具有产业链长、涉及领域广、环境友好、现金流稳定、可持续等特点。从产业链上看，涉及地产、服务、金融、文化、医疗、制造等多个行业，并对上下游产业有明显的带动效应。发展养老健康产业，不仅是实现"老有所养"，构建不分年龄、人人共享的未来社会的内在要求，还是拉动内需、增加就业、提高城镇化质量、推动经济增长的重要举措。

（二）养老健康产业需求巨大与引资能力较弱并存

虽然目前的趋势显示人口寿命延长，疾病流行程度下降，但是患慢性病的老年人绝对数量将会增长。老年人慢性病患病率明显高于其他年龄组，慢性病存在时间长且较难治愈，相应治疗成本也较高，是老年人最常见的健康问题[5]。随着居民收入的提高，老年健康需求所带来的潜在市场容量非常可观，养老健康产业中蕴藏极大商机。如果能有效满足老年人的健康需求，转变老年人的消费理念，提供更加适销对路的产品、更加人性化的服务、更加先进的基础医疗服务设施，从根本入手提高供给侧的服务质量，从长远来看，必然会带来老年健康实际消费量的增加，从而拉动内需，引领其他相关产业板块联动，进一步助推社会经济发展。

养老健康产业广阔的发展空间源于现实的需求和购买力的提升。随着经济社会的发展，人们对健康问题的认识逐渐加深，对健康服务的需求日益加大。日本养老专家鞠川阳子在第一财经学院举办的人口专题论坛上称，从日本经验来看，40 岁以下的人群由于拥有大量负债，往往处于负资产状态，而个人资产高峰发生在 60～69 岁。对老年人来说，退休金只是收入的一部分，一些老人还可能二次就业取得回报，或者从子女那里拿到赡养费。随着老年人口日益增多，收入水平不断提高，有效购买力还将持续提升。

但是，受传统计划经济思想的影响，我国养老健康产业的社会参与度还不高，仍然处于起步阶段。虽然有一些发展机遇和政策利好，但仍面临着一定程度的发展瓶颈。例如：供需矛盾突出，需求方的产品选择余地太少，供给方的市场开拓困难重重。养老健康产业发展滞后于人口老龄化迅速发展的社会形势，滞后于快速发展的城镇化趋势。服务供给不足、产品市场发展落后背后蕴藏的根本原因是目前我国养老健康产业的引资能力不足。社会上对该领域的重视程度不够，资源倾斜不充分，造成供给侧升级长期乏力。这其

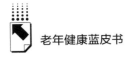

中有资金方和项目方信息不对称、行业投资不确定和壁垒高等诸多原因。特别是，行业盈利周期较长的特点导致参与主体范围有限，金融资本进入意愿不高，尚难形成产业化规模。当前，各地给予的政策扶持、资金支持还有待加强，市场的规范化程度和标准化程度不高，难以满足老年人不断增长和多样化的健康养老需求，供需不平衡[4]。与国外发达国家相比，现阶段我国老年健康产品和服务在质量、水平、专业化程度等方面都还处于较低层次，更高层面的需求还未充分开发，因为缺乏大量金融资本的介入，整个产业尚未在国民经济中形成一定的产业规模和标准化的产业链模式。未来，一方面，养老健康需求总量增加，另一方面，需求结构向多元化、高层次的方向发展，这势必吸引越来越多有前瞻性的企业和社会资本开始关注养老健康产业。但是，产业的发展仍将任重道远。既有养老健康产业盈利周期较长、市场前期投入较大、进入门槛依然较高等客观因素束缚，也有老年人口"重积累、轻消费"的消费观念等主观因素限制，加之国家对相关产业的扶植政策也有待加强，这些因素综合起来在一定程度上制约了养老健康产业的发展。当前，养老健康产业迫切需要做到投资主体多元化、资金来源多样化，积极吸引各类金融资本进入该行业。

二 三支柱养老金市场具备支持养老健康产业发展的基础

目前，我国养老保障体系三支柱模式已经具备较大体量，随着监管层面投资限制的放宽，三支柱养老金资本追求长期价值回报、均衡收益的投资特性，以及投资范围广、形式灵活的优势，决定了其与养老健康产业存在许多互动发展的机遇。

（一）三支柱养老金的持续扩容正汇聚为资本优势

经过多轮市场化改革，目前我国三支柱养老保障资金均有参与养老健康产业的投资通路。第一支柱基本养老从 2016 年开始即选聘市场化投资机构进行管理，截至 2018 年底，存量资金规模已经突破 7000 亿元大关，这部分先行市场化的"排头兵"，直投路径已然放开；第二支柱企业年金从 2006 年开始正式市场化运作，截至 2019 年底，存量规模接近 1.8 万亿元，职业年金在 2019 年也全面展开，每年滚存续交规模可观；第三支柱税延型商业养老保险、养老保障管理产品、养老目标基金等从发起之初就秉持自愿补充养老目的，坚持市场化管理。三支柱所涵盖的养老资金，其规模增长及稳定性都远远优于其他类型的金融资本，正成为养老健康产业重要的资本来源。市场化管理是资金进入养老健康等具有成长潜力和投资价值的产业的重要先决条件。从三支柱的资金属性来看，从第一支柱到第三支柱，资金投资管理的市场化程度逐步加深，政策化程度逐步降低。从 2002 年开始，全国社保基金理事会开始以市场化外部委托的模式探索社保养老资金的投资管理，并取得了较好成果。华夏等首批 6 家基金公司入围，开市场化外部委托之先河。目前全国社保基金理事会第一支柱基本养老保险的 21 家社会管理人为 14 基金公司、1 家券商、3 家保险资管公司以及 3 家养老保险公司。在三支柱养老资金管理中，华夏、南方、博时等多家基金公司拥有养老金业务的全牌照，而基金公司从诞生之初就是遵循基金法，依据高度市场化、透明化、开放化规律为客户创造价值的资管机构。目前来看，除去难以直接估计其规模的完全自愿的第三支柱养老资金，第二支柱企业年金的市场化管理时间更长、规模更大，其发展特点更有借鉴意义。而且如果把投资方面很大程度参照企业年金模式管理，2019 年至今快速建立发展的第二支柱职业年金考虑在内，第二支柱养老资金的规模和影响更加可观。

回顾第二支柱企业年金的发展历程，自从 2006 年企业年金市场化发展以来，规模积累迅速，投资范围也逐步扩大。企业年金十数年来一直坚持市场化的发展道路，大量市场化专业金融机构的加入，使行业在规范化、标准化和信息化等方面积累了大量经验。2005 年 8 月以来，人社部分三批向 35 家管理机构授予了 58 项养老金融管理资格（受托人 10 家、账户管理人 17 家、托管人 10 家、投资管理人 21 家），市场主体涵盖银行、证券公司、基金公司、信托公司、保险公司等，形成了一个各类金融主体全面参与竞争的开放性市场。人社部等相关部门共同颁布了《企业年金办法》和《企业年金基金管理办法》。两个办法的出台，确立了我国信托型养老金融制度的基本框架，明确了市场化运作的大方向，充分体现了国家政策支持、企业自愿参与、市场管理运营等原则，标志着我国养老金融进入了一个全新的发展阶段。企业年金在市场化管理中一直保持快速发展，基金规模呈现高速增长态势。

此外，与世界主要经济体的平均水平相比，我国第二支柱养老计划未来仍有较大发展潜力。虽然英国、美国、加拿大和澳大利亚等国家的第二支柱养老计划的管理模式存在差异，但第二支柱的普及率均超过50%。第二支柱养老计划积累的资产在荷兰、瑞士、美国、英国等国家已经超过 GDP 的100%[6]。反观我国养老金市场，资金储备提升的潜力十分巨大，目前中国养老金三支柱仅占 GDP 的8%，而美国则达到了146%[7]。

（二）三支柱养老金的投资风格符合产业投资特点

养老资金期限较长，市场机构均不以短线投资为目标，坚持价值投资、追求长期稳定回报的属性为反哺养老健康产业奠定了基础。同样以市场化管理时间较长的企业年金为例，如何保障委托人和受益人的利益，促进年金资金的保值增值，监管机构、受托人和投资管理人都在不断地研究探索。目前按照含权组合30%的理论值来计算，可以进入股市的资金超过5000亿元；在债券市场中的规模更加不可小觑，已成为资本市场中一股不可忽视的稳定力量。近年来，人社部的一系列政策，都是旨在逐步降低基金的保守资产占比，提高账户投资弹性，给资金更宽广的投资空间，这些也必然给实体经济带来更加稳定的长期资金，有助于经济稳定健康发展。与此同时，投资范围的扩大对风险的识别与管理是一大挑战，对投管人、受托人都提出了更高的要求。总体来看，年金资金投资属于长线投资，注重价值投资和绝对收益，其投资标的更倾向于有长期稳定现金流的项目，对市场中长期估值中枢有维持提振作用。2013年，人社部下发了《关于扩大企业年金基金投资范围的通知》（人社部发〔2013〕23号，简称23号令），扩大了企业年金的投资范围，把现在金融市场中运作规范、风险较低、大众熟悉、监管到位的商业银行理财产品、信托产品、基础设施债权投资计划、特定资产管理计划、股指期货纳入了投资范围，拓宽了投资渠道，优化了资产配置结构，丰富了投资品种和避险手段，满足了多样化的投资需求，将有利于年金基金分享实体经济增长红利，有利于年金基金获取长期稳定的绝对收益。通过信托产品、基础设施债权计划等金融通道，养老资金能够较为便捷地实现对养老健康领域的投资，为老年健康地产项目等提供资金支持。

三　三支柱养老金与养老健康产业
良性互动的可行性探讨

如前文所述，在多种主观、客观原因的综合作用下，资本与养老健康产业之间尚未形成良性互动，我国养老健康产业的发展存在瓶颈。产品和服务有效供给不足，使得老年消费者的购买欲望受到一定的抑制，也直接影响了养老健康产业的启动和发展。如果能将三支柱养老金的资金追求长期价值回报的特性与养老健康产业的属性契合起来，产业发展前景值得期待。

（一）政策畅通了金融资本进入养老健康产业的渠道

当前，"大资产管理时代"使更多资产管理机构从更广、更深层面介入资产管理市场，也为养老健康产业与金融资本有效互动带来了难得的机遇。前文提到的人社部 23 号令扩大了企业年金的投资权限和范围，畅通了资金投资渠道。此外，市场上头部的持牌养老金管理机构（如养老保险公司）可特别申请保险资产管理业务（以养老为目的）的经营范围许可，以此发行的基础设施债权计划，不仅可以对接公司自身管理的年金资金，还可以通过个性化产品受托管理更多的养老资金，完成对养老健康产业链上下游的整合。近年来一些龙头养老金融机构配置了不少养老健康产业资产，如北京市区某养老中心融资项目，由大型市属企业发起，坐落市内，交通便利，位置毗邻地坛公园，项目资产优质，整体建筑风格为中式四合院，地上设有 1 个

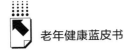

接待服务中心、14个老年护理单元,养老中心拟设床位330张,主要接收生活自理、半自理、不自理老人,提供一对一的养老健康护理服务,主要目标客户为具有高端养老消费能力的老人,满足一线城市老年人群的养老健康需求。通过畅通金融资本通道,获得充足金融资本支撑后,养老健康产业的发展将进一步带动经济发展,扩大就业,改善老年人生活,取得良好的经济和社会效益。养老金融化是养老健康产业的发展依托和现实路径,也是其发展动力的不竭源泉。

随着三支柱养老金资金体量的扩大,金融资本对稳定高回报优质项目的需求越来越迫切,其涉猎的投资标的也将更加聚焦如养老健康产业等长期优势领域。目前市场上的核心持牌养老金融机构都可设立私募型集合类资管计划,合格投资者募集资金支持优质产业发展,资金募集来源、投资范畴都进一步拓宽。同时,2018年初的资管新规对各类资管机构强调市场化和规范化的统一导向,传统投资项目的风险收益趋同,具有非标投资优势的资管机构会努力发掘养老健康等蓝海产业项目,获得更高收益和差异化投资优势,积极寻求多元化投资机遇。在配套相应项目评估担保程序的前提下,加强风险管控,通过金融创新,帮助金融资本合理有序进入养老健康产业。在大资产管理背景下,资金将更具活力,为下一步盘活资金存量奠定了坚实的基础。

(二)从国外经验看,养老健康产业存在巨大投资空间

养老健康产业在西方发达国家是一个相对成熟的产业,在经济总量中占比较大。从这些先进的经验可以看出:养老健康产业的市场化发展,使得老年人问题不再是社会的负担,同时也创造出了新的经济增长点。

美国卫生服务、健康管理、医药医疗基础建设等健康产业增加值占GDP的比重超过15%,加拿大等国家健康产业增加值占GDP的比重超过10%[4]。美国老年人消费额在1986年就已达到8000亿美元,占当年美国GDP的18%,近30年美国老龄化程度逐步加深,养老产业更趋完善。老年医疗市场的需求更加旺盛,美国的研究表明,26%~30%的全国总医疗费用

是由 6% 的人在临终前最后一年花费的，可见老年需求在医疗消费市场的重要性[8]。

日本是亚洲率先进入老龄化社会的国家，其当前面临的老龄化问题即中国以后将面临的问题。目前，日本每 5 人中即有 1 名老人，围绕庞大的老年人口，日本社会逐渐形成了与之相应的医疗看护、养老居住、老年旅游等产业。如何让老人安度晚年，不仅是社会福利问题，也带来了广泛的商机。鉴于老龄化社会中医疗和看护产业巨大的规模空间，日本政府积极在顶层设计层面将其定位于新兴服务产业，视其为未来服务业潜在增长点。2010 年 6 月，日本政府公布《21 世纪复活日本的 21 个国家战略项目》，其中"医疗和看护产业"是项目之一。日本政府希望通过抢占先机，将相关产业建设成为日本的优势项目，参与未来国际竞争，甚至寄希望于通过养老健康产业带动日本经济走出低迷。日本银行业、保险行业的长期资金进入养老健康产业较为常见，比如日本生命人寿相互保险公司、日本明治安田生命保险公司都参股或投资东京大型知名收费养老机构。此外，在日本全国养老保险资金投资养老健康产业较为普遍。

（三）产业项目特征契合金融机构长期资产配置需求

养老健康产业的投资具有投资周期长、规模大、收益稳健的特点，这样的特点正好契合了长久期资产的配置需求，尤其是保险类、养老金类资金。长期金融资本介入养老机构建设，可以为养老健康产业提供持续稳定的资金来源，有力推动其发展。同时，三支柱养老金资本可以分享养老机构长期运营带来的稳健收益，规避高风险资产的投资风险，保证持续平稳的收益，实现资金的保值增值。更重要的是，养老资金作为社会财富的"蓄水池"和"稳定器"，其资金介入后一方面有助于稳定市场，保障行业长期有序发展，另一方面也有助于目标企业公司治理的完善提升。资金和项目之间可以形成良性互动，实现双赢。在大资产管理的背景下，长期资本的触角将延伸到各个高价值的领域，发掘养老健康产业的"金矿"，这也是金融资本竞争的必然结果。

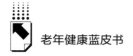

人寿保险、三支柱养老金类管理企业关注人的生老病死，符合养老健康产业的性质。目前中国人寿、泰康人寿等多家大型保险企业已涉足养老养生领域。该类公司进入养老健康产业，可以带动老年医学、护理服务、老年产品等相关领域的发展，延伸金融价值链，实现"从摇篮到天堂"的全生命周期服务，且类似的业务在西方国家已有了相对成熟的盈利模式。如第三支柱个人税延型商业养老保险资金投资方面最大的风险在于长期的利差损，聚焦长期满足社会需要的新兴市场，将为养老资金提供最佳的着力点。随着大资产管理时代的来临，保险及养老资金在逐渐开放的资管市场中已难以"独善其身"，盈利模式将进一步发生转变，资产管理业务将由原来被动式受托管理转向主动的资产管理，养老资金由储蓄导向逐渐向投资导向过渡。根据资金属性，金融资本中具有保险和养老性质的长期资产下一步可以优先进入养老健康产业，进而引领有长期收益需求的金融资本逐步跟进、有序进入。

四　未来互动发展的路径分析

发达国家的经验说明，在解决人口老龄化问题上，应当充分考虑市场的作用，政府无法在养老健康方面大包大揽，但是在行业发展初期需要政府政策的配套与引导。老年人需要的绝大多数商品和服务，还是要通过市场的办法解决，依靠金融资本与养老健康产业的良性互动实现跨越式发展。面对庞大的老年消费群体，一方面养老健康产业需求巨大，收益稳定持久；另一方面养老金融资本通过寻求多元化投资渠道，支持养老健康产业发展，也达到了盘活资金存量的目的。

（一）养老健康产业发展应政策资金双轮驱动

现阶段，我国养老健康产业仍在起步期，市场培育与开发迫切需要政府产业政策的扶植和引导。这些政策应该包括两大方面，一是养老健康产业的配套支持和税收优惠政策，这是中国养老健康产业发展的重要保证；二是继续拓宽、畅通各类长期金融资本进入产业的渠道。[9]

由于养老健康产业一段时期以来被看作一项带有社会福利性质的事业，某种程度上限制了产业发展。在这种条件下，中央或地方政府应尽快出台相关优惠政策，以税收优惠吸引投资，鼓励众多市场参与者积极竞争，提高老年健康产品的质量和规模，促进产业发展。同时，在项目审批、用地审核、信贷额度及基础设施配套等方面给予一定的扶持。政府应当在税收和土地政策方面给予养老产业适当的优惠，尤其是加大对"PPP"模式、养老健康资产证券化（公募 REITs）等的支持力度，促进产业升级发展。

　　2016 年 3 月，为进一步创新金融产品和服务，促进养老服务业加快发展，支持供给侧结构性改革，国家出台《关于金融支持养老服务业加快发展的指导意见》，明确要求金融业要充分认识做好养老领域金融服务对于加快养老服务业发展和实现自身转型升级的重要意义，不断满足社会日益增长的多层次、多样化养老领域金融服务需求，实现支持养老服务业和自身转型发展的良性互动。2019 年 11 月，国务院在原有制度基础上，继续释放政策红利：《国家积极应对人口老龄化中长期规划》旨在打造高质量的养老服务和产品供给体系，健全以居家为基础、社区为依托、机构充分发展、医养有机结合的多层次养老服务体系，不断提升适老产品和服务质量。在此基础上，整个金融行业有必要强化宽松资产管理的理念，进一步放松管制和鼓励创新，让资金的募集和投资方式更加自由和多样，使跨市场多元化资产配置成为可能。民政部养老服务司信息显示，"十三五"期间养老服务质量大幅提升，截至 2020 年 6 月底，全国养老机构和设施总数为 22 万个，床位 790多万张，其中民办养老机构的数量和床位数均突破 50%，社会资金流入养老健康产业趋势明显。由此可见，只要项目优质，资金将在"看不见的手"的引导下，流向价值洼地，实现资源合理配置。在大资产管理背景下，金融资本根据资产配置需要，能够合理有序进入，助推养老健康产业发展，同时将养老负担转变为养老红利，让各类资金分享养老健康产业的长期稳定收益。养老金融资本和养老健康产业的互动前景广阔、潜力巨大，有必要着眼未来，进行顶层设计，提早布局。

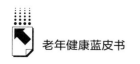
（二）金融资本深度介入养老健康产业链整合

2019 年，国务院办公厅印发《关于推进养老服务发展的意见》（以下简称《意见》）。《意见》指出党中央、国务院高度重视养老服务，要打通"堵点"，消除"痛点"，破除发展障碍，健全市场机制，确保到 2022 年能有效提升养老健康产业服务和产品供给质量，提出了六个方面共 28 条具体政策措施。2020 年 12 月 9 日，国务院常务会议进一步强调要推动保险业深化改革开放、突出重点优化供给等，对金融资本与养老健康产业互动发展提出了更高要求。在老龄化社会和城镇化不断推进的大背景下，老年健康市场潜力凸显。它不仅涉及中老年人的居住生活、医疗保健、康复护理、休闲娱乐，还包括各类符合中老年喜好的寿险、老年意外险、资产管理等，特别是中央对于城镇化发展的整体部署，使得养老健康产业充满机遇。

养老健康产业涉及面广，内涵丰富，产业链辐射许多相关的附属产业，是一个多点支撑的复杂网络，带动了社会经济的许多领域发展。我国养老健康产业链仍处于起步阶段，尚未实现规范化、规模化发展，产业潜力尚待深入，供给质量有待提高，行业间互动仍需加强。随着市场化程度的不断加深，养老健康产业将不再偏守一隅，仅仅固守单一、传统的某项老年健康服务，而是向多维度延伸产业链条，发展呈现出平台化、关联化、创新化趋势。有资源优势的商业机构应抓住这个机遇，发挥自身优势，延长产业链条，积极整合资源，探索全产业链发展模式。随着三支柱养老金等养老资金投资范围的扩大，金融机构可以将企业年金资金、养老保障资金、信托养老计划与养老社区、医疗等实体项目相互关联，实现金融产品和实体管理的有机结合。一是要重点支持优质项目。养老金管理机构应发挥传统的固定收益类资产管理优势，提升长期投资与资产配置能力，特别是非标项目投资及投后管理能力，促进金融工具实现多元化，为优质的养老产业项目提供资金支持，助力养老产业发展。二是要为养老健康产业赋能。养老金管理机构在为客户提供养老金服务的基础上，可以尝试利用自身客户资源，为之提供线上线下的附加老年健康服务，为养老储蓄资金接洽优质的养老服务消费出口，构建第三支柱养老金产品和老年健康服务相结合的一站式服务体系。这既能有效满足社会的养老需求，又能为商业机构带来更多机会，随着金融实体全产业链发展渠道的打通，养老健康产业将呈现新的发展格局。

五　小结

综上所述，养老健康产业的发展将极大提升城镇化的质量，同时最大限度地扩大内需，改善民生，释放城镇化的红利。在大资产管理背景下，养老健康产业面临许多新的发展机遇。一方面，养老金资本进入养老健康产业的渠道畅通了，资金自由流向价值高的领域；另一方面，资本也分享了养老健康产业发展过程中长期稳定的收益。

但是应该理性地看到，我国的养老健康产业仍处在起步阶段，还没有形成对商家有诱惑力的市场。政府职能部门应当承担起对我国老年消费市场和老年产业发展的指导、规划、建设的责任，推动其健康发展。如果没有政策上的扶持，就难以吸引相关主体对该产业进行大规模的投资，该产业也就难以发展起来。政府应当在税收、公用事业收费等方面予以政策倾斜，尽量减免行政部门征收的各种杂费，努力降低从事养老健康产业的企业的支出。同时，经济管理部门应加大在财政、税收、金融、土地使用方面政策支持的力度，扶持养老健康产业企业发展。

在此基础上，鼓励具有一定实力的养老金融集团化企业，特别是进行企业年金等长期资金的管理机构，进入养老健康产业，把握市场先机，创新盈利模式与发展模式。凭借其产业跨度大、金融服务链条长以及政府资源等综合优势，借助银行、保险、信托、证券、产业基金、资产管理、金融服务等金融资源，用金融化打通各个环节，推动和深化养老服务社会化；形成内部可复制、外部可推广的养老健康产业盈利模式与发展模式。随着养老健康产业的市场化发展，投资主体会逐渐增多，相应的产品和服务日趋成熟，城镇化质量也会得到长足提高。可以预见，在国家养老健康

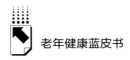

产业政策逐渐完善的趋势下，养老健康产业会吸引越来越多的金融资本共同分享人口老龄化的红利。

参考文献

［1］《中国统计年鉴 2019》，http：//www.stats.gov.cn/tjsj/ndsj/。

［2］穆光宗、张团：《我国人口老龄化的发展趋势及其战略应对》，《华中师范大学学报》（人文社会科学版）2011 年第 50 期。

［3］Fuchs, V.R., "Though Much is Taken: Reflections on Aging, Health, and Medical Care", *Milbank Memorial Fund Quarterly/Health and Society*, Vol. 62, No. 2 (Springer, 1984): 143－166.

［4］张再生、邵辉：《老年健康产业发展的思路与对策——基于战略性新兴产业视角》，《中国卫生政策研究》2014 年第 3 期。

［5］张钧、郑晓瑛：《老年健康产业发展的思路与对策——基于战略性新兴产业视角》，《人口与发展》2010 年第 6 期。

［6］韬睿惠悦咨询公司：《2019 年全球养老金资产研究》，www.towerswatson.com。

［7］陈东升：《长寿时代的挑战与机遇》，《上海保险》2020 年第 1 期。

［8］李沛霖：《美国养老产业的发展及其对中国的启示》，《广东经济》2008 年第6期。

［9］董克用、孙博、张栋：《中国养老金融发展现状、挑战与趋势研判》，载《中国养老金融发展报告（2019）》，社会科学文献出版社，2019，第 1~20 页。

B.14
所有权性质与养老机构经济运营效果

朱凤梅*

摘　要：　为适应经济社会转型、人口变迁的形势，我国养老服务供给
已逐渐由单一政府提供向社会化和市场化提供转变，形成了
多种形式共存的局面。为比较分析不同所有权养老机构经济
运营情况，我们基于问卷调查进行研究，结果显示，劳动力
成本是导致养老机构运营成本上升的主要推动力，民办养老
机构收费水平并不比公办养老机构高，甚至收住不能自理老
人的比例更高，但相对于公办养老机构，民办养老机构更容
易陷入亏损困境。为营造健康的养老服务发展环境，一方面
应正确看待政府在养老服务供给中的作用，改革财政补贴方
式；另一方面在长期护理保险制度推行过程中，还应加大非
机构化的服务供给，以降低机构养老照护成本。

关键词：　养老机构　所有权性质　运行成本　盈亏状态

　　二战以后，那些较早进入老龄化社会的国家普遍建立了较为完善的养老
服务体系，以满足国民的基本养老服务需求。中国步入人口老龄化社会较晚，
但速度快、人口数量大，按 65 岁及以上人口占比从 7% 上升到 14% 所用的时
间来测算，法国需要 115 年，美国需要 69 年，而中国可能仅需要 26 年
（Rosemarie Tong，2009）。2019 年底，中国 65 岁及以上人口已达 1.8 亿，占全

---

* 朱凤梅，博士，中国社会科学院经济研究所助理研究员，主要研究方向为卫生经济学与公共政策。

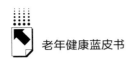

国总人口的 12.6% 。如何通过供给侧改革实现养老服务资源的合理配置，最大限度地满足老年人群多样化、多层次的养老服务需求已成为当下最为紧迫的问题。本报告首先从养老服务供给政策变迁的视角，对养老机构服务供给的现状及问题进行梳理，并对不同所有权养老机构的运营情况进行比较研究，以期为改革的深入推进提供政策参考。

一　我国养老服务供给政策演变

改革开放后，原有福利性质的养老服务供给制度已不适应经济、社会发展的需求。在城市，受到改革开放市场机制的冲击，以"单位"为形态的许多社会功能被剥离，计划经济体制下统一管理和统一分配资源的格局被打破，"单位制"逐渐衰落。在农村，1978 年家庭联产承包责任制开始实施，至 1984 年，全国 90% 以上的农户实现了土地家庭承包经营责任制，人民公社体制逐步瓦解。原国家包办的福利机构给政府带来沉重的财政负担，亦带来机构服务质量和运营效率低下等问题，表现在单纯靠国家拨款过日子的社会福利机构，资源浪费严重、效益低下。这些问题在当时经济建设面临财政困难、资金不足以及 1979 年、1980 年连续两年财政出现巨额赤字的情况下尤为突出。养老服务供给制度的改革即在这一背景下展开。

20 世纪 80 年代，国家开始探索福利事业的社会化发展，即尝试从"包办福利"中摆脱出来，动员社会力量参与社会福利事业。一方面，进行公立机构管理体制和补偿体制改革，解决公立机构管理体制和运行机制缺乏活力的问题。另一方面，鼓励社会力量办养老，养老服务机构不再局限于政府或集体包办。

进入 21 世纪，随着社会保障体系的完善、医疗条件的改善、人口老龄化的加速，在养老服务提供方面，我国逐渐走向包含居家、社区、机构的多元化发展道路。如 2000 年，民政部等十一部委联合颁布《关于加快实现社会福利社会化的意见》，明确提出推进社会福利社会化的发展方向是："在供养方式上坚持以居家为基础、以社区为依托、以社会福利机构为补充"，不再强调福利机构的主导作用，但对养老机构的性质进行了划分和分类管理。①

　　随着人口快速老龄化和人均期望寿命的进一步上升，"未富先老""且富且老"等概念被提出，养老问题引起广泛关注。从近年来出台的政策文件来看，政府开始重视社会资本举办养老服务的作用，提出基本公共服务与非基本公共服务相分离，政府购买与市场提供相结合的机制。特别是在党的十八大报告提出发挥市场在资源配置中起决定性作用的大背景下，相关部门出台了一系列政策措施。如 2014 年，民政部、国土资源部和财政部等发布《关于推进城镇养老服务设施建设工作的通知》，提出进一步降低社会力量举办养老机构的门槛，支持社会力量举办养老机构。2015 年，国家发改委、民政部、全国老龄办发布《关于进一步做好养老服务业发展有关工作的通知》，提到"坚持依法行政、简政放权，最大限度支持养老服务市场主体创新发展，有效激发市场活力"。2015 年，国家发改委、民政部发布《关于规范养老机构服务收费管理促进养老服务业健康发展的指导意见》，提出建立市场形成价格为主的养老机构服务收费管理机制。2016 年，国务院办公厅发布《关于全面放开养老服务市场提升养老服务质量的若干意见》，提出降低社会资本的准入门槛，全面放开养老服务市场。党的十九大以来，为解决养老服务市场存在的不平衡不充分问题，2019 年国务院办公厅发布《关于推进养老服务发展的意见》，提出"深化放管服改革"，开始探索建立养老服务市场公平竞争机制。

二　养老机构服务供给现状及问题

（一）养老服务供给现状

　　养老服务供给政策的改革是随着经济社会转型、人口变迁过程而发生

---

①　五保供养服务机构作为主要服务农村五保供养对象的公益性非营利组织，具有法人资格，依法承担独立的法律责任。县、乡人民政府利用国有资产举办的五保供养服务机构，根据我国事业单位登记管理的有关规定，需办理事业单位法人登记；其他社会组织和个人利用非国有资产举办的五保供养服务机构，根据我国民办非企业单位登记管理的有关规定，办理民办非企业单位法人登记。

的。经过供给体系的演变和一系列养老服务政策文件的扶持，特别是 2000年和 2011 年国家两次大力提倡社会力量进入养老服务供给市场，促进养老服务业的发展，我国养老服务总床位数和人均养老床位数均出现了较大幅度的提高。根据民政部公布的统计年鉴数据，我国每千老年人口养老床位数已由 2007 年的 15.83 张增长至 2012 年的 21.48 张和 2016 年的 31.6 张，2019年略有下降，为 30.5 张。相较于 1995 年，2011 年之后我国养老床位数增长速度已远超入住人员增长速度和 65 岁及以上老人增长速度。

与此同时，我国养老服务供给已逐渐由单一政府提供向社会化和市场化提供转变，形成了多种形式共存的局面。根据《中国民政统计年鉴》数据，2014~2018 年，民政登记的民办非营利性养老机构和工商登记的民办营利性养老机构占所有养老机构的比例分别从 37.3% 和 0.5% 上升至 50.7% 和2.7%。编办登记的公办养老机构占所有养老机构的比例从 41% 上升至45.3%。截至 2019 年底，全国养老机构和设施总数为 19.6 万个，床位754.6 万张，其中民办养老机构占总数的 54.5%，床位数占总数的 55.8%（见表 1）。[①]

表 1　不同登记类型机构市场占有率（2014~2018 年）

单位：%

	2014 年			2015 年			2016 年			2017 年	2018 年
	机构占比	床位占比	人员占比	机构占比	床位占比	人员占比	机构占比	床位占比	人员占比	机构占比	机构占比
工商登记	0.50	0.90	1.30	0.90	1.80	2.10	1.10	2.40	2.60	1.60	2.70
编办登记	41.00	42.10	41.80	55.80	54.00	47.30	55.00	53.30	46.00	44.20	45.30
民政登记	37.30	39.10	44.70	40.60	42.40	48.70	42.10	43.20	50.30	52.60	50.70
一个机构两块牌子	21.20	17.80	12.10	2.70	1.90	1.90	1.70	1.10	1.10	1.50	1.30

资料来源：（1）2014~2016 年数据来源于《中国民政统计年鉴》；（2）2017~2018 年数据来源于民政部养老服务司。

---

① 《民政部关于推进机构养老服务体系建设的提案答复的函》，民政部官网，http://xxgk. mca. gov. cn：8011/gdnps/pc/content. jsp？id=14743&mtype=。

（二）存在的问题

由于历史原因及相关制度的路径依赖，民办养老机构虽有发展，但公办与民办养老机构发展的不平衡日渐成为社会关注的焦点，如养老机构分类管理造成的运营起点的不公平、政策地位的不公平和发展机会的不公平问题（钟仁耀、侯冰，2017），以及民办机构和公办机构在养老服务市场上的不公平竞争问题（Wong and Tang，2006）。这些不公平问题具体表现在两个方面，一是公办养老机构在享受政府各种福利和优惠的同时与民办养老机构共同竞争。相关研究发现，公办机构在前期固定资产投入、人员支出、设施设备、税费以及日常运营中享有更多政府补贴或优惠待遇（朱凤梅、王震，2016），导致公众在享有养老机构资源时面临机会不平等（冯占联等，2012）。二是部分非营利性养老机构在享受政府优惠和补贴的同时，从事营利性活动，对营利性养老机构形成不公平竞争（吴玉韶等，2015）。

除此之外，养老服务市场价格管制和价格"双轨制"也有可能引发新的不公。2000年的《关于加快实现社会福利社会化的意见》，提出对新办的社会福利机构，要打破旧框框，按照市场经济的要求运作，真正运用市场配置资源、实现价值调节、公平竞争、优胜劣汰的市场经济法则，使各类福利机构都能自主经营、自负盈亏、自我发展；2001年的《中国老龄事业发展"十五"计划纲要》，提出对社会办的老年福利事业形成政府引导和宏观管理、社会中介组织经办运作、福利机构自主经营的管理体制；2015年的《关于推进价格机制改革的若干意见》，提出政府投资兴办的养老服务机构依法对"三无"老人免费，为其他特殊困难老人提供养老服务，其床位费、护理费由政府进行定价管理，其他养老服务价格由经营者自主定价；2015年的《关于规范养老机构服务收费管理促进养老服务业健康发展的指导意见》，提出建立市场形成价格为主的养老机构服务收费管理机制，这一系列

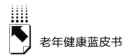
举措体现了连续性①。从中可以看出，建立基于市场的价格形成机制是我国养老服务发展的趋势，也是健全养老服务市场机制的必由之路，但如果将公办养老机构和民办养老机构共同置于市场中进行竞争，在第三方支付制度尚未完全建立的情况下，可能引发新的不公。

三 养老机构经济运行效果比较

本报告研究数据来源于中国社会科学院经济研究所课题组 2017 年养老机构全国调查数据，调查内容涉及养老机构基本情况、服务提供情况和运营情况三个部分。调查有效样本量 721 份，其中民办养老机构 516 家（营利性机构 25 家、非营利性机构 491 家），占 71.57%；公办养老机构 205 家（公办公营机构 144 家、公办民营机构 61 家），占 28.43%。养老机构举办主体涉及个人、机构/公司、政府部门以及其他相关机构。

（一）所有权性质与政策差异

运营时间的长短以及所处养老服务业发展阶段的不同，都可能对养老机构的发展现状和运营状况产生影响，不加区分地混合运营时长因素进行比较，可能会高估或低估公办和民办养老机构之间的不公平现象。由于本报告所采用的调查数据中公办养老机构运营时间最长的为 74 年，民办养老机构运营时间最长的为 31 年，因此，我们选取 1985 年以来开始运营的养老机构进行分析，且这部分数据亦较为完善。同时，根据我国养老服务业的发展特征，将不同养老机构开始运营的时间划为三个阶段：起步期（1985~1999年）、快速发展期（2000~2010 年）和稳步推进期（2011 年至今）。

---

① 其中"民办营利性养老机构服务收费项目和标准均由经营者自主确定，政府有关部门不得进行不当干预；民办非营利性养老机构服务收费标准由经营者合理确定，政府进行必要监督；以公建民营方式运行的养老机构，具体服务收费标准由运营方依据委托协议等合理确定"。而政府投资兴办的养老机构其服务收费标准根据实际服务成本、市场供求状况等因素核定，逐步实现按照护理服务等级分级定价。

（1）公办养老机构前期建设过程中获得财政资助的比例平均高达 65.9%，远高于民办养老机构的 5.1%。可以说，公办养老机构前期房屋建设、设备投入主要由政府予以支持。而民办养老机构获得财政资助的比例则波动较大，那些在 2011 年之前开始运营的民办养老机构有的几乎全靠自筹，而有的却能获得财政 100% 的资助，但不排除这些民办养老机构之前由公办养老机构改制而来。但那些在 2011 年之后开始运营的民办养老机构，获得财政资助的比例平均约为 21.0%，仍远低于公办养老机构的 91.1%。

（2）从每张床位所占面积上看，公办养老机构平均每张床位所占面积为 44.6 平方米，高于民办养老机构的 35.8 平方米。其中，在 2000～2010 年开始运营的公办养老机构和民办养老机构平均每张床位所占面积差距最为明显，公办养老机构每张床位所占面积最高达到 124.8 平方米，而民办养老机构最高仅为 50.8 平方米。但两者差距自 2011 年以来有缩小的趋势，公办养老机构平均在 44.3 平方米，民办养老机构平均在 38.2 平方米。

（3）公办和民办养老机构每张床位财政补贴水平存在显著性差异。2000 年之前，由于老龄化水平较低，这一时期开始运营的民办养老机构也较少，养老服务业发展不平衡不充分，财政补贴水平波动性较大。2000 年之后，特别是在 2000～2010 年养老服务业快速发展时期，公办养老机构平均每张床位财政补贴额为 4342.3 元，而民办养老机构为 1439.5 元，前者是后者的 3.0 倍。近年来，随着养老服务业市场开放程度的提高，社会力量开始举办养老服务，2011 年以来开始运营的公办养老机构和民办养老机构财政补贴差距在缩小，其中公办养老机构平均每张床位财政补贴额为 3194.9 元，民办养老机构为 1873.6 元，前者是后者的 1.7 倍。图 1 显示了不同养老机构床位财政补贴额变化趋势。

综上可知，公办养老机构不管是在前期建设还是在后期运营上均享有比民办养老机构更多的政府支持或财政补贴。但从养老机构财政支持的力度和方向上可以看出，政府部门更注重对公办养老机构的前期投入，而对民办养老机构更注重后期运营投入，表现在民办养老机构与公办养老机构后期财政支持的差距有缩小的趋势。具体如表 2 所示。

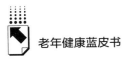
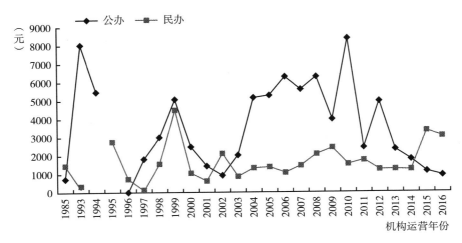

图1 不同养老机构每张床位财政补贴额变化趋势

表2 公办、民办养老机构相关指标比较

阶段	运营年份	前期建设平均财政资助比例（%）		平均每张床位所占面积（平方米）		2015年平均每张床位补贴额（元）	
		公办	民办	公办	民办	公办	民办
起步期	1985		5.0	21.0	15.4	766.7	1461.5
	1988	100.0	0.0	25.4	29.9		
	1993	100.0	100.0	50.0	50.8	8026.7	168.0
	1994	20.0		16.0		5474.0	
	1995		0.0		31.8		2761.4
	1996	100.0	0.0	29.1	25.3		732.8
	1997	83.3	0.0	40.6	16.7	1809.5	105.6
	1998	100.0	15.0	111.1	18.6	2979.2	1549.3
	1999	100.0	100.0	28.4	34.0	5061.4	4489.0
快速发展期	2000	100.0	67.3	24.6	24.4	2474.1	1047.3
	2001	84.0	1.5	62.7	48.6	1431.6	618.4
	2002	100.0	0.0	31.5	33.4	921.7	2111.2
	2003	85.0	20.0	34.6	23.2	2028.6	861.5
	2004	100.0	4.4	27.7	20.4	5148.1	1317.2
	2005	100.0	20.3	88.2	33.0	5274.0	1369.4
	2006	73.3	0.5	45.0	40.3	6279.8	1070.6
	2007	89.2	15.0	124.8	22.8	5595.8	1444.7
	2008	100.0	100.0	53.1	25.7	6284.0	2071.7
	2009	97.0	28.0	44.7	43.1	3976.2	2401.4
	2010	98.8	52.5	42.3	44.5	8351.3	1521.4

阶段	运营年份	前期建设平均财政资助比例(%)		平均每张床位所占面积（平方米）		2015年平均每张床位补贴额(元)	
		公办	民办	公办	民办	公办	民办
稳步推进期	2011	97.1	14.6	41.9	37.3	2424.2	1746.0
	2012	86.7	28.8	55.6	29.9	4961.8	1227.4
	2013	98.7	15.2	49.4	39.5	2323.8	1240.3
	2014	95.3	18.9	41.9	55.7	1776.1	1208.3
	2015	68.8	48.5	36.4	45.0	1122.7	3339.6
	2016	100.0	0.0	43.8	22.0	904.6	3036.3

（二）所有权性质与运营成本

调查结果显示，养老机构平均运营成本为2.51万元，其中公办养老机构运营成本为2.97万元，高于民办养老机构的2.32万元。平均每张床位资本性投入公办养老机构为0.32万元，民办养老机构为0.37万元。职工年平均支出公办养老机构为3.36万元，民办养老机构为2.90万元。但公办养老机构财政补贴占比平均为33.29%，显著高于民办养老机构的12.92%。而平均入住率公办养老机构和民办养老机构并无较大差异。同时，民办养老机构在人员配置中医护人员占比更高，说明其可能更倾向于提供医养结合服务。在平均每百张床位人员配比方面，民办养老机构略低于公办养老机构（见表3）。

表3　变量描述性统计分析

	全样本			民办			公办		
	平均值	最小值	最大值	平均值	最小值	最大值	平均值	最小值	最大值
入住率(%)	63.77	0.00	100.00	63.32	6.00	100.00	64.85	0.00	100.00
运营成本(万元)	2.51	0.00	56.85	2.32	0.00	56.85	2.97	0.04	45.78
每张床位资本性投入(万元)	0.36	0.00	14.98	0.37	0.00	4.00	0.32	0.00	14.98
职工年平均支出(万元)	3.04	0.11	35.94	2.90	0.11	35.94	3.36	0.14	15.73
财政补贴占比(%)	18.93	0.00	100.00	12.92	0.00	100.00	33.29	0.00	100.00
医护人员占比(%)	10.76	0.00	70.00	11.90	0.00	70.00	8.04	0.00	53.66
每百张床位人员配比	21.11	2.50	717.65	20.16	3.75	170.00	23.41	2.50	717.65
运营时长（年）	2.86	1.00	4.00	2.97	1.00	4.00	2.59	1.00	4.00

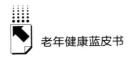

本报告采用 OLS 回归对养老机构的运营成本进行实证分析，为更好地处理异方差，在对数变换的基础上使用稳健标准误，结果如下。

1. 民办养老机构运营成本的影响因素分析

表 4 中（1）、（2）、（3）列给出了民办养老机构运营成本与其影响因素的回归结果。结果显示，劳动力投入成本和资本性投入成本对民办养老机构运营成本影响显著，且都得到了在 1% 水平上显著为正的回归系数。其中，劳动力投入成本随着其他三个变量（入住率、每百张床位人员配比和医护人员占比）的加入，对民办养老机构单位产出运营成本的影响不断加大，平均来看，劳动力投入成本每增加 1%，运营成本上升 0.6% ~ 0.7%。而资本性投入成本随着其他三个变量（入住率、每百张床位人员配比和医护人员占比）的加入，对民办养老机构运营成本的影响有所弱化，平均来看，资本性投入成本每增加 1%，运营成本上升 0.1%。

财政补贴占比对民办养老机构运营成本影响显著，但回归系数为负。这说明，财政补贴力度的提高有助于降低民办养老机构的运营成本。除此之外，入住率和医护人员占比也与民办养老机构运营成本呈负相关关系，即提高入住率或提高医护人员占比也有助于降低民办养老机构运营成本。

2. 公办养老机构运营成本的影响因素分析

表 4 中（4）、（5）、（6）列给出了公办养老机构运营成本与其影响因素的回归结果。结果显示，三个核心解释变量中，仅劳动力投入成本对公办养老机构运营成本影响显著，平均来看，劳动力投入成本每增加 1%，运营成本上升 0.5% ~ 0.6%。相反，资本性投入成本和财政补贴占比对公办养老机构运营成本并无显著性影响，仅财政补贴程度在模型（6）中在 10% 水平上显著。其他解释变量如入住率、医护人员占比和每百张床位人员配比对公办养老机构影响显著。

3. 所有权性质与养老机构运营成本分析

表 4 中（7）、（8）、（9）列给出了全样本数据运营成本与其影响因素的回归结果。结果显示，三个核心解释变量中，劳动力投入成本和资本性投入成本对非营利性养老机构（包括公办和民办）运营成本影响显著，但公办

和民办非营利机构之间运营成本并无显著性差异，仅模型（9）在10%水平上显著。

综上，我们可以做出以下三个基本判断：一是劳动力成本是养老机构运营成本上升的主要推动力，这与以往的研究结论一致；二是提高财政补贴力度有助于降低民办养老机构的运营成本，这在当前鼓励社会资本提供养老服务的情况下尤为重要；三是在服务失能半失能状态的老人时，公办、民办养老机构付出的成本大致相同，民办养老机构甚至略低。

表4　养老机构运营成本的影响因素回归结果

	单位产出的运营成本								
	民办			公办			全样本		
	（1）	（2）	（3）	（4）	（5）	（6）	（7）	（8）	（9）
资本性投入	0.146 ***	0.149 ***	0.095 ***	0.065	0.065	0.064	0.112 ***	0.114 ***	0.075 ***
	（0.026）	（0.025）	（0.024）	（0.047）	（0.041）	（0.046）	（0.022）	（0.021）	（0.019）
劳动力投入	0.581 ***	0.613 ***	0.719 ***	0.483 ***	0.548 ***	0.633 ***	0.558 ***	0.600 ***	0.727 ***
	（0.062）	（0.054）	（0.056）	（0.089）	（0.077）	（0.105）	（0.050）	（0.042）	（0.045）
财政补贴占比	−0.106 **	−0.106 ***	−0.078 *	0.046	0.002	0.100 *	−0.071 **	−0.076 ***	−0.036
	（0.043）	（0.041）	（0.040）	（0.061）	（0.051）	（0.052）	（0.032）	（0.029）	（0.027）
入住率		−0.516 ***	−1.014 ***		−0.672 ***	−0.990 ***		−0.580 ***	−1.044 ***
		（0.067）	（0.081）		（0.125）	（0.148）		（0.066）	（0.074）
医护人员占比			−0.110 ***			−0.244 ***			−0.138 ***
			（0.038）			（0.072）			（0.033）
每百张床位人员配比			0.709 ***			0.844 ***			0.783 ***
			（0.063）			（0.127）			（0.056）
机构性质（公立）							−0.059	−0.159	−0.185 *
							（0.145）	（0.112）	（0.099）
N	378	378	289	169	169	102	547	547	391
R^2	0.519	0.603	0.775	0.313	0.474	0.718	0.403	0.519	0.738

　* 为10%水平上具有统计学意义；** 为在5%水平上具有统计学意义；*** 为在1%水平上具有统计学意义。回归模型控制了养老机构所在的行政级别、地理位置、是否提供上门服务、床位规模、运营时间、房屋来源、举办主体等因素的影响。

但即使公办、民办养老机构运营成本不存在显著性差异，差异性也可能表现在成本结构上。从养老机构资本性投入来看，对于民办养老机构来说，政府部门提出"支持民间资本对闲置的医院、企业厂房、商业设施、农村集体房屋及各类办公培训中心、活动中心、疗养院、旅馆、招待所等可利用的社会资源进行整合和改造，用于养老服务"；而对于公办养老机构来说，一般"采取划拨方式供地或依法使用农民集体所有土地"的方式。问卷调查结果亦显示，68.8%的民办养老机构年支出成本中有房屋租金支出项，房屋租金支出占总成本支出的比例平均为20.5%。而公办养老机构中仅有20.9%的机构有房屋租金支出项，且房屋租金支出占总成本支出的比例平均为15.0%。基于此，本报告把养老机构资本性投入分解为租金成本、设备折旧成本和土地_房屋修缮折旧成本作为解释变量进一步展开分析。

回归结果显示，资本性投入对民办养老机构单位产出运营成本的影响主要来自租金成本，租金成本每提高1%，运营成本约上升0.2%。而设备折旧成本和土地_房屋修缮折旧成本对民办和公办养老机构运营成本影响均不显著。

表5　资本性投入结构对养老机构运营成本的影响

		运营成本					
		民办			公办		
		(1)	(2)	(3)	(4)	(5)	(6)
资本性投入	租金成本	0.267 *** (0.044)	0.209 *** (0.040)	0.187 *** (0.041)			
	设备折旧成本	0.031 (0.039)	0.032 (0.035)	0.008 (0.032)	-0.019 (0.058)	-0.041 (0.053)	-0.020 (0.059)
	土地_房屋修缮折旧成本	0.001 (0.041)	0.008 (0.037)	0.028 (0.034)	-0.038 (0.053)	-0.022 (0.050)	-0.011 (0.059)
劳动力投入			0.469 *** (0.076)	0.459 *** (0.086)		0.448 *** (0.084)	0.422 *** (0.088)
财政补贴占比				-0.147 *** (0.051)			0.036 (0.058)
N		266	266	208	155	155	138
R^2		0.344	0.454	0.509	0.159	0.316	0.321

　　* 为在10%水平上具有统计学意义；** 为在5%水平上具有统计学意义；*** 为在1%水平上具有统计学意义。回归模型控制了养老机构所在的行政级别、地理位置、是否提供上门服务、床位规模、运营时间、房屋来源、举办主体等因素的影响。

（三）所有权性质与运营状况

1. 服务提供及收费水平

一般来说，服务提供可以从服务对象和服务内容两个方面来考察。从服务对象上看，不能自理老人是主要的服务对象，占公办和民办养老机构总入住人数的比例均在 50% 以上。从收费标准上看，自理老人月平均收费总额和不能自理老人月平均收费总额在公办和民办机构间大致相当，且公办机构月收费略高于民办机构，如表 6 所示。

2. 收入来源及支出结构

不同所有权养老机构收入来源存在结构差异和地区差异。总体来说，民办养老机构收入中来自业务收入的比例为 80%，来自财政补贴的比例为 10%。而公办养老机构收入中来自业务收入的比例为 65%，来自财政补贴的比例接近 24%。其中东部地区，由于经济发展水平较高，民办养老机构收入中来自财政补贴的比例也较高，高于中部和西部地区；西部地区公办养老机构对财政补贴的依赖程度最高，财政补贴占公办养老机构收入的比例高达 34%。

在养老机构支出结构中，民办养老机构和公办养老机构业务支出占比和人员支出占比差距并不明显，但民办养老机构房屋租金支出占比高达 18%，显著高于公办养老机构的 4.5%。

表6 东、中、西部大城市养老机构比较

	合计（N=311）		东部（n=158）		中部（n=86）		西部（n=67）	
	民办	公办	民办	公办	民办	公办	民办	公办
服务提供情况								
每百名老人拥有护工人数（人）	19.2	27.9	19.9	25.3	17.0	60.7	21.1	15.2
聘用医生和护士占比（%）	11.4	9.7	10.1	7.6	9.6	10.7	17.1	13.9
不能自理老人占比（%）	72.0	63.5	79.1	68.3	61.4	54.5	70.8	58.0

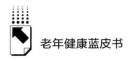

续表

	合计(N=311)		东部(n=158)		中部(n=86)		西部(n=67)	
	民办	公办	民办	公办	民办	公办	民办	公办
完全不能自理老人占比(%)	46.0	33.1	53.6	35.7	37.2	28.3	41.1	29.9
月收费水平								
自理老人总收费(元)	2034.8	2065.2	2453.7	2437.9	1512.9	1623.3	1863.5	1535.1
不能自理老人总收费(元)	2993.1	3129.8	3454.1	3508.5	2292.1	2601.1	2924.8	2646.3
收支结构								
收入来源构成(%)								
其中:业务收入占比	80.4	65.3	76.5	72.3	84.4	72.5	83.7	45.9
财政补贴占比	11.7	23.6	14.2	20.4	12.0	17.0	4.9	34.1
支出构成(%)								
其中:业务支出占比	21.0	20.4	21.7	19.2	20.7	18.8	20.0	24.1
人员支出占比	44.1	48.4	42.7	48.3	42.3	45.5	50.3	50.3
房屋租金支出占比	18.4	4.5	18.2	4.6	20.0	7.4	16.4	2.6

3. 运营状况

调查结果显示,2012 年之前开业的养老机构在 2012~2014 年三年内均实现收支平衡的比例,民办机构为 45.4%,显著低于公办机构的 67.4%。同时,在这三年内均亏损的比例民办机构为 24.3%,显著高于公办机构的 19.6%(见图 2)。

为进一步探究养老机构盈亏的原因,我们采用二元 Logistics 回归模型,对养老机构盈亏状态进行影响因素分析,回归模型表示为:

$$P(y = j/x_i) = \frac{1}{1 + e^{-(\alpha+\beta x_i)}}(j = 0,1)$$

其中,y 为养老机构盈亏状态,当养老机构处于盈余状态(包括收支平衡)时其值为 1,反之为 0。解释变量 x_i 包括机构性质、行政级别、运营时长、床位规模、入住老人数、在职职工人数、机构面积、平均收费、提供医疗服务、提供上门服务以及提供财政补贴等。

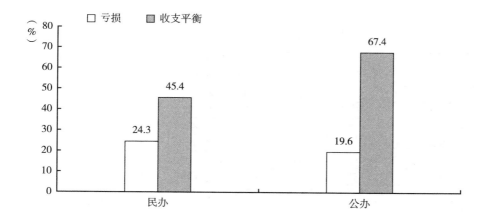

图2 2012年之前开业的养老机构在2012~2014年实现收支平衡和亏损的情况

回归结果显示:(1)相对于民办非营利养老机构,公办公营养老机构能够实现盈余的概率是其2.186倍,且在1%水平上显著,公办民营机构能够实现盈余的概率是其1.825倍,但仅在10%水平上显著;民办营利性养老机构和民办非营利性养老机构的盈亏状态并无显著差异;(2)运营时间越久,实现盈余的可能性越大,如运营时长在6~9年的养老机构实现盈余的概率是运营3年以下养老机构的3.107倍;(3)床位规模大小对养老机构盈亏状态的影响没有显著差异;(4)收住老人数量越多越能形成规模效应,也有助于养老机构实现盈余或收支平衡。另外还发现,提供医疗服务不利于养老机构实现盈余或收支平衡(见表7)。

表7 养老机构运营状况的 Logisitcs 回归结果

	B	S. E.	Wald	df	Sig.	Exp(B)
对照组=民办非营利			14.183	3	0.003	
民办营利性	-0.480	0.457	1.102	1	0.294	0.619
公办公营	0.782	0.246	10.083	1	0.001	2.186
公办民营	0.602	0.316	3.631	1	0.057	1.825
市级	0.645	0.220	8.611	1	0.003	1.906
对照组=3年以下			35.686	5	0.000	

续表

	B	S. E.	Wald	df	Sig.	Exp(B)
3 ~ 6 年	0. 634	0. 250	6. 440	1	0. 011	1. 884
6 ~ 9 年	1. 134	0. 275	16. 937	1	0. 000	3. 107
9 ~ 12 年	1. 476	0. 305	23. 448	1	0. 000	4. 374
12 ~ 15 年	1. 509	0. 379	15. 875	1	0. 000	4. 522
15 年及以上	1. 167	0. 303	14. 884	1	0. 000	3. 213
对照组 = 100 张以下			13. 426	3	0. 004	
100 ~ 199 张	0. 383	0. 267	2. 056	1	0. 152	1. 467
200 ~ 299 张	− 0. 433	0. 339	1. 625	1	0. 202	0. 649
300 张及以上	− 0. 635	0. 386	2. 707	1	0. 100	0. 530
对照组 = 60 人以下			22. 654	3	0. 000	
60 ~ 120 人	0. 119	0. 255	0. 217	1	0. 641	1. 126
120 ~ 180 人	1. 130	0. 338	11. 202	1	0. 001	3. 097
180 人及以上	1. 500	0. 395	14. 430	1	0. 000	4. 481
提供医疗服务	− 0. 463	0. 215	4. 651	1	0. 031	0. 629
常数项	− 1. 123	0. 345	10. 574	1	0. 001	0. 325
系数综合检验	卡方	114. 954	自由度	16	Sig	0. 000
模型汇总	− 2 对数似然值	835. 814	Cox & Snell R^2	0. 148	Nagelkerke R^2	0. 202
H − L 检验	卡方	6. 984	自由度	8	Sig	0. 538

四 主要结论与政策建议

通过对养老机构运行现状的梳理，以及对养老机构运营情况的实证分析，我们发现，劳动力成本是导致养老机构运营成本上升的主要推动力，提高财政补贴力度有助于降低民办养老机构的运营成本；民办养老机构收费水平并不比公办养老机构高，甚至收住不能自理老人的比例更高。但相对于公办养老机构，民办养老机构更容易陷入亏损状态。主要原因在于，公办养老机构由于可以获得政府持续的资金供给，拥有较为稳定的生存预期；相比而言，民办养老机构由于资金投入大、收益周期长且没有持续性的外部资金支持，在人力成本和租金成本双重压力下，运营压力较大。

针对以上发现，提出以下几点建议。

第一，正确处理政府在养老服务供给中的作用。从国际趋势看，政府直接提供养老服务不仅效率低下、难以满足需求，还会给政府财政带来沉重的包袱，难以真正发挥中立的第三方机构评价和监管的作用。

第二，改革财政补贴方式，明确财政补贴是为城乡居民而非养老机构服务。政府部门对公立机构的财政补贴投入模式，一般来说根据地方经济情况，存在有财政实力的多投、无财政实力的少投的现状。但对公立机构直接投入的方式，会带来诸多弊端。2019 年国务院办公厅发布《关于推进养老服务发展的意见》，提出"将养老服务纳入政府购买服务指导性目录"，但这一措施实施的前提是建立公平竞争的市场环境，即对公立、民营一视同仁。唯有如此，才能形成良好的市场竞争秩序，养老机构才能在优胜劣汰中不断调整自身定位和发挥优势，并根据市场需求自动形成多层次、多元化的供给局面。

第三，考虑到养老机构高昂的养老服务成本，在长期护理保险制度推行的过程中，不应将长护保险的支付主要放在机构养老照护上，还应考虑非机构化的服务供给，以降低成本，满足老年人群对家庭和社区环境的情感需求。

参考文献

［1］ Rosemarie Tong, "Long-term Care for the Elderly Worldwide: Whose Responsibility Is It?", *International Journal of Feminist Approaches to Bioethics*, 2009, 2 (2): 5 – 30.

［2］ Wong, L., and Tang, J., "Dilemmas Confronting Social Entrepreneurs: Care Homes for Elderly People in Chinese Cities", *Pacific Affairs*, 2006, 79 (4): 623 – 640.

［3］ 冯占联、詹合英、关信平等：《中国城市养老机构的兴起：发展与公平问题》，《人口与发展》2012 年第 6 期。

［4］ 钟仁耀、侯冰：《公平性视角下的养老机构分类管理机制研究》，《中共浙江省委党校学报》2017 年第 1 期。

［5］ 吴玉韶、王莉莉、孔伟、董彭滔、杨晓奇：《中国养老机构发展研究》，《老龄科学研究》2015 年第 8 期。

［6］ 朱凤梅、王震：《长期照护供需失衡的政策分析》，《中国医疗保险》2016 年第 9 期。

技术赋能篇
Technology Empowerment Reports

B.15
信息技术与健康老龄化：
中国的发展现状、挑战和展望

和　红　王　攀*

摘　要：　随着人口老龄化的不断加剧，技术创新已经成为我国积极应
对人口老龄化的第一动力和战略支撑。近年来，物联网、大
数据、云计算、人工智能等信息技术飞速发展，在促进我国
老年人群实现健康老龄化的过程中发挥着越来越重要的作
用。"开展智慧健康养老示范项目"是《"十三五"健康老龄
化规划重点任务分工》中的重点工程。本报告从政策环境、
服务类型、服务内容和模式、科学研究等方面梳理了"十三
五"期间我国"信息技术＋健康养老"的发展现状和面临的

* 和红，博士，中国人民大学人口与发展研究中心教授，北京社会建设研究院研究员，中国人
民大学健康科学研究所教授，主要研究方向为社会医学、老年健康、健康教育与健康促进及
全球健康；王攀，中国人民大学社会与人口学院，中国人民大学健康科学研究所博士研究
生，专业为社会医学与卫生事业管理。

挑战，并提出以下建议：开展"智慧助老"，弥合"银色数字鸿沟"；加强顶层设计，完善标准体系；聚焦老年人需求，创新产品和服务；重视人才培训，加强团队建设；多措并举，保障老年人隐私安全。

关键词：　信息技术　健康老龄化　智慧健康养老

　　截至 2019 年底，我国 60 岁及以上的老年人口约 2.54 亿，占总人口的 18.1%。作为世界上人口数量最多的国家，我国的人口老龄化问题更为严峻，并将成为贯穿 21 世纪的基本国情。应对人口老龄化挑战，健康无疑是最基本、最核心的问题，对老年人群的卫生服务利用、社会参与和生活质量起着决定性作用。健康老龄化理念最早由世界卫生组织（World Health Organization，WHO）提出，为了促进世界各国实施健康老龄化战略，WHO 在 2015 年制定了《关于老龄化与健康的全球战略与行动计划》。2017 年 3 月，国家卫生计生委等 13 部门联合印发了《"十三五"健康老龄化规划》，其中将健康老龄化定义为："从生命全过程的角度，从生命早期开始，对所有影响健康的因素进行综合、系统的干预，营造有利于老年健康的社会支持和生活环境，以延长健康预期寿命，维护老年人的健康功能，提高老年人的健康水平。"

　　为了实现健康老龄化的战略目标，就必须满足我国老年人多层次、多样化、个性化的健康养老需求。然而，健康养老资源供给不足、供需错位等问题却长时间未得到解决。从需求侧来看，我国患有慢性病的老年人数超 1.8 亿，患有一种及以上慢性病的比例达 75%，失能、半失能老年人数超 4000 万，需要专业的医疗护理和康复保健服务。此外，作为新冠肺炎等突发传染病的易感人群，在现今疫情防控常态化的情境下，老年人的医疗健康需求更加凸显。从供给侧来看，一方面，我国现有养老护理员约 50 万人，而市场需求量超过 1400 万人，养老护理员缺口巨大，难以满足患慢性病老年人和

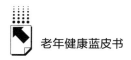

失能老年人的照护需求；另一方面，大型公立医院人满为患，老年医疗、护理、康复等机构专业医护人员匮乏、服务水平参差不齐，难以为老年人提供优质高效的医疗护理服务。针对上述问题，在国家层面积极推进"互联网＋"的政策背景下，以移动互联网、物联网、大数据、云计算、人工智能和区块链等为核心的现代信息技术与健康养老服务得到有机结合，实现了老年人与医疗服务机构工作人员的紧密联结，提升了健康养老资源的配置效率和整体服务质量，增强了老年人的获得感和幸福感。

研究表明，利用信息技术有效整合家庭、社区、医疗机构、养老机构、医养结合机构的服务资源，可以实现信息的互联互通，从而为老年人提供高效便捷、实时智能和低成本的健康养老服务，最终促进健康老龄化（李宏洁等，2019）。"十三五"期间，信息技术在老年健康领域的应用不断拓展，技术与服务的融合逐渐深化，涉及线上诊疗、慢性病管理和康复随访，社会参与和精神慰藉，健康教育与健康促进，预防性照护与安全管理，健康状态监测、预警和干预等不同方面。信息技术在促进我国老年人群实现健康老龄化的过程中，衍生出了大量新技术、新产品和新服务，并进一步推动形成了具有中国特色的老年智慧健康养老产业。根据《大健康产业蓝皮书：中国大健康产业发展报告（2018）》提供的预测数据，2020年我国健康养老产业市场规模将达到7.01万亿元，2025年将达到11.36万亿元，这意味着"十四五"时期我国将面临更巨大的健康养老需求。在现有健康养老服务资源严重不足的情况下，信息技术需要发挥更重要的战略支撑作用。因此，本报告将回顾"十三五"以来我国信息技术＋健康养老的发展状况、面临的问题和挑战，并提出"十四五"时期的发展建议。

一　信息技术＋健康养老的发展现状

（一）政策环境

从政策环境来看，国家层面明确提出支持智能健康产品创新和应用、促进智慧健康养老产业发展的要求始于 2015 年，国务院发布的《关于积极推进"互联网＋"行动的指导意见》中提出了"以社区为基础，搭建养老信息服务网络平台，提供护理看护、健康管理、康复照料等居家养老服务"。该政策的出台明确了我国智慧健康养老的产业定位。

2017 年 2 月，工业和信息化部、民政部和国家卫生计生委联合发布了《智慧健康养老产业发展行动计划（2017 - 2020 年)》（以下简称《行动计划》），标志着我国智慧健康养老产业迎来快速发展期。该文件明确了 2020 年基本形成覆盖全生命周期的健康养老产业体系的发展目标，并确立了推动关键技术产品研发、推广智慧健康养老服务、加强公共服务平台建设、建立智慧健康养老标准体系、加强智慧健康养老服务网络建设和网络安全保障 5 项重点任务。为落实《行动计划》，自 2017 年 7 月起，工业和信息化部、民政部和国家卫生计生委开始组织各地申报"智慧健康养老应用试点示范"，截至 2020 年 12 月，共评选出 167 个示范企业、297 个示范街道和 69 个示范基地。此外，在相关部委指导下，"信息技术与健康养老融合发展高峰论坛"和"智慧健康养老产业发展大会"等会议已连续召开多届，畅通了政产学研各界的交流渠道，推动了信息技术与健康养老服务不断融合，促进了相关产品和服务深入协同发展。

本报告梳理了 2015 年以来国家层面涉及推动信息技术与健康养老服务融合发展的部分重点政策（见表 1）。不难看出，重点政策多由国务院或多部委联合发布，这也反映出促进信息技术与健康养老服务融合发展，需要多部门、多领域的深化协作。虽然多数政策文件的名称中未明确提及"智慧健康养老"这一概念，但涉及医疗健康、养老服务、医养结合等主题的具体政策文本均指出了依托信息技术促进老年人实现健康养老的重要性。例如：2019 年 10 月，国家卫生健康委等 12 部门联合发布的《关于深入推进医养结合发展的若干意见》中提到充分利用现有健康、养老等信息平台，打造智慧健康养老服务网络，大力发展健康管理、健康检测监测、健康服务、智能康复辅具等智慧健康养老产品和服务。这也进一步说明，基于信息技术整合现有医疗卫生和养老服务资源、优化老年人健康和养老服务体系已成为卫生健康和民政部门的共识。

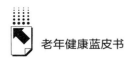

表1　推动信息技术与健康养老服务融合发展的重点政策（2015～2019年）

年份	发文部门	政策文件名称
2015	国家发展改革委、民政部、全国老龄办	《关于进一步做好养老服务业发展有关工作的通知》（发改办社会〔2015〕992号）
2015	国务院	《国务院关于积极推进"互联网＋"行动的指导意见》（国发〔2015〕40号）
2016	国务院办公厅	《国务院办公厅关于促进和规范健康医疗大数据应用发展的指导意见》（国办发〔2016〕47号）
2016	国务院	《"健康中国2030"规划纲要》
2017	工业和信息化部、民政部、国家卫生计生委	《智慧健康养老产业发展行动计划（2017－2020年）》（工信部联电子〔2017〕25号）
2017	国务院	《国务院关于印发"十三五"国家老龄事业发展和养老体系建设规划的通知》（国发〔2017〕13号）
2017	国家卫生计生委等13部门	《关于印发"十三五"健康老龄规划的通知》（国卫家庭发〔2017〕12号）
2018	国务院办公厅	《国务院办公厅关于促进"互联网＋医疗健康"发展的意见》（国办发〔2018〕26号）
2019	国务院办公厅	《国务院办公厅关于推进养老服务发展的意见》（国办发〔2019〕5号）
2019	国家卫生健康委等12部门	《关于深入推进医养结合发展的若干意见》（国卫老龄发〔2019〕60号）
2019	国家卫生健康委等8部门	《关于建立完善老年健康服务体系的指导意见》（国卫老龄发〔2019〕61号）
2019	国务院	《国家积极应对人口老龄化中长期规划》

资料来源：国家相关部委官方网站。

　　与此同时，各地政府和相关部门也积极响应，开始营造有利于智慧健康养老产业发展的政策环境。2019年3月，四川省经济和信息化厅、民政厅、卫生健康委联合制定了《四川省智慧健康养老产业发展行动方案（2019—2022年）》；2019年7月陕西省工业和信息化厅、民政厅和卫生健康委联合制定了《陕西省智慧健康养老产业发展实施方案》；2019年8月，安徽省人民政府办公厅制定了《加快发展智慧养老若干政策》。上述政策的发布，有效推动了各地积极探索、形成各具特色的智慧健康养老模式。

此外，有学者将我国智慧健康养老政策的发展划分为四个阶段（见表2），并指出当前发布的政策较少涉及发掘市场需求和规范市场环境，政府在下一阶段应更加关注智慧健康养老平台和网络建设、关键技术产品研发和标准规范构建等（左美云等，2021）。

表2　智慧健康养老政策发展的四个阶段

阶段	主要特点
启蒙Ⅰ期（2009~2012年）	学术界开始提出智慧养老； 相关政策处于酝酿阶段； 政策文本中偶尔提及养老信息化
启蒙Ⅱ期（2013~2016年）	涉及智慧养老、智慧健康养老、智慧健康和智慧医疗的政策开始发布
探索Ⅰ期（2017~2019年）	智慧健康养老政策密集出台，涉及试点评选、产品和服务推广等
探索Ⅱ期（2020~2022年）	开始探索智能技术如何真正帮助老年人改善健康和生活

资料来源：左美云、刘浏、尚进《从国家政策看智慧健康养老发展脉络》，《中国信息界》2021年第1期。

综上所述，"十三五"期间我国已经形成了有利于推动信息技术与健康养老深度融合发展的政策环境，涉及智慧健康养老技术、产品、服务和产业等不同方面，智慧健康养老产业迎来了加速发展的"黄金期"。

（二）产品类型

利用信息技术开展老年健康服务，离不开智能健康养老产品的持续创新。为了促进优秀智慧健康养老产品和服务的推广和应用，推动智慧健康养老产业发展，自2017年起，工业和信息化部、民政部和国家卫生健康委3部门开始定期联合组织申报《智慧健康养老产品及服务推广目录》（以下简称《目录》），至今已公布了两版《目录》（2018年版和2020年版），主要包括可穿戴健康管理类设备、便携式健康监测设备、自助式健康检测设备、智能养老监护设备、家庭服务机器人共5大类产品，推广情况见表3。

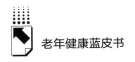

表 3 智慧健康养老产品推广情况（2018 年和 2020 年）

推广产品类别	推广产品子类别	2018 年推广数	2020 年推广数
自助式健康检测设备	社区自助体检设备；智能健康筛查设备；全自动红外测温产品*	10	18
可穿戴健康管理类设备	手环（腕带）、腰带、胸带类；手表类；服饰内置类*	12	14
智能养老监护设备	智能监测设备；智能康复设备；智能养老照护设备	10	43
便携式健康监测设备	心电监测类设备；血压监测类设备；血糖监测类设备；血氧监测类设备；体温监测类设备；体重/体脂监测类设备；多参数健康监测设备；基层诊疗随访设备；手持式红外测温产品*	23	36
家庭服务机器人	护理机器人*；陪伴机器人*	1	7

＊表示 2020 年新增的子类别。
资料来源：工业和信息化部官方网站。

从表 3 可以看出，2018 年共推广了 56 款智慧健康养老产品，2020 年共推广了 118 款；两年度推广数量最多（便携式健康监测设备）和最少（家庭服务机器人）的类别均一致。这说明：①老年人对智慧健康养老产品的需求日益增加、接受度越来越高；②老年人的身体机能较差、慢性病患病率高，需要通过心电、血压和血糖等监测设备进行定期监测；③尽管市场上已经开始出现机器人类健康养老产品，但其适用性、适老化等特征仍有待考量；④受新冠肺炎疫情影响，全自动、手持式红外测温产品开始出现在 2020 年版的《目录》中，类似的老年人传染病防控产品可能是新的研发方向。

此外，部分学者也对智慧健康养老产品的类别进行了探讨，如郑世宝（2014）将智慧健康养老产品分为穿戴式、便携式、固定式、移动式、非接触式、无意识触摸式 6 类。朱勇（2018）认为，智慧健康养老相关产品主要分为两类：①硬件设备（可穿戴设备、便携式监测设备、自主式检测设备、监护设备、家庭服务机器人等）；②管理与服务系统（智能健康管理系统、智能养老应用系统、数据分析应用系统等）。

（三）服务内容与模式

1. 服务内容

除智慧健康养老产品外，工业和信息化部、民政部和国家卫生健康委 3 部门公布的《目录》中还包括 6 大类智慧健康养老服务：慢性病管理、居家健康养老、个性化健康管理、互联网健康咨询、生活照护和养老机构信息化。2018 年和 2020 年的推广情况见表 4。

表 4　智慧健康养老服务推广情况（2018 年和 2020 年）

推广服务类别	2018 年推广数	2020 年推广数
慢性病管理	8	14
居家健康养老	17	39
个性化健康管理	8	15
互联网健康咨询	8	11
生活照护	11	23
养老机构信息化	7	18

资料来源：工业和信息化部官方网站。

从表 4 可以看出，2018 年共推广了 59 项智慧健康养老服务，2020 年共推广了 120 项；两年度推广数量最多的服务均为居家健康养老，2018 年度推广数量最少的服务是养老机构信息化、2020 年度最少的是互联网健康咨询。无论是"9073"还是"9064"养老模式，都意味着我国超过 90% 的老年人选择居家养老，而居家老人最迫切的需求就是健康养老服务，因此居家健康养老服务的推广数量最多。另外，互联网健康咨询服务推广数量最少的原因可能是产品（如移动医疗 App）的适老化设计不够，导致老年人较少使用。

2019 年 11 月，国家卫生健康委等 8 部门联合发布了《关于建立完善老年健康服务体系的指导意见》，指出要"着力构建包括健康教育、预防保健、疾病诊治、康复护理、长期照护、安宁疗护的综合连续、覆盖城乡的老年健康服务体系"。通过与《目录》中的推广服务对比后不难发现：我国智慧健康养老服务内容基本涵盖老年健康服务体系的6大环节，以信息技术为支撑的老年健康服务体系正在加速形成。在学术研究方面，医疗健康领域的学者多探究基于信息技术的健康教育、慢性病管理等服务对老年人健康结局的影响，在一定程度上为我国智慧健康养老服务的具体实施提供了依据。例如，曹玉凤等（2020）基于微信公众号和微信群对老年慢性病患者实施健康教育，提高了老年人的健康素养和依从性；吴爱娟等（2019）基于手机App平台对老年2型糖尿病患者进行健康管理，有效改善了老年人的血糖水平，降低了并发症发生率。

2. 服务模式

左美云等（2019）认为，智慧健康养老服务模式可归纳为"平台/系统＋服务＋老人＋终端"，其中智慧养老服务平台是核心，以家庭、社区和养老机构等为依托，以智能终端和热线为纽带，整合各方健康养老资源，为老年人提供连续可及的综合性健康养老服务。姜媛媛等（2016）提出了智慧健康养老平台的4类运营模式，并对每一类的特点进行了说明（见表5）。

表5 智慧健康养老平台运作模式和特点

模式	特点
政府机构＋第三方企业＋居家养老信息化平台	政府、社区不直接提供服务； 第三方企业投入成本低
老人/子女＋居家养老信息化平台＋养老服务企业＋社区养老服务站	老年人获得服务的成本低； 弥补政府和社区人力、服务等方面的缺陷
老人＋居家养老信息化平台＋医疗机构＋保险公司（针对健康险种）	老年人医疗信息即时更新； 简化理赔手续
老人/子女＋居家养老信息化平台＋智能终端制造商	智能终端产品能精准对接老年人的需求

资料来源：姜媛媛、陈宏宇、李文辉《我国智慧健康养老产业运营模式探究》，《中国经贸导刊》2016年第11期。

祝国红（2020）认为，目前智慧健康养老服务主要包括3种供给模式：①社区居家模式，依托智慧居家养老服务信息平台和社区养老服务中心，为配备呼叫和安全设备的居家老人提供服务；②机构模式，通过信息平台和用户终端，为入住机构的老年人提供精准定位并实施健康实时监测；③医养结合模式，整合医疗、护理、康复和养老服务资源、为老年人提供一体化服务，可进一步分为居家巡诊医养结合型、"医中有养"型、"养中有医"型和"医养相邻"型。事实上，我国智慧健康养老产业正处于快速发展中，信息技术与健康养老的融合会不断创新服务模式，以更加精准地满足老年人的健康养老需求。

（四）科学研究

"十三五"期间，为了贯彻落实有关信息技术＋老年健康服务的政策要求，解决我国智慧健康养老产业面临的现实问题，国家层面资助了一大批涉及该领域的科研项目，产生了良好的社会效益。其中最值得关注的是科技部发起的国家重点研发计划"主动健康和老龄化科技应对"重点专项，该专项自2018年开始设立，旨在聚焦健康风险因素控制、老龄健康服务等关键问题，利用新一代信息技术，引领构建以主动健康科技为核心的整合型老年健康服务体系，推进医疗、护理、康复、养老一体化建设，为积极应对人口老龄化提供科技支撑。"主动健康和老龄化科技应对"重点专项的部分项目见表6。

表6 "主动健康和老龄化科技应对"重点专项的部分项目（2018年和2020年）

年份	机构	项目名称	实施周期（年）
2018	上海交通大学	个人健康监测大数据云平台	4
2018	三诺生物传感股份有限公司	连续动态血糖监控设备研发及在个性化血糖调控中的应用	4
2018	江苏鱼跃医疗设备股份有限公司	穿戴式连续动态血糖监测系统的开发及其在个体化糖尿病健康管理体系中的应用	4
2018	心韵恒安医疗科技（北京）有限公司	穿戴式心脏健康监测干预技术与产品研发	4
2018	中国人民解放军总医院	老年人跌倒预警干预防护技术及产品研发	4
2018	中国科学院自动化研究所	老年认知障碍多模态评估与智能康复系统研发	4

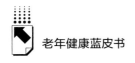
续表

年份	机构	项目名称	实施周期（年）
2018	四川大学华西医院	基于移动互联网的老年综合征交互式评估与干预技术的开发与应用	4
2018	复旦大学附属华山医院	老年全周期康复技术体系与信息化管理研究	4
2020	中国医学科学院阜外医院	老年人多病共患临床大数据综合管理共享平台建设及防治策略研究	3
2020	沈阳新松机器人自动化股份有限公司	面向临床和养老需求的智能多功能护理床研制及应用示范	3
2020	北京医院	基于肝药酶基因与药物代谢模型的老年人个体化用药智能决策系统的建立	3
2020	中南大学湘雅医院	老年综合征智慧防控技术综合示范研究	3
2020	上海交通大学	基于区块链的老年主动健康智能照护平台研究与应用示范	3
2020	北京大学	互联网＋老年照护技术研究与应用示范	3

资料来源：科技部官方网站。

表 6 中的项目均涉及"信息技术＋老年健康服务"，且设置了严格的考核指标。"老年人跌倒预警干预防护技术及产品研发"的部分考核指标是：①构建集老年人运动异常监测、跌倒预警防护、干预与管理于一体的综合监护系统；②穿戴式跌倒预警智能系统至少支持 12 种人体运动识别；③研究完成至少 3 种老人居家安全风险监测/预警设备，研发一套能够实现医院—社区—居家联动的老年人运动监测管理系统。"互联网＋老年照护技术研究与应用示范"的部分考核指标是：①建立不少于 3 个互联网＋老年照护技术研究与应用示范基地，每个基地覆盖不少于 20 个社区；②构建老年照护健康知识图谱、知识库、数据管理系统标准各一套；③建设老年照护网络示范大数据互动及满意度测评系统并在示范基地应用。

从实施周期来看，"主动健康和老龄化科技应对"重点专项的立项项目将陆续在"十四五"期间结项并产生社会效益，这在一定程度上反映了国家层面利用智能技术促进老年人群实现健康老龄化的前瞻性战略布局。

（五）典型案例

1. 广州市越秀区智慧健康养老示范基地

截至 2019 年底，广州市越秀区共有 60 岁以上老年人口约 30. 71 万，占总人口的 26. 18%。2019 年，广州市越秀区入选第三批智慧健康养老示范基地，在推进信息技术 + 健康养老方面的特色做法包括：①构建"3 + X"模式（社区卫生服务中心、街道养老机构、健康养老企业 + 智慧健康养老服务）；②利用信息技术优化家庭医生服务模式，为老年人提供网上签约、咨询、预约就诊、慢病随访和报告查询等服务，根据老年人需求开发"个性化高血压动态管理服务包"；③联合企业共同研发智能健康产品，为居民提供自助式健康管理服务；④搭建信息平台，积极探索"互联网 +"护理服务。

2. 成都市武侯区智慧健康养老示范基地

截至 2019 年底，成都市武侯区 60 岁及以上老年人口约占总人口的 21. 91%。作为全国首批智慧健康养老示范基地，成都市武侯区在推进信息技术 + 健康养老方面的特色做法包括：①引进"孝行通"智慧健康养老云平台和"颐居通"社区居家养老综合服务信息平台；②优化服务流程（老年人拨打电话提出需求、信息平台匹配服务资源、专业人员上门服务、满意度评价）；③鼓励患有慢性病的特殊老年群体使用可穿戴智能设备，实时监测健康数据并生成健康报告，实现"监测—预警—干预—治疗—康复"闭环式管理。

3. 扬州市广陵区东关街道

扬州市广陵区东关街道有 60 岁及以上老年人口约 2. 24 万，占该街道户籍总人口的 32%。2018 年，扬州市广陵区东关街道入选第二批智慧健康养老示范街道，其在推进信息技术 + 健康养老方面的特色做法主要是：①深入挖掘老年人的健康养老需求，引入多种智慧健康产品，定制个性化健康养老服务；②依托健康云平台为老年人建立健康档案，完整纳入个人体检报告和日常监测数据；③构建"智慧健康养老云平台 + 秘书式服务 + 智能盒

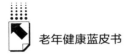
子＋移动 APP"高度融合的生态系统，实现医疗护理、健康管理和养生养老服务一体化。

4.合肥市包河区万年埠街道

合肥市包河区万年埠街道老年人口约占总人口的 14.3%。2020 年，合肥市包河区万年埠街道入选第四批智慧健康养老示范街道，其在推进信息技术＋健康养老方面的特色做法主要是：①针对街道内老年群体患慢性病比例高的现状，设置慢性病监护区，通过信息平台拓展物联网技术，实时监测老年人的健康指标，联合社区卫生服务中心建立异常指标快速反馈机制，实现早报警、早预防和早救治；②为空巢、独居、孤寡、高龄和贫困老人提供智慧化套餐服务（血压监护、血糖监护、健康体检和紧急救援等），保障特殊老人的健康和安全。

二 信息技术＋健康养老面临的挑战

"十三五"期间，我国政产学研各界围绕信息技术＋健康养老做了诸多探索，尽管智慧健康养老产业已初具规模，产品和服务不断优化、创新，但仍然面临一些问题和挑战。一方面，老年群体在接受和使用智能终端产品时可能会面临一定障碍；另一方面，智慧健康养老相关产品仍需改进、服务模式仍需优化、技术难题仍需突破，标准规范亟待完善。

（一）服务对象层面

发展智慧健康养老，需要老年人拥有基本的互联网和智能产品使用经验，并对智慧健康养老有一定的认知。然而，"银色数字鸿沟"的存在却成为阻碍老年人接受智慧健康养老服务的现实问题。中国互联网络信息中心（China Internet Network Information Center，CNNIC）发布的《第 47 次中国互联网络发展状况统计报告》显示，截至 2020 年 12 月，我国网民规模为9.89 亿，60 岁及以上网民占比为 11.2%，老年群体是非网民的主要群体。事实上，我国老年人不愿接触信息技术的原因来自多方面：①随着年龄增大，老年人的身体机能开始退化，认知和理解能力逐渐下降，学习使用智能产品和软件时存在困难；②信息技术对老年人来说属于新生事物，老年人从主观上不愿接受；③现有智能产品和软件的问题（适老化设计不够、价格不合理、无法满足需求等）；④智慧健康养老的宣传不够，导致老年人对相关产品和服务持怀疑态度，甚至从未听说过相关信息；⑤老年人学习信息技术的渠道不足。另外，孙月等（2018）的研究表明，退休前职业、网络使用情况、智能手机使用情况、智慧健康养老认知等是老年人智慧健康养老服务购买意愿的影响因素，如何提升老年人对信息技术的接受程度，是发展智慧健康养老面临的重要挑战。

（二）政策层面

目前来看，智慧健康养老相关政策较为零散、不够系统。首先，大部分政策和制度都属于原则性规定，未涉及可操作性的政策措施，缺乏完整的制度设计；其次，《智慧健康养老产业发展行动计划（2017－2020年）》已经收官，接续政策尚未出台，如何利用已建立的智慧健康养老应用示范基地总结出可推广的经验是亟待解决的现实问题；再次，智慧健康养老相关标准和规范体系尚未形成，资质审核、市场准入方面的法律法规均不完善，无法对整个行业实施有效监管；最后，涉及数据共享和安全方面的政策几近空白，既不利于老年人信息的采集、储存和挖掘，也不利于保障老年人的隐私安全。

（三）技术和产品层面

从技术层面来看，我国的智能技术、特别是物联网和人工智能技术还较为薄弱，这可能导致终端产品的感知能力和计算效率不高。另外，我国在基础软件、控制器、处理器芯片和高精度传感器等核心软硬件的研发上存在固有技术短板，导致智能服务机器人等高端产品较少。总体而言，现阶段我国智能技术和健康养老服务的融合还不够深入。

从产品层面来看，虽然近年来智慧健康养老产品层出不穷，但存在总量不足、质量不佳、个性化产品短缺等问题，制约了信息技术在健康养老中本

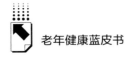

应发挥的作用。具体而言，一是产品研发人才稀缺，我国人工智能人才缺口较大，同时具备计算机专业能力和健康养老服务行业实践经验的研发人员稀缺，导致智慧健康养老产品的研发陷入困境；二是适老化设计不够，目前智能产品和手机应用的设计没有充分考虑老年人的实际需求，系统界面不友好、操作难度大，导致老年人不愿使用；三是智能化程度低，现有智慧健康养老产品的同质化现象比较严重，以可穿戴式、便携式设备为主，多数产品的形式和功能较为单一，尚未达到"智慧化"水平；四是售价和长期持有成本过高：由于智能产品的前期研发投入大，导致上市后定价过高，远超养老机构、社区和老年人的经济承受能力；五是售后服务差，多数智能产品制造商未提供及时的使用指导和售后服务，导致老年人未持续使用，产品成为闲置物品，造成了资源浪费。

（四）服务层面

当前，我国智慧健康养老事业仍处于发展阶段，政府各部门、企业、社会组织、社区和家庭等不同参与主体间的合作机制不完善、未能形成合力，导致服务内容和模式难以满足老年人的需求。

首先，智慧健康养老服务内容未能精准对接老年人的需求，目前仍主要集中在老年人的生活照料和部分医疗护理服务上，缺乏满足老年人精神慰藉、社会参与和自我实现等更高层次需求的服务内容，部分地区甚至存在"有平台无服务"的情况，社区层面未能通过智慧健康养老平台有效整合医疗和养老服务资源。

其次，服务人才资源严重短缺，健康养老服务行业的工作强度大、薪酬较低、职业社会认同感不高，导致高素质的养老护理员匮乏。目前智慧健康养老服务人员主要由年龄偏大的下岗人员组成，存在服务意识不强、专业护理知识和智能设备使用技能欠缺等问题，无法为老年人提供高质量的智慧化服务，老年人的满意度普遍不高。

再次，现有智慧健康养老服务体系无法根据老年人的年龄、经济水平、生活习惯、健康状况等特征提供差异化、个性化的服务，特别是对失智老年人的服务需求关注不够，未能利用智能技术提升失智老年人的健康水平和生活质量。

最后，智慧健康养老服务的供给尚未考虑城乡差异，农村地区面临网络基础设施不完善、老年人信息素养普遍不高等现实困难，导致现阶段智慧健康养老服务无法延伸到农村地区，这可能进一步加剧城市和农村老年人的健康不平等。

三 信息技术＋健康养老进一步发展的建议

"十四五"时期，我国老年人口规模将明显增加，进入老龄化急速发展阶段，并面临重大传染病疫情和重大慢性非传染性疾病频发的双重健康风险挑战。在国家层面，党的十九届五中全会明确提出"实施积极应对人口老龄化国家战略"，"构建居家社区机构相协调、医养康养相结合的养老服务体系"。面对新时期的人口老龄化特征和国家战略要求，促进信息技术和健康养老的进一步融合发展，已经成为推进我国健康老龄化进程的必然选择。

（一）开展"智慧助老"，弥合"银色数字鸿沟"

针对老年人的"数字鸿沟"问题，国务院办公厅于2020年11月发布了《关于切实解决老年人运用智能技术困难的实施方案》，围绕老年人的高频事项和服务场景，提出了七大重点任务。全国老龄办在此基础上发布了《关于开展"智慧助老"行动的通知》，并设置了建立健全"智慧助老"的常态化工作机制、广泛动员各方力量为老年人提供志愿培训服务、充分发挥老年大学在智能技术培训中的重要作用、引导老年人正确认识网络信息和智能技术、加强智能技术运用和防骗知识的科普宣传、提倡家庭成员帮助老年人运用智能技术、大力开展智能产品社会募捐活动共七项具体行动内容。"十四五"时期，社会、社区和家庭层面应积极落实落细上述文件要求，积极宣传智慧健康养老服务，为老年人提供智能技术培训，切实帮助老年人提升信息素养，克服心理障碍。

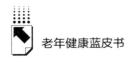

（二）加强顶层设计，完善标准体系

完善的制度体系、行业标准和市场规范是智慧健康养老服务健康有序发展的基础。

首先，政府应研究制定智慧健康养老相关的接续政策，从"十四五"时期我国的人口老龄化特征和智慧健康养老行业发展现状出发，做好智慧健康养老产业高质量发展的顶层设计和统筹规划。通过出台相关指导意见和宣传措施，充分发挥智慧健康养老企业、街道（社区）和基地的试点示范和带动作用，打造智慧健康养老典型应用场景，逐步形成推广模式。

其次，有关部门应该积极完善相关行业标准和信息化标准，建立智慧健康养老行业监管体系，促进数据共治共享。在行业标准方面，一是要明确智慧健康养老市场的准入制度，严格审核相关企业的资质，从源头上杜绝不合格企业提供的产品和服务；二是要制定智慧健康养老的产品和服务标准，对相关企业提供的智能产品和服务进行分类监管，制定优秀与合格的标准，使智慧健康养老服务供给主体在提供具体产品和服务时有标准可依；三是要根据产品和服务标准建立监督和评估机制，通过老年人的服务评价和满意度调查结果，对服务供给主体进行绩效考核，督促其持续提升服务质量；四是要适当开展第三方评价，强化社会监督。在信息化标准方面，有关部门需要抓紧研制智慧健康养老数据收集、处理、管理和应用的各类规范和行动准则，主要包括基础类标准、感知类标准、传输类标准、应用服务类标准和共性类标准。数据接口、统计口径等的标准化有助于推动政府不同部门、企业、社会组织、社区等多主体间信息系统互联互通，数据共治共享，打破现存的"数据孤岛"问题。但也需要注意避免产生信息安全问题。

（三）聚焦老年人需求，创新产品和服务

智慧健康养老相关的产品设计和服务供给均需要从老年人的特点和需求出发。在产品研发方面，首先要做好适老化设计，充分遵循五个基本原则：

①有用（功能是否真正满足老年人需求）；②好用（操作、界面是否简单）；③用得起（价格是否合理）；④持续使用（是否能坚持使用三个月以上）；⑤爱用（游戏化设计）。其次，随着人工智能和5G等信息技术的进一步发展，应加快前沿科技向智慧健康养老产品转化，不断研发出兼备智能化、交互化、情感化和个性化的新一代智慧健康养老产品。最后，要鼓励企业进一步加强与高校、科研机构的产学研一体化合作，支持企业从事具有自主知识产权的智能设备研发。

在服务供给方面，一是要利用信息技术进一步整合"医""养""康""护"资源，丰富智慧健康养老服务类型；二是要提升服务供给的智慧化水平，实现智慧健康养老服务与老年人需求的精准匹配；三是要拓展对接老年人精神文化需求的服务内容；四是要特别关注失能和失智等特殊老人，为其提供共性与个性相结合的智慧健康养老服务；五是要积极探索将中医药资源与智慧健康养老服务相结合，充分发挥中医药服务在老年人预防保健和慢性病管理中的作用。

（四）重视人才培训，加强团队建设

实现智慧健康养老产业的高质量发展，需要大量复合型人才的支撑。一方面，可以从教育培训入手，建立学校、企业和社会教育相结合的人才培养体系，增加智慧健康养老服务人才储备；另一方面，可以从提升职业吸引力入手，不断提高服务人员的待遇水平，同时建立健全行业评价和激励机制，减少智慧健康养老服务人才的流失。此外，还可通过招募志愿者、与公益组织合作等方式应对智慧健康养老服务人员匮乏的现实问题。

（五）多措并举，保障老年人隐私安全

智慧健康养老平台承载了大量老年人的基本信息和健康数据，在推进智慧健康养老数据共享时，应避免发生老年人的信息泄露。首先，国家层面应建设全国统一的智慧健康养老数据监管与储存平台，完善信息系统的风险防控建设，保障数据安全；其次，政府应依据信息化标准对数据流动进行有效

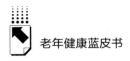
监管；再次，提供信息服务的企业必须获得相关资质，禁止其提供不合法的服务链接；最后，应通过宣传教育等方式帮助老年人提高警惕性，使其有意识地保护个人隐私。

参考文献

［1］曹玉凤、李菲：《微信健康教育对中老年糖尿病患者健康生活方式的影响研究》，《中国健康教育》2020年第10期。

［2］陈春柳：《智慧居家医养服务发展路径研究——以温州市"互联网＋健康养老"创新模式为例》，《决策咨询》2019年第4期。

［3］陈璐：《"十四五"时期安徽省智慧养老发展SWOT分析及对策研究》，《蚌埠学院学报》2021年第1期。

［4］陈昱、金铭、邱玉春：《智慧养老服务民生需求——扬州市广陵区东关街道打造国家级智慧健康养老示范街道》，《中国社会工作》2019年第2期。

［5］董少龙、任娜：《智慧健康养老发展的实施路径与推进建议》，《社会福利》2018年第10期。

［6］顾耀华、谭晓东：《健康老龄化对中国启示》，《中国公共卫生》2019年第8期。

［7］黄石松、伍小兰：《"十四五"时期我国健康老龄化优化路径思考》，《建筑技艺》2020年第10期。

［8］姜媛媛、陈宏宇、李文辉：《我国智慧健康养老产业运营模式探究》，《中国经贸导刊》2016年第11期。

［9］雷晓康、汪静：《健康中国背景下的智慧健康养老：战略目标、体系构建与实现路径》，《西北大学学报》（哲学社会科学版）2020年第1期。

［10］李宝娟、孙晓杰：《我国"互联网＋"居家智慧养老现状分析》，《卫生软科学》2019年第3期。

［11］李宏洁、张艳、余自娟等：《中国"互联网＋养老"发展现状及启示》，《中国老年学杂志》2019年第12期。

［12］李攀、曾瑞明、许敏：《智慧时代互联网＋居家养老服务的实现路径》，《北京邮电大学学报》（社会科学版）2018年第3期。

［13］李婷：《广州市越秀区试点先行探索智慧健康养老模式》，《健康中国观察》2020年第1期。

［14］李长远：《"互联网＋"在社区居家养老服务中应用的问题及对策》，《北京邮

电大学学报（社会科学版）》2016 年第 5 期。

[15] 李志宏：《"十四五"时期积极应对人口老龄化的形势及国家战略对策》，《老龄科学研究》2020 年第 8 期。

[16] 廖生武、朱宏、谭碧慧：《社区老年慢性病人群"互联网 + 医养结合"健康管理服务的困境及对策》，《中国全科医学》2019 年第 7 期。

[17] 刘厚莲：《"十四五"时期老龄健康重点关注的问题》，《人口与健康》2020 年第 8 期。

[18] 刘雪丽：《"大智移云"下智慧健康养老产业发展路径探索研究——以河北省廊坊市为例》，《社会福利》（理论版）2019 年第 4 期。

[19] 陆杰华、曹桂祥：《"互联网 + 健康养老"的运营模式及发展路径》，《中国国情国力》2020 年第 7 期。

[20] 陆杰华、郭冉：《从新国情到新国策：积极应对人口老龄化的战略思考》，《国家行政学院学报》2016 年第 5 期。

[21] 闫志俊：《"互联网 + "背景下智慧养老服务模式》，《中国老年学杂志》2018 年第 17 期。

[22] 苏冰：《把握好"十四五"期间智慧养老发展机遇》，《中国社会工作》2020 年第 35 期。

[23] 孙月、陈菲、屈会等：《基于分类树模型的老年人智慧健康养老服务购买意愿影响因素分析》，《现代预防医学》2018 年第 18 期。

[24] 王明霞：《兰州市"互联网 + "智慧健康养老服务研究》，《西安石油大学学报》（社会科学版）2020 年第 4 期。

[25] 韦艳、徐赟：《智慧健康养老产业发展的困境与路径——以陕西省为例》，《西安财经大学学报》2020 年第 3 期。

[26] 温晓君、赵燕、石岩等：《智慧健康养老产业发展白皮书（2020 年）》，《中国计算机报》2020 年 7 月 6 日第 8 版。

[27] 吴爱娟、何红、朱小玲等：《基于手机 APP 平台的延续应用于老年 2 型糖尿病患者中的效果》，《中国老年学杂志》2019 年第 10 期。

[28] 尤丽珏：《基于信息技术的居家老年医疗健康服务平台的实践》，《中国医疗设备》2016 年第 3 期。

[29] 于凌云、李婕：《智慧健康养老服务的运行模式与优化策略——基于四川省成都市武侯区实践》，《社会福利》（理论版）2019 年第 8 期。

[30] 于潇、孙悦：《"互联网 + 养老"：新时期养老服务模式创新发展研究》，《人口学刊》2017 年第 1 期。

[31] 张博：《智慧健康养老产业发展困境与出路——基于有效供给视角》，《兰州学刊》2019 年第 11 期。

[32] 张车伟、宋福兴主编《中国大健康产业发展报告（2018）》，社会科学文献出

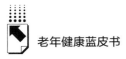
版社，2018。

[33] 张昊：《智慧养老视域下中国养老服务体系的优化路径研究》，吉林大学博士学位论文，2020。

[34] 张应文、沈永祥、周晨旭：《一个街道的智慧健康养老之路》，《中国社会工作》2020 年第 23 期。

[35] 赵晔：《智慧健康养老产业需破解四大难题》，《中国人口报》2019 年 4 月 15 日第 3 版。

[36] 甄思圆、李海燕：《国内外智慧健康养老现状研究及中医药养老设想》，《辽宁中医杂志》2020 年第 7 期。

[37] 郑世宝：《物联网与智慧养老》，《电视技术》2014 年第 22 期。

[38] 中华人民共和国民政部：《2019 年民政事业发展统计公报》，http://www.mca.gov.cn/article/sj/tjgb/202009/20200900029333.shtml，2021 年 3 月。

[39] 朱勇主编《中国智能养老产业发展报告（2018）》，社会科学文献出版社，2018。

[40] 祝国红：《提升智慧健康养老服务的路径》，《中国社会科学报》2020 年 7 月 1 日。

[41] 左美云、刘浏、尚进：《从国家政策看智慧健康养老发展脉络》，《中国信息界》2021 年第 1 期。

[42] 左美云、潘思璇、李梓童：《智慧养老需要体系化运营》，《中国信息界》2019 年第 5 期。

[43] 左美云：《智慧养老：内涵与模式》，清华大学出版社，2018，第 297 页。

[44] Bagheri-Nesami, M., Oladzad, A., Montazeri, M., et al., "The Role of Technology in Health Care of Aging People with Cognitive Disorder: A Narrative Review", *International Journal of Medical Investigation* 5, 2016: 81 - 92.

[45] Carver, L. F., Mackinnon, D., "Health Applications of Gerontechnology, Privacy, and Surveillance: A Scoping Review", *Surveillance & Society* 18, 2020: 216 - 230.

[46] Safdari, R., Shams Abadi, A. R., Pahlevany Nejad, S., "Improve Health of the Elderly People with M-health and Technology", *Iranian Journal of Ageing* 13, 2018: 288 - 299.

[47] Sun, X., Yan, W., Zhou, H., et al., "Internet Use and Need for Digital Health Technology among the Elderly: A Cross-sectional Survey in China", *BMC Public Health* 20, 2020: 1 - 8.

B.16
智慧养老：老龄社会的数字化治理范式

张淑娥　谢　宇　张　萌　周思宇　王鸿妮　赵　鑫　程偲雨　纪科宇　孙　涛*

摘　要： 数字科技与养老难题耦合，使智慧养老模式在中国孕育而生。智慧养老是一场现代性的养老革命，将彻底重构养老产业和养老政策格局。智慧养老本质是一种新型的老龄社会数字化治理模式，它是数字社会变迁条件下科技适老化的必然结果。本报告首先对智慧养老的内涵进行阐释，明确了智慧养老主要是满足老年人群的生理、心理、社会适应以及意义追寻需求的全部要素。其次分析了智慧养老在服务绩效、治理效能、社会价值、市场进化、理论建构、价值养老六个层面具有的显著优势。最后，以 ROCCIPI 的技术框架来解构智慧养老发展的相关问题。

关键词： 智慧养老　老龄社会　数字化治理　科技适老

当今社会正处于工业社会向后工业社会过渡的新阶段。以科技进步和数字经济为特征的全新的社会形态已然产生[1]。人口老龄化犹如一头"灰犀牛"引发了诸多新的社会问题。如何健康、有序、平稳地过渡到老龄社会，成为全世界共同面对的话题。老龄社会间接引发经济发展放缓、社会活力下

* 张淑娥，博士研究生，哈尔滨医科大学卫生管理学院；张萌、周思宇、王鸿妮、赵鑫、程偲雨、纪科宇，杭州师范大学医学部；谢宇，副研究员，中国药学会科技开发中心政策研究部部长；孙涛，杭州师范大学医学部教授。

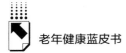

降、健康服务需求激增、健康服务成本增加、科技普适受阻等一系列问题[2]。传统养老与社会变迁之间一直存在显著的张力。科技进步使老年群体体验科技与年轻人之间存在巨大的鸿沟，以年轻人为服务主体的科技产品和服务研发的模式逐渐将老年群体排斥在社会进步之外。数据鸿沟导致了科技在老年社会中的巨大价值缺位。以数字化治理的全新视角审视老龄社会，将为积极老龄化带来有益的启发。养老问题是中国社会治理的重要议题，智慧养老可以从解决方法层面很好地回应这一议题。智慧养老既是基于行业视角的新一类服务模式，也是基于市场视角的一个养老产业，同时可以理解为新型科技在全社会的广泛应用[3]。本报告将智慧养老视为老龄社会的数字化治理模式，进一步阐述智慧养老的内涵，提出价值养老的范式，并探讨智慧养老的意义。最后，剖析了智慧养老面临的困境，提出发展智慧养老的对策建议，进一步丰富智慧养老的理论体系。

一 智慧养老的内涵

智慧养老本质是一种新型的老龄社会数字化治理模式，它是数字社会变迁背景下科技适老化的必然结果。智慧养老具体是指多元主体以科技产品，包括软件、硬件、智慧工具等为服务媒介和手段，为老年群体提供全方位的、全服务项目覆盖的、关切整体性人的养老服务的全新模式[4~6]。智慧养老具有多个特点，是在行动方式、基本结构与总体模式上对传统养老服务进行的全面重构，是一种高级形态的新模式，呈现出中国养老服务所具有的现代性[7]。具体特点包括智慧化、个性化、社会化、专业化、科学化、制度化、产业化等。同时，智慧养老是一种价值养老模式，是以"整体性人"为出发点，从"生命养老"向"品质养老"转变[8]，追求高性价比的全域养老服务，最终实现"价值养老"。智慧养老将技术嵌入养老结果、老者体验、养老成本、养老模式和社会治理，并综合考虑，是一种基于科学循证而进行的养老决策、科技产品和服务供给、综合成本效应评价和养老服务数字治理的系列实践。智慧养老既可以以"产品与服务"这种产业形态呈现，也可以以"集约型服务模式"的形态呈现，还可以以一种新型的"老龄社会治理范式"形态呈现。

二　智慧养老的内容

智慧养老的服务内容包括各类老年服务模块，具有全域性特性，包括已经实现科技化老年服务项目以及暂时未纳入科技元素的老年服务项目。智慧养老涉及的领域包括[9]以下几个方面：①健康福祉：睡眠、健康养生、医疗保健、饮食营养、精神慰藉；②个体生活：生活起居、日常照料、金融理财、运动休闲、文化娱乐、交通出行；③社会关怀：临终关怀、社交活动、家庭沟通；④人身权益：政治参与、科技宜老、老年教育、社会监督。智慧养老实现了对老年人群的生存、生活、生产以及社会归属等领域的全方位覆盖，是主要为了满足老年人群的生理、心理、社会适应和人生价值需求的全部服务。服务内容主要包括基础设施与环境建议、科技政策法律与规范制定、数字化服务与教育服务以及数字化科技产品开发等。

三　智慧养老的意义

智慧养老由"问题牵引、技术普及、政策助推、社会响应"合力推动，并形成了专业化的倡议联盟。智慧养老是数字社会"科技 + 养老"议题和行动的耦合。因此，智慧养老范式必然生成新的、广泛的、普适的意义和价值。具体而言，智慧养老在养老模式的服务绩效、治理效能、社会价值、市场进化、理论建构、价值养老六个层面具有显著意义。第一，提高服务绩效。智慧养老可以突破时间和空间限制，拓宽服务范畴和提高综合效率，提高老年人接受服务的总体体验感。智慧养老可以通过减少人力损耗、提升沟通效率、增强数据提取能力、精准识别老人个性化的需求来匹配服务。第二，增强治理效能。智慧养老可以在任何场景下应用，智慧养老应用将产生大量数据并应用至自身场域，从而构建服务闭环而实现

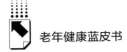
价值共创。各参与主体在智慧养老平台上进行自由合作，提升治理效能，实现价值共享。智慧养老可以被视为破解老龄化难题的治理模式，能够从供给侧和需求侧双轨道提升服务效能。第三，彰显社会价值。智慧养老以科技适老为导向，旨在扭转科技主要面向年轻人群的失衡局面，将科技融合进养老产品和服务设计之中，让老年群体共享科技成果，避免老年群体被数字化技术屏蔽，让老年群体共享科技进步带来的福祉。智慧养老在降低社会养老成本、促进社会各行业广泛参与养老事业、提升老年人福祉、提高老年人生活质量、承接并激活智慧医疗、降低照料者的照护负担等方面具有显著的社会贡献。第四，助推市场进化进程。智慧养老是市场重要组成部分，可激活老年群体科技和市场动能。智慧养老理念激发老年群体对技术产品和科技服务的兴趣、提升体验感和价值感、丰富科技产品和服务、提高老年群体应用智慧养老产品和服务的使用频率。智慧养老的出现使老年群体可以深度参与技术市场[10]，培育老年人群技术适用性，同时为老年市场技术产品、服务和场景提供广阔的空间。智慧养老可以激发银发产品和服务的研发，降低养老服务产品成本并促进科技进步。因此，智慧养老对科技、服务、产品以及产业链条都有催化作用。第五，丰富理论体系。老龄化社会的现实与积极老龄化的迫切需求成为发展养老理论的原动力[11]。智慧养老打破了单一养老话题的局限性，将养老与数字社会进行了嫁接，从而使"科技＋养老"具有丰富的理论基础。智慧养老实践将时间、空间、科技、人本、治理等要素结合在一起，有利于激发学者的想象力，进而促进理论建构。第六，实现价值养老。智慧养老关注效率、质量、公平、价值等，尤其注重降低养老服务成本、构建整合型养老服务体系、提出伦理关切、实现公平可及价值问题等。因此，可将智慧养老作为价值养老的实操范式。

四　智慧养老 ROCCIPI 的技术分析

我国智慧养老实践仍然呈现碎片化、割裂化和初级化的特征，缺少对全域图景的描绘与理解。本报告依据 ROCCIPI 逻辑框架，从规制（Rule）、机会（Opportunity）、能力（Capacity）、交流（Communication）、利益（Interest）、过程（Process）和意识（Ideology）[12] 七个技术维度对智慧养老发展进行深度分析与阐释。

（一）智慧养老规制体系建构滞后

智慧养老规制是指在智慧养老范式内，所有行动者要共同建设并共同遵守的行动界限，包括一系列正式与非正式的规范、标准、制度、章程以及文化[13,14]。规制还包括激活和引导智慧养老创新与行为的制度化体系，可以正式出台规范，对行业内的人员进行行为约束和限制。同时，行业内相关人员形成的非正式协商和约定、习惯、文化以及约定俗成的做法，也是制度的一种形式。针对当前智慧养老领域，现有文件多是具有引导意义的政策性文件，缺少可操作性，缺乏针对具体行为规范制定的微观法则、产业标准以及行业共识。此外，应从碎片化的智慧养老实践和做法中凝练出共性知识、非正式的惯习、文化等。由于正式和非正式规制体系缺位，也就不能高效、科学、规范地指引行动者开展智慧医疗实践。综合来看，智慧养老亟须从政策主导型制度体系向法律主导型制度体系转变[15]。

（二）智慧养老欠缺科技适老的前提

智慧养老的机会是指破解智慧养老发展瓶颈、促进智慧养老快速发展的潜在机遇和前提条件[16]。智慧养老不是无中生有，而是诸多先在的可用要素共生演化而出现的耦合模式。当前，中国正处于急速老龄化的发展阶段，养老问题严峻，但与此同时，科技发展迅猛，尤其是互联网以及智慧科技在商业、生活以及工作领域已经得到广泛应用。中国人已经适应互联网时代的新生活模式，具有较高的科技接纳度，新科技产品和服务层出不穷。因此，养老科技在老年社会具有较大的发展前景。不可否认，科技在人群中的适用度还存在较大差距，科技适老主要停留在理念和原则层面。事实上，很多科技公司及其产品尚未密切关注老年人的生理和文化特征，老年群体被排斥在

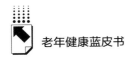
科技利好之外。因此，智慧养老具有一定的前提条件，即科技适老，同时也是不可回避的原则和充要条件。

（三）智慧养老生态系统的治理能力尚存差距

智慧养老的能力是指解决智慧养老现存问题以及助推行业发展的治理能力和权限范围[17]。以政府和市场为双主体的智慧养老推动者尚存在能力不足的问题。政府层面，配套政策缺失，比如缺乏对智慧养老生态的关注，相关政策方案较少或缺失。同时，在智库建设、政策制定、财政支持、孵化等职责上缺位。市场层面，虽然行业协会和非营利组织已经逐渐建立。但是，智慧养老还处于分散化和碎片化的状态，成本较高，未形成产业合力，具有一定规模的标杆企业并未出现，相关平台也缺失，市场画像并不清晰，盈利模式并未形成。智慧养老是一种新型的老龄化社会的治理模式和行动路径，因此，多元治理主体必然不能忽视社会公众，要使其扮演好相关角色，发挥一定的价值。当前的智慧养老十分缺少社会公众的参与，如在产品诉求表达、产品和服务设计、产品和服务评价与反馈等方面，可以引入公众参与。

（四）智慧养老呈现单向度交流的格局

智慧养老的交流是指智慧养老的产业政策在行业之间以及全社会的信息交流、营销及舆论宣传[18]。智慧养老概念已经成为当下舆论热点。然而，智慧养老的信息交流存在严重内卷化现象，即产品和服务在提供者之间交流与讨论较多，还局限于"从供方向需方"的单向度劝说和营销层面，而缺少需方的参与、沟通和反馈，从而导致供方的产品和服务缺少对老年人群需求的深层把握，科技适老度和宜老度较低，产品设计没有体现出"以老为本"的理念[8]，影响了智慧养老的市场推广和社会许可。

（五）智慧养老行动者间的利益流动受阻

智慧养老的利益是指智慧养老生态体系内各个利益集团的利益结构、利益流动以及利益反馈[19]。智慧养老不管是作为一个产业，或是作为一种新型的老龄化治理范式，都面临缺少利益闭环的困境。智慧养老产业链呈现碎片化格局，产品、技术、服务、信息处于不同人群、环节、场景，一个健康的、利益充分自由流通的整合型智慧养老体系尚未建成。信息孤岛、协同缺失、利益区隔等问题是智慧养老发展需要跨越的鸿沟。不能使多数人受益的智慧养老格局不能激励全员参与，也不利于供给侧与需求侧的和谐共生。因此，智慧养老应该追求如下责任与利益格局，即多市场主体参与智慧养老生态体系的共建，参与生态系统的共治，充分享有生态体系的共益[19]。

（六）智慧养老仍处于不断试错和纠错的初始状态

智慧养老的实现过程也是指智慧养老产业与政策目标实现的过程。现阶段，无论智慧产品还是服务，都处于碎片化的初始阶段[20]。智慧养老并不是单一的技术转化应用。集成产品与服务，并形成一个开放的生态系统，才可以称为智慧养老。智慧养老的各个行动者都在自己单一赛道上试错，产品、服务以及不同主体间的联动协同较少。智慧养老在试错和纠错的路径上出现了诸多风险，存在"以人为本"和"技术至上"之间的矛盾。例如，智能产品使用带来的隐私安全、伦理困境都困扰着智慧养老的深度进化。养老话题是社会热点，研究者普遍被医养结合、支付方式、长期照护保险、养老模式等话题所吸引。技术、价值、治理等还未引起学术与实践界的广泛关注。医疗服务介入、保险覆盖以及服务能力建设更注重单向解决供给侧的问题，而成本上升、可持续发展以及治理的生态效能往往被忽视。中国的数字和智能技术禀赋尚未成为养老模式的核心，智慧养老与价值养老还需得到重视。

（七）智慧养老范式尚未获得广泛的社会认可

智慧养老意识是指智慧养老生态体系内各行动者对本产业或治理范式的认知、立场与评价[21]。智慧养老意识存在较大的离散度，理论界十分看好智慧养老的前景，但是，由于前文讨论过的利益流动受阻等问题，部分产品和服务提供者对其信心不足。更为关键的是，老年人对科技产品的态度并不

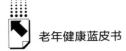

积极，数字技术接纳度较低。很多老年人觉得科技产品操作比较麻烦，对产品使用缺乏信心，对科技及智能产品和服务存在排斥的现象。同时，很多老人对新技术认可度较低，对其安全性、可靠性、实用性心存疑虑，购买意愿和驱动力不足。总之，智慧养老范式尚未获得广泛的社会认可。

五 建议

相比于医养结合、机构养老、长期照护险等，智慧养老是一种新型养老服务模式和生态系统，属于老龄社会治理范畴。智慧养老生态系统要素包括服务提供者、需求者、厂商、老年人家属、上下游企业、健康服务提供者、金融保险机构等涉老机构、群体和个体。智慧养老通过价值养老实现治理目标，需要政府、市场、社会三大主体与老年群体随时代情境变化进行互动。政府通过完善智慧养老体系的法律法规，建立满足老年人群诉求、维持老龄社会良性运行、健康可持续的养老服务体系和保障体系。企业联合高校以及科研机构研发符合老年人特征、满足老年人需要的智能产品。科技公司与政府推动和引导科技向善、助推科技适老；搭建科技适老智慧平台，呈现多主体共建共治共享的数字智治的全新养老范式；此外还需要从媒体宣传、老年教育、家庭关怀、科技向善发展等多角度驱动老年人学习和运用智能技术，实现智能养老。

参考文献

［1］ 童锋、张革：《中国发展数字经济的内涵特征、独特优势及路径依赖》，《科技管理研究》2020 年第 2 期。

［2］ 李乐乐、秦强：《人口老龄化、社会保障支出与经济发展》，《经济问题探索》2020 年第 5 期。

［3］ 张博：《新时代新经济：智慧健康养老产业及发展路径》，《兰州学刊》2020 年第 6 期。

［4］ 丁文均、丁日佳、周幸窈等：《推进我国智慧养老体系建设》，《宏观经济管理》2019 年第 5 期。

［5］ 屈贞：《智慧养老：机遇、挑战与对策》，《湖南行政学院学报》2016 年第 3 期。

［6］ 杨芳：《智慧养老发展的创新逻辑与实践路向》，《行政论坛》2019 年第 6 期。

［7］ 朱海龙：《中国养老模式的智慧化重构》，《社会科学战线》2020 年第 4 期。

［8］ 林中燕、郑大川、李佐勇，等：《我国智慧养老研究综述》，《中国卫生信息管理杂志》2017 年第 6 期。

［9］ 房莉杰、周盼：《"多元一体"的困境：我国养老服务体系的一个理解路径》，《江苏行政学院学报》2020 年第 1 期。

［10］ 陈文沁：《老龄化社会中的数字鸿沟与数字赋能》，《青年记者》2020 年第 25 期。

［11］ 杨依帆：《"积极老龄化"理论及实践创新研究》，《现代商贸工业》2019 年第 6 期。

［12］ 迟沫涵、尚杰、孙涛：《ROCCIPI 框架下区域医疗联合体的问题识别与分析》，《中国医院管理》2014 年第 9 期。

［13］ 孙蕾扬、孙晶晶：《智慧养老创新模式法律保障机制研究》，《广西社会科学》2018 年第 7 期。

［14］ 黄剑锋、章晓懿：《中国智慧养老产业政策研究——基于政策工具与技术路线图模型》，《中国科技论坛》2020 年第 1 期。

［15］ 朱海龙、唐辰明：《智慧养老的社会风险与法律制度安排》，《吉首大学学报》（社会科学版）2020 年第 5 期。

［16］ 张萍、丁晓敏：《代偿机制下适老智慧产品交互设计研究》，《图学学报》2018 年第 4 期。

［17］ 顾严：《人口老龄化：从阶段性应急到常态化治理》，《宏观经济管理》2015 年第 10 期。

［18］ 闫志俊：《"互联网＋"背景下智慧养老服务模式》，《中国老年学杂志》2018 年第 17 期。

［19］ 华中生、刘作仪、孟庆峰等：《智慧养老服务的国家战略需求和关键科学问题》，《中国科学基金》2016 年第 6 期。

［20］ 张泉、李辉：《从"何以可能"到"何以可行"——国外智慧养老研究进展与启示》，《学习与实践》2019 年第 2 期。

［21］ 张泉：《智慧养老服务缘何遭遇普及推广难题？——基于青岛市智慧养老服务业的价值网络分析》，《理论学刊》2020 年第 5 期。

B.17

数字银发经济：智慧健康养老产业现状和趋势

丁 勇 瞿晓颖*

摘 要： 当下，中国医养产业呈现出养老服务需求不断上升；照护人员供给不足，整体素质和服务效率亟待提升；养老支出相对不足和养老资源缺乏、浪费共存；国家不断颁布扶持文件，新冠肺炎疫情防控常态化后数字化技术场景大批量应用，技术水平迅速提升。在此背景下，本报告按照重大失能失智病种精准照护、基于症状的需求分类与照护智能化、人才养成体系、医养结合程度及支付意愿五个特征向量，从照护共性技术成熟度、智慧技术成熟度及产业发展成熟度三个维度综合分析中国医养产业智慧化现状，梳理描述用户场景，呈现机构运营场景，并提供技术解决方案，为智慧化赋能产业发展提出下一步设想。

关键词： 银发经济 数字化 场景驱动

一 背景

根据国家统计局 2020 年统计数字，2019 年中国 65 岁及以上人口为

---

* 丁勇，上海伟赛智能科技创始人及总经理，爱照护养老服务有限公司创始人兼 CEO；瞿晓颖，法国里昂商学院商业智能大健康中心主任。

1.76亿，占总人口比例为12.6%，且近10年来人口老化增速明显加快（见图1至图4）。

为应对人口老龄化的趋势，智慧养老已经成为中国养老从业者的关注点，国家也频繁出台相关政策文件（见表1），旨在促进智慧养老模式迅速构建并广泛推广。

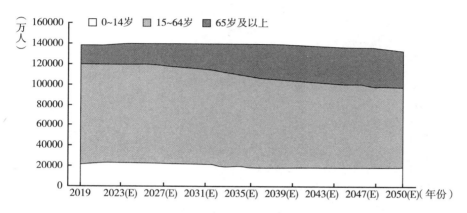

图1　2019～2050年中国人口数量及年龄结构变化

资料来源：中国2010年人口普查资料。

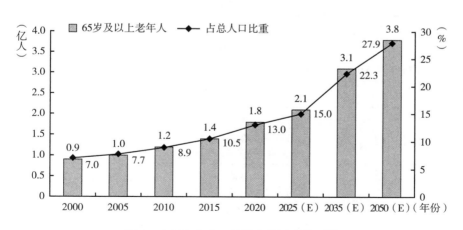

图2　中国老年人口数量变化及趋势测算

资料来源：《中国发展报告2020：中国人口老龄化的发展趋势和政策》。

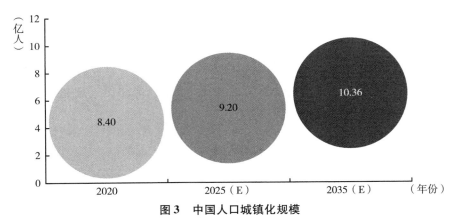

图 3　中国人口城镇化规模

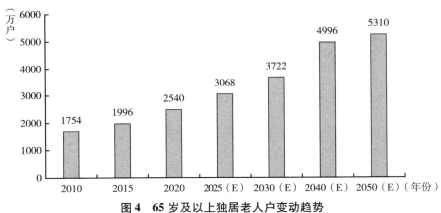

图 4　65 岁及以上独居老人户变动趋势

资料来源：《中国发展报告：2020 中国人口老龄化的发展趋势和政策》。

表 1　智慧养老相关政策

时间	发布机关	政策文件	主要内容
2015 年 7 月	国务院	《关于积极推进"互联网＋"行动的指导意见》	明确提出了"促进智慧健康养老产业发展"的目标任务
2016 年 3 月	人民银行	《关于金融支持养老服务业加快发展的指导意见》	鼓励金融机构与养老信息和智慧服务平台合作，运用"互联网＋"大数据资源，提供更高效的金融服务
2016 年 6 月	国务院	《国务院办公厅关于促进和规范健康医疗大数据应用发展的指导意见》	推动健康医疗大数据融合共享、开放应用

续表

时间	发布机关	政策文件	主要内容
2016 年 10 月	国务院	《"健康中国 2030"规划纲要》	建设健康信息化服务体系
2016 年 12 月	国务院	《关于全面放开养老服务市场提升养老服务质量的若干意见》	推进健康医疗大数据融合共享、开放应用
2017 年 2 月	工信部、民政部、国家卫计委	《智慧健康养老产业发展行动计划（2017 – 2020 年）》	建立智慧健康养老应用示范基地、领军企业、产品和服务标准
2017 年 7 月	工信部、民政部、国家卫计委	《智慧健康养老应用试点示范通知》	支持建设一批智慧健康养老应用示范企业、示范街道（乡镇）、示范基地
2018 年 7 月	工信部、民政部、国家卫健委	《智慧健康养老产品及服务推广目录（2018 版）》	确定智能养老产品和服务类别
2019 年 4 月	国务院	《国务院办公厅关于推进养老服务发展的意见》	实施"互联网 + 养老"行动，在全国建设一批"智慧养老院"，推广物联网和远程智能安防监控技术，运用互联网和生物识别技术，探索建立老年人补贴远程申报审核机制。加快建设国家养老服务管理信息系统，推进与户籍、医疗、社会保险、社会救助等信息资源对接
2020 年 10 月	工信部、民政部、国家卫健委	《智慧健康养老产品及服务推广目录（2020 年版）》	智能养老产品和服务类别
2020 年 11 月	全国老龄办	《关于开展"智慧助老"行动的通知》	开展"智慧助老"行动，利用 3 年的时间，动员社会各方力量共同努力，推动老龄社会信息无障碍建设，促进全社会适老化设施的改造和升级
2020 年 12 月	国务院	《关于建立健全养老服务综合监管制度促进养老服务高质量发展的意见》	加强信息共享，统筹运用养老服务领域政务数据资源和社会数据资源，推进数据统一和开放共享
2020 年 12 月	工信部	《互联网应用适老化及无障碍改造专项行动方案》	聚焦老年人、残疾人等的信息生活需求，广泛调动社会各方力量和有利因素，综合采取行政指导、技术推动、信用评价等多种手段，推进互联网网站和移动互联网应用（APP）适老化及无障碍改造

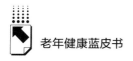

依照国际惯例，每 3 位老人就需要 1 名护理人员。2018 年文献资料显示我国目前养老机构人员不到 60 万人，持证上岗人员不足 10 万人，护理人才缺口高达 900 万人，同时已获得相关资质的从业者存在规范化培训缺乏、数字化新型工具运用缺失等问题，极大地影响了工作效率。[2,3]

总体来说，中国养老产业至少存在以下 6 个特点：（1）规模大；（2）增速快；（3）服务对象支付意愿不足；（4）专业照护人才缺乏，社会地位和收入较低；（5）供给和需求错配，比如，一方面总床位数较多，另一方面空置率较高；（6）"两多两少"，即给老人做"加法"的多，做"减法"的少。太多的"加法"（如越来越多的代偿性服务）变相剥夺了部分老人原本就不多的社会活动机会，如去理发店理发、去超市购物等。关注老人"失能"的多，关注老人"自立"的少。这些问题都加剧了老人自身生理、心理和社会功能的衰退，呈现物质生活便利有余、心理健康和独立性严重不足的现象。

当前，我国养老服务从供给策略来看，面向主要矛盾，缺乏有效供给，服务供给存在数量"过剩"和"不足"并存、质量结构不优的情形。一方面，提供养老服务的机构数量不少，但同质化严重，其以进行生活照料的体力劳动为主，对失能、失智老人的特殊照护供给严重不足；另一方面，普遍缺乏专业照护、医疗康复、健康营养、社会心理等高质量服务集成。基于此，优化结构，推进养老领域供给侧改革，"去落后产能"势在必行。从需求侧来看，养老服务呈现出空间碎片、需求多样、规模效应缺乏、标准化程度不高等问题。

从发展路径来看，尚未形成信息技术新动能，运用互联网技术连接资源的效率驱动型创新企业非常少见。一方面，高度依赖劳动力的养老服务成本将随人力成本红利消失而不断攀升。另一方面，现代信息技术在养老行业中长期缺位，将导致服务机构难以精准刻画服务对象，也无法细化服务颗粒度，难以及时发现突发事件并提早干预，服务提供和管理监督很难"同步"。由此导致的信息不对称还会带来需求评估中的道德风险，难以激发多元主体活力，包括商业保险机构、社会公众、社区志愿者等参与养老服务体系的意愿难以提升。为此，要加快供给侧创新，特别是延长服务供应链和进行路径迭代，将养老从劳动密集型模式切换到技术密集型模式，特别是由人工智能（AI）驱动的数字化养老服务模式上来。

从技术发展层面来看，基于优秀的算法、海量的数据以及云端强大的算力，AI将促进养老服务产业发生巨大变革。新冠肺炎疫情期间及疫情后在其他服务行业，特别是医疗服务实际场景AI的大量应用，将让这一技术更加成熟，加速落地。而物联网技术使养老服务机构、医疗服务机构与老年人和家庭实现无缝连接，使优质的医疗资源、服务资源向机构、社区和家庭延伸，可以提供及时、便捷、高效的养老服务。国家大力推进的5G基建将使数据更加高效的传输，并利用"云"技术对数据进行计算和存储。"物联网＋5G＋大数据＋云＋AI"的基础系统架构，将提升行业洞见力，打破养老服务行业发展的天花板，构建新的应用场景和为行业成长提供空间，为产业升级注入新活力，并释放出巨大的创新能量。在服务运营方面，将表现为服务精准性提高、生产效率提升和生产成本降低；在服务效果方面，将表现为传统服务模式的升级，最终将使养老服务产业链整体发生变化，即从当前粗放的体力密集型升级为更高效、更精准、服务水平更高的技术密集型。

综合上述，养老服务产业具有数据应用量大、产业链长、多方交互、"人－空间－服务"网络特性、柔性服务供应链管理、规模定制化普惠型服务设计能力以及线上线下服务协同等现代数字经济属性。

二 产业现状和发展

智慧健康养老集合了慢病管理、康复、护理、生活照料、心理干预等科技和信息技术的知识和体系，其产业建设和发展可用图6的"5×3"模型进行阐述。

（一）五个特征向量

（1）"重大失能失智病种精准照护"向量：面向运动障碍，如脑卒中、帕金森等疾病的精准照护路径；面向认知障碍，如失智症的精神行为症状（BPSD）的照护路径。

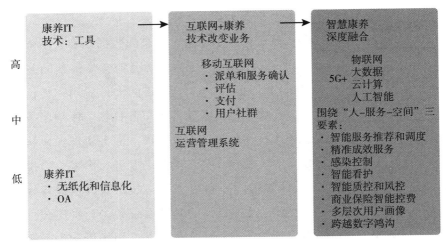

图5 智慧康养技术基础及场景展示

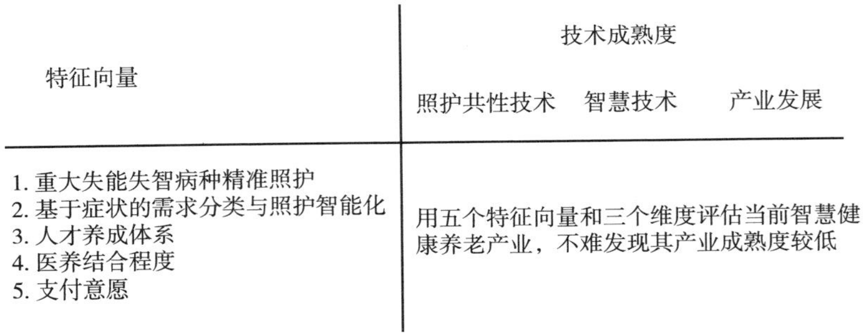

特征向量	技术成熟度		
	照护共性技术	智慧技术	产业发展
1. 重大失能失智病种精准照护 2. 基于症状的需求分类与照护智能化 3. 人才养成体系 4. 医养结合程度 5. 支付意愿	用五个特征向量和三个维度评估当前智慧健康养老产业，不难发现其产业成熟度较低		

图6 健康养老产业发展逻辑

（2）"基于症状的需求分类与照护智能化"向量：从基于症状的照护需求评估、诊断到照护计划生成以及后续服务过程、质控和风控全周期智能化管理，提供成规模的个性化照护解决方案；

（3）"人才养成体系"向量：机构内生活照料服务人员学历高中及以上、年龄40岁以下，占总生活照料服务人员比例；专业康护人员学历大专及以上占总服务人员比例。

（4）"医养结合程度"向量：养老机构内设有医疗机构占比以及医护人员满员配置率；医疗机构收入中养老服务输出收入占比。

（5）"支付意愿"向量：长期照护保险中自费支付，社会性、商业保险协同参与的三方众筹支付模式中后两者转移支付占总支付比例。

（二）模型中的三个成熟度维度

（1）照护共性技术成熟度：在服务价格形成机制中，专项服务产品化细分为主要评估维度，如行走训练、吞咽障碍干预等专项服务占总服务价格比重。

（2）智慧技术成熟度：以人工智能、云计算、物联网等技术创新型企业收入中健康养老产业应用收入占比为主要评估维度。

（3）产业发展成熟度：以市场预测、相关企业营收和投融资为主要评估维度。

根据以上五个特征向量和三个维度评估当前智慧健康养老产业，不难发现其产业成熟度较低。

由于中国老龄化程度日益加深，健康养老产业发展将基于一切以老人为中心的"医政企研保"相协调的发展逻辑，如图7所示。

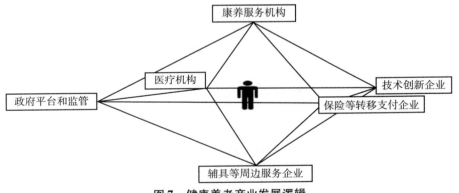

图7　健康养老产业发展逻辑

三　场景驱动的未来趋势

根据健康养老服务运营特点，可以将场景分为智能辅助运营、智能质控风控、智能辅具、智能培训和智能保险评估监控等，如表2所示。

表 2　健康养老服务场景

内容	服务	空间	智能、辅助运营	智能质控风控	智能辅具	智能培训	智能保险评估监控
康复&护理	生活能力促进	机构	需求评估和诊断	多中心康复专家支持系统			
		社区					
		居家					
	护理	机构		多中心护理专家支持系统 •独居老人紧急救援 •互联网护理医院慢病管理、智能药物管理			
		社区					
		居家					
养（照料）	看护	机构	智慧查房	运营管理直报系统、智慧院感系统、认知障碍治疗系统、老人防走失系统	适老家具 •智能扶手 •智能马桶和扶手 •智能床边扶手 "一键服务订购"弱辅助机器人 •爬楼机 •助餐 •助步 •助浴 个人定制 •股骨颈骨折保护垫 •轮椅防压疮坐垫	混合现实（MR）、虚拟助理	保险防欺诈系统 •公共保险 •商业保险
		社区					
		居家	家庭e养院可穿戴设备 •生命体征 •血糖 •动态心电 •动态血压　业务流程自动化、智能供应链管理、智慧商业决策、运程会议系统				
	生活照料	机构	虚拟助理 •陪护（问答）机器人				
		社区					
		居家					

（一）场景驱动的智慧养老应用

场景1：依托数字和智能技术，提升养老机构精细化运营能力

【背景情况】2020 年底，上海市委、市政府发布《关于全面推进上海城市数字化转型的意见》。意见指出，要推动生活数字化转型，提高城市生活品质。结合新技术和新制度的供给，以数字化推动公共卫生、健康、教育、养老、就业、社保等基本民生保障更均衡、更精准、更充分，打造智慧医院、数字校园、社区生活服务等一批数字化示范场景；着力解决"数字鸿沟"问题，倡导各类公共服务"数字无障碍"，面向老年人和残障人士推进相关服务的适应性改造，创造无处不在、优质普惠的数字生活新图景。

【场景描述】传统定期现场检查和纸质台账以及文档检查的质量监管模式存在以下问题。

（1）静态数据无法满足动态监测需求。养老服务质量监管的核心是服务过程监管，质量是过程监管的结果。需要建立动态监测体系，以实现基于事中的过程管理监测。与之矛盾的是：当前养老服务质量监测基本采用定期上门检查的模式，指标考评以静态结果呈现。用静态模式检查动态流程使机构在被检查前有充足的时间"准备"日常服务台账，质量监测结果不能完全代表机构日常的服务质量。

（2）纸质模式很难激励服务机构依托数字化技术提质增效。纸质文档成为养老服务质量监管的重要依据，导致不少养老机构以完成纸质台账为工作目标。而纸质文档的信息时效性低、留存性和搜索性差以及复盘能力弱等弊端也日益凸显。

（3）纯人力模式无法持续满足未来更大规模和更多维度的养老服务质量监管需求。负责养老服务质量监管的检查人员主要来源于行业内具有经验的从业者，本身就存在人力紧缺的现象。在检查中还会面临一些困难：在检查别家机构的同时还要做好自己所在机构的准备，来回奔波造成工作负担；机构与机构之间分布分散，检查时需要检查组亲临每一家机构，路程中耗费大量时间，效率得不到保证，随着养老机构数量的增加和检查指标的深化，

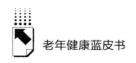

人力紧缺的弊端也会逐渐显露出来。可见，需要为检查人员提供更为便利的监测方式，提高监测效率。

【场景呈现】可借助5G、AIoT、大数据、边缘计算、神经网络、知识图谱、数据可视化等技术，对机构服务质量进行全程记录，形成数字质控报表，便于管理人员进行质量管理数据挖掘和分析；支持相关数据同步上传至上级监管部门，实现全过程数字化闭环管理，真正做到"数字化过程管理"。深入落实"管行业也要管数字化转型"的新理念、新要求，推动养老服务质量管理手段、管理模式、管理理念变革。

场景2：虚拟助理

【背景情况】养老顾问机器人：人们通过文字或语音的方式，与机器进行类人级别的交流交互，实现养老贴心生活管理、养老知识问答、专家疾病预警三大功能。支持通过App进行养老知识、资讯检索，以及服务的人机对话，养老知识请求响应在1秒以内。

【场景描述】通过收集老年人的生活规律、喜好以及慢病等信息，自动为老人设计生活作息时间表，系统自动提醒并指导老人完成一些基本活动，如吃药或者做运动等，实现对老年人日常生活的科学、精细化管理。对于老年人咨询的病情，系统实时根据老年人的症状，通过交互问答，对老年人的健康状况和病情进行初步诊断并给出建议，同时提示养老机构和老年人家属，实现早发现、早治疗。

老年人、家人、医护人员可以利用App，通过语音点击的方式选取与自己的生活相关的事项，或者管理的时间节点等，系统自动为老人安排最优的管理方式，并根据事项指导按步执行或者进行提醒等。此外，可以通过App直接向老年人发送语音信息。疾病预警模式主要根据对与老人的互动问题进行筛选，系统会启动疾病诊断模块，如在之前的互动中涉及疾病症状，主动进一步询问老年人问题，如还有其他症状吗？根据可观察的症状，进行初步判断，给出建议，如您可以去医院做个CT等，同时养老机构和老年人家属也会收到相关建议。

【场景呈现】借助人工智能（AI）、自然语言处理（NLP）、知识图谱

（KG）构建虚拟助理，释放更多人力。具体有以下三大技术模块。

（1）语音输入输出模块

这个模块主要完成语音的识别和合成。

语音识别：对老年人或者其他用户通过 App 等终端输入的语音信息进行识别，转化为文字信息，减少老年人文字输入，即采用专业语音识别接口。

语音合成：将文字信息转化为声音信息，即生成众多有特色的发音（音库），合成音在音色、自然度等方面的要求接近或者超过人声，即采用专业语音合成接口。

（2）问答对话模块

用户意图识别：这个模块主要对来自上一层的咨询文本和语音等多模态信息进行意图识别，利用分类算法识别出用户是提出的问题是进行咨询还是有任务和命令式的任务型对话。采用 BiLSTM + Attention 实现用户意图分类。

自动问答：如果需要咨询，首先输入问答推理系统，基于深度学习的问答借助语义库和通用知识，从领域知识问答库中找出与问题最相关的答案。采用预训练模型 + 指针网络实现句子对建模。如果低于一定阈值，则进入多跳推理问答模块，判断问题的复杂度，根据复杂度确定相应的一次或者多次阅读推理算法，通过搜索引擎多次搜索文献库或者其他资源，利用阅读理解算法找出与问题最相关的答案，实现上述功能需要优化搜索引擎和 BiDAF。

（3）任务型推理对话模块

任务提醒与指导：护理人员、家属或者老年人结合老年人的身体状况、慢病或者生活习惯设定任务，根据一定规则自动为老年人设置任务，映射到与相应的任务相关的执行注意事项和指导，按照时间进行提醒（包括语音提醒），并给予指导。

推理预警模块：通过语义分析老人询问的内容，如果监控到有人咨询疾病症状会关联到疾病图谱，通过推理判断，生成需要明确的症状或者给出推荐检查的建议，同时给养老机构医生发送预警，由医生介入。拟采用深度强化学习和图模型实现。

任务型对话理解与生成模块：由自然语言理解、对话管理、推理决策、

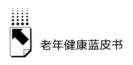

自然语言生成模块组成，分析用户的对话与事理图谱，并进行实体链接和匹配，经过强化学习进行推理，将答案作为对话的一部分生成回复，并采用知识图谱和任务型对话生成技术方案实现。

场景3：机构智能查房场景

【背景情况】根据养老机构的管理要求，为避免老年人夜间出现危险，机构应建立定时查房制度，定时巡视老年人状态是否正常，防止出现噎食、误食食品药品、压疮、烫伤、坠床、跌倒、他伤和自伤、走失、文娱活动意外等风险。

【场景描述】目前养老机构绝大多数采取护理员值班的方式开展夜间巡查，一方面，护理员夜间巡查是否及时，是否按照要求，难以准确监管。老年人如出现跌倒、坠床、他伤、自伤等人身伤害意外时，可能难以及时发现。另一方面，夜间巡查需要大量的人力，护理员如果在夜间开展不间断巡查，则会影响白天的护理工作。部分机构采用给老年人配置智能床垫的方式，自动监测老年人生命体征和离床数据，但尚未形成标准化、规范化的产品和流程。当下，需要提供能保障老年人夜间看护安全、降低各类突发事件风险、提升护理员夜间精准巡查度的智能查房解决方案。

【场景呈现】通过应用智能床垫、机器视觉、RFID 巡夜等智能化设备以及边缘计算技术，实时搜集、传输和分析各种状态数据，促进夜间值班人员巡夜工作提质增效；可实现老年人异常离床、跌倒、生命体征异常、人员冲突、违反安全规定等多场景无人值守自动监控，需重点解决状态采集准确性、老年人居室隐私保护、智能报警等问题。

场景4：重症卧床老年人家庭照护床位远程看护场景

【背景情况】居家养老的老年人，因术后康复、失能程度加深等原因，迫切需要在家中也能得到专业的照护服务，使老年人家中的床位成为具备"类机构"照护功能的床位。

【场景描述】目前上海市开展了"家庭照护床位"的试点，依托有资质的养老服务机构，将专业照护服务延伸至老年人家中。通过对老年人家居环境进行必要的适老性改造，配置照护服务所需的护理床、康复器具、移动辅具等设施设备，安装离床感应、体征监测、紧急呼叫等基本智能设备，由服务团队定期或及时响应服务请求，上门开展专业照护服务。前期探索实践中主要遇到以下问题：一是上门护理服务的成本较高，为保障照护服务的专业性，一般应采取团队上门的方式，包括照护计划制定者、护理员、康复师、社工师等，但如果上门次数频繁，护理成本就较高；二是体征监测、紧急呼叫等基本智能设备的准确性和稳定性不高，特别是夜间能否及时发现老年人异常情况值得注意；三是设备种类多，集成难度大，综合成本较高。

【场景呈现】提供家庭照护床位的集成式智能化设备解决方案，要求设备具备睡眠监测、离床感应、体征监测、紧急呼叫电话、数据回传、远程问诊、解答问题、娱乐等功能，家属可通过手机 App 查询数据、接收紧急报警信息。要求体积小巧，安装简便，价格适中，年综合成本较低（支持租赁服务）。

场景5：认知障碍老年人防走失场景

【背景情况】无论是居家还是在养老机构，部分失智老年人都容易发生走失行为，失智老年人自身安全受到很大威胁，给机构工作人员和家属带来很大困扰。

【场景描述】现有的智能手环、智能腕表存在老年人不愿意携带、需要充电等不足，采取配饰、服装、二维码等方式还可能侵犯老人隐私，并存在长期使用不便利等问题。

【场景呈现】将基于计算机视觉和意图计算技术的防走失系统部署在机构，通过识别具有认知障碍老年人妄走行为和预警走失概率，做到走失早预防和早干预，降低走失意外发生。要求部署简单，成本低廉，识别准确率高。

场景6：独居老年人紧急救援场景

【背景情况】老年人独居在家时如身体出现异常情况，可能无法行动或拨打手机，需要能快速、便捷地发出呼叫信息，与医院或家属紧急联系。此外，对于发生意外失去知觉的老年人，要能够第一时间监测意外情况，及时向监护人或其他指定人员发出报警信息。

【现状描述】目前市场上的"一键通"类应急呼叫报警产品种类较多，

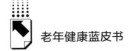

包括"一键通"电话机、智能手环、智能手表、蓝牙终端等，但由于产品和服务不够标准化、规范化，老年人自费购买的比例不高。此外，"一键通"等设备需要老年人主动发出报警信息，发生意外失去知觉或者无法行动的老年人需要有一种被动式的监测和报警设备。监测和报警设备要能够统筹解决老年人隐私问题、监测准确性和稳定性、价格等问题。如能否在卫生间安装，能否准确识别老年人跌倒的各种情况，从而降低设备的误报率、漏报率等。需要提供一种老年人使用方便、操作简单、服务精准、收费不高的紧急救助解决方案。重点解决老年人不愿意安装或佩戴设备、使用过于复杂、功能单一、紧急呼叫后续服务不完善（如如何对接120）等问题，随身佩戴的手环、手表类设备应具备较强的电池续航能力，非穿戴固定安装设备应具备低功耗、自带网络通信功能等特点。

【智慧化场景呈现】无感监测报警，主要针对独居老年人看护的监测报警需求，独居老年人发生中风、跌倒、心梗等意外情况时，能及时监测、发出报警信息并通知监护人或其他指定人员，便于第一时间发现并实施救助。要求设备监测率高，误报率低，便于安装，覆盖多空间，能保护老年人隐私、价格适中，并能解决供电、通信等问题。

场景7：数字化定制

（1）股骨颈骨折保护垫

【背景情况】跌倒是我国65岁及以上老年人因伤害死亡的主要原因。据统计，老年人发生创伤性骨折的主要原因是跌倒，年龄越大，发生跌倒及因跌倒受伤或死亡的风险越高。在老年人居家生活、外出活动和在机构养老中，需要综合采取适老化改造、自我锻炼、加强巡视、使用辅具等多种措施防范老年人跌倒，降低老年人跌倒的概率，减轻伤害。

【场景描述】目前有部分智慧养老产品用于老人防跌倒，如能预防跌倒和减轻伤害的智能防摔气囊、智能鞋、智能服装，但部分设备还停留在实验室阶段，大部分产品价格较为昂贵，功能复杂不易掌握。穿戴舒适性有待提高，应用效果也有待检验。

【智慧化场景呈现】针对有轻中度认知障碍的老年人，因服用抗精神病类药物发生跌倒事故风险较大，为了避免跌倒导致伤害最严重的股骨、颈骨骨折，可通过数字化扫描和3D打印技术，定制基于吸能材料的个性化的3D髋关节防护垫，并预埋传感器，自动记录佩戴情况以及发生跌倒后自动报警。当意外跌倒发生后，能够高效地吸收撞击力，极大地降低对髋关节的冲击，降低股骨、颈骨骨折的概率，避免由此导致的长期卧床和全失能，同时发出跌倒位置信息和紧急呼叫。特点：数字化定制、佩戴舒适、自动报警。

（2）轮椅防压疮坐垫

【背景情况】轮椅是老年人、残疾人、骨折患者常用的工具，给活动不便者提供了方便，但是据研究，皮肤毛细血管遭受压力时，血液即停止流动，如被压部位持续2~4小时未能得到施救，则有1/2的受压组织会发生不可逆的损伤，特别是老年人。因此，长期坐轮椅的压疮发病率较高。由于使用轮椅产生压疮主要集中在坐骨结节处，一旦有压疮，很容易被粪便感染，更加难以恢复。

【场景描述】目前养老机构或居家老年人连续坐轮椅的时间多超过4个小时，除了转移到床上卧床休息外，当下没有其他有效的办法减缓长期受压的臀部皮肤压力。市面上也有一些减压坐垫产品，但每个人身体情况不同，有不同的坐姿习惯，即使使用减压坐垫，也不能有效地预防压疮。

【智慧化场景呈现】提供定制化的防压疮坐垫产品。通过数字化压力测试工具，分析坐轮椅老年人的臀部各个区域的压力，设计和生产个性化的防压疮坐垫。其中内置传感器，同一坐姿超过一定时长，自动提醒使用者变化坐姿，或者由护理人员协助变化坐姿，缓解局部压力长时间过大的问题。要求舒适透气，价格适中。

场景8：数字院感控制

【背景情况】2020年的新冠肺炎疫情引发了全人类对于人和自然如何和谐共生的思考，也加深了对于如何有效预防控制感染的认知，积极主动感控已成为未来的大趋势。医院感染是指老人在入院时不存在，也不处在潜伏期而在机构内发生的感染，同时也包括在机构内感染但在出院以后才发病者。根据感染来源不同，院感分为两种：内源性感染（自身感染）：指免疫机能

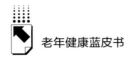

低下病人由自身正常菌群引起的感染，即病人在发生医院感染之前已是病原携带者，当机体抵抗力降低时引起自身感染；外源性感染：指由环境中的他人带来的外袭菌群引起的感染。

【场景描述】目前院感是导致机构内质量事故的重要风险因素，由于发生院感的环节及触点多，涉及全区域、全体人员、整体照护过程，传统的应对方式难以胜任如此复杂、不确定性高、碎片化的场景。突出问题包括：一是体系和流程的精准执行难以监管，缺乏对工作人员对院内感染预防和控制的规范操作是否执行、有效执行、执行完成度等重要环节的监测，缺少有效的追溯和评价手段；二是照护人员技能不足，包括对于风险缺乏深刻认知、对防控知识和手段的践行不规范，构成了服务过程中不可忽视的人为风险；三是主动监测和预警手段缺乏，尽管有些机构配置了信息化系统，但只是基于无纸化办公的目的，缺乏前瞻性、综合性、目标性、动态性监测及智能预警，导致风险无法尽早识别并实施干预；四是院感管理的结果缺少评价和反馈机制，当前主要是以感染发生率作为评价的指标，一般采用事后评价的方式，评价指标单一，结果与预防措施之间的关联反馈缺失，无法通过事中管理、提前管理来预防院感的发生。

【场景呈现】构建升级数字化、智能化的养老机构软硬件管理平台，借助数字化技术，实现院感防控的全流程管理和数据采集，形成数字院感图谱，实现智能预警和决策。支持相关数据同步上传至上级监管部门，形成全过程数字化闭环管理。

主动预防，针对导致感染的关键点提前进行预防监测，可以极大地控制感染的发生。

通过构建智能化消毒监测系统实现消毒流程的智慧监管，建立基于人工智能的风险警示及决策系统，打造护理人员感控技能数字化动态跟踪评价系统，实现培训和实操的相互促进提升。

机构内管控重点在于防止交叉感染，切断传播途径。通过建立智慧隔离室，有效杜绝交叉感染，针对重点感染风险点实施智能化监测，形成基于数据的风险源头因素采集、汇聚、跟踪，围绕异常处置过程依托智能化手段实现数字化服务过程还原、跟踪和评价，持续优化提升院感的专业应对能力。

重大疫情管控需要配合疾控中心的防范管控措施来加强预防和管理，特别是人员出入、体温监测、消毒实施、物资管理等。通过实施人员出入智能跟踪管理构建服务场所的数字防火墙，建立战略物资的供应链智慧管理系统，形成极端管控条件下的综合应对机制。

依托智能化数字监管体系进行质量改进，将对提升感染预防和控制流程精准度，提高养老机构服务总体质量有重大意义，同时可以与用户安全计划相结合，采用在流行病方面对养老机构具有重要意义的监测指标，追踪感染风险、感染率和院内感染趋势，并对院内感染预防和控制流程设计进行优化，使养老机构内相关感染率降到最低水平。建立质量体系的风险因子库，采用 PDCA 的数字化手段进行持续改进，协助上级监管部门对机构院感预防和控制服务质量进行监管和评价。

四 其他场景未来发展方案

目前我国智慧健康养老产业发展尚处于初期，细分场景数据量小和质量差的现状无法满足算法模型训练要求，并且 B 端和 C 端潜在客户支付意愿、支付能力和规模不足，从业人员缺乏数据思维，数据鸿沟严重，高度依赖政策法规引领和政府采购，行业缺乏对高端医疗康复护理人才和前沿技术的吸引力。

展望未来，尚有多种场景需要跨学科共同探讨模型的建立和制定智慧化策略。

场景1：医养机构设置决策支持系统

【背景情况】国家多次发布政策鼓励资本投身医养事业，但是，与所有商业项目一样，进行前期的调研评估和后期运营同等重要。

【场景描述】目前各政府平台之间数据不透明，很多机构采集必要数据需要做项目前期评估，但普遍有难度；大数据商业智能（BI）模型未建立，

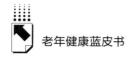

商业项目风险无法控制。

【智慧化场景设想】建议国家大数据中心在严格审核的条件下将数据公开，相关专业机构可以通过历史数据建立算法模型，通过机器学习不断训练，从而获得较为准确的评估体系。

场景2：生态化医养结合的运营模式

【背景情况】实践数据显示，在当前医养结合的模式下，各方的痛点分别如下。老年人群：缺乏健康干预计划，衰老加速；部分疾病早期筛查和干预措施不足，医疗和照护成本较高；缺乏持续化、体系化的健康管理；缺乏持续性病后康复和护理指导，造成失能加重，如中风后的失能。养老机构：缺乏有效医疗支撑保障；需求评估和制定照护计划专业能力不足；缺乏服务对象导流通道；无绿色就医通道。家庭医生团队：养老资源信息不对称，老年病人养老需求无法快速满足；医养结合点薄弱，甚至互为"孤岛"；社区健康管理、护理评估和计划制定人力不足；照护服务实施监管力不从心。

【场景描述】严格管理慢性疾病，做到失能失智早期预防和干预，为老年综合征患者进行早期诊断，通过多重用药管理和共病管理，避免身体状况快速退化；对糖尿病、高血压、高血脂、卒中（中枢及周围血管）以及吞咽障碍风险进行动态评估、预防和干预；认知障碍早期筛查和干预，通过药物和非药物方法，实施精准控制。实现医养结合增能增效，做好统一需求评估、制定照护计划、服务质量监督和满意度管理几方面的工作，家庭病床和家庭照护床位结合，通过居家照护床位远程看护神经元数据，实现家庭病床智能化远程问诊和随访；对医养服务资源进行智能化调度和匹配，实行智能化医养双向转介。

【场景设想】搭建照护平台，详细录入签约长者健康信息，医养结合模块自动匹配和推荐算法，为每位试点对象制作个性化医养服务路线图，根据路线图制定照护策略，设定危急值，构建预警机制；打通周边医院信息壁垒，共享病历信息，实现转诊绿色通道直接对接。

场景3：平台化共享灵活用工模式

【背景情况】生态环境有机运营需要多层次人才参与，日常运营平台化促进用工模式实现灵活化。

【场景描述】最大限度了解机构内、外运营所需人力资源，进行合理调配。

【智慧化场景设想】建立以 SaaS 为基础的灵活人力资源库，搭建专业人员注册、评估、培训接派单用工平台。

场景4：保险智能接入

【背景情况】多种保险系统耗费大量人力物力，无法做到实时监测。

【场景描述】实现实时保险安全支付。

【智慧化场景设想】建立以 SaaS 为基础安全的核保系统，构建支付防欺诈系统。

场景5：智能教育培训

【背景情况】迅速增长的老年人口，亟须家庭及社会普及相关助老知识，疫情防控常态化条件下亟须提供更加安全有效的专业人员培训方式。

【场景描述】便捷接受居家培训及非接触性培训。

【智慧化场景设想】线上线下教学，利用混合现实（MR）方法促进专业人员快速成长。

五 结论

尽管中国老龄化程度将日趋严重，科学技术在各行各业探索和应用也将日趋成熟，但健康养老产业由于其重资产和重人力属性，智慧健康养老仍将任重道远，需要全社会专业人士打破壁垒，跨学科协作，从不同的角度尝试模式创新和技术创新，为每一个人都会经历的老年生活创造更加人性化、生活化、便捷的应用场景。

参考文献

［1］国家统计局：《中国卫生健康统计年鉴 2020》。

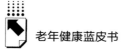
［2］民政部：《全国民政人才中长期发展规划（2010～2020）》。

［3］迟玉芳：《老龄化背景下的养老人才需求调查研究——基于50家养老服务机构的数据分析》，《社会福利》（理论版）2018年第10期，第53～61页。

［4］周子懿：《医养结合养老健康系统的设计与实现》，2018－扬州大学：计算机技术［D］。

［5］王昌等：《信息生态视角下老年人医养结合信息服务需求探索》，《情报探索》2021年第2期。

［6］王雪：《连续护理模式在老年慢性病患者护理管理中的作用》，《当代护士》（下旬刊）2018年第9期。

［7］丁萃华：《新型医养结合养老模式推进策略研究》，《山东行政学院学报》2019年第6期。

［8］熊志豪：《论互联网平台与网约工劳动关系的认定》，硕士学位论文，中南财经政法大学，2019。

［9］Sharma，"Artificial Intelligence in Insurance Sector"，*Journal of the Insurance Institute of India*，Apr-Jun 2019，Vol. 6 Issue 4，pp. 59－61.

［10］Gerup，"Augmented Reality and Mixed Reality for Healthcare Education beyond Surgery：An Integrative Review"，*International Journal of Medical Education.* 2020，Vol. 11，pp. 1－18.

案例篇
Case Reports

B.18
"深耕厚植"筑梦深圳老有颐养

马　静*

摘　要：　养老关乎家家户户，是社会各界关注的问题。深圳虽然是最
年轻的一线城市，但人口老龄化问题却日益突出。厚德人扎
根深圳厚土，以实践创新养老服务模式，打造智慧养老模
式、老幼共托模式，推动深圳养老政策出台。

关键词：　实践创新　智慧养老　老幼共托

一　养老服务面临的困境与动力

据测算到 2027 年，深圳 60 岁及以上户籍人口将增加到 65 万左右，占

---

*　马静，女，工商管理硕士，高级养老护理员，深圳市龙华区厚德居家养老服务中心理事长，
深圳市厚德世家科技有限公司董事长，政协深圳市龙华区委员、新界联理事、社工协会副会
长。主要从事养老产业研究和实务。

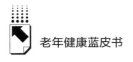
总人口的10%左右，届时深圳将步入老龄化社会。老年人口呈现密度高、候鸟型、高龄化、空巢化的特征。根据对深圳市龙华区120371位60岁及以上老年人进行的能力评估可知，其中高龄老人有8065人，中度失能和重度失能老人有605人；同时，调研中还了解到，中度、重度失能老人需要有人照护。另外，老年人家庭空巢化、独居化也在加速，老年人健康和生命安全保障需求凸显。从数据可以看出，深圳虽然是最年轻的一线城市，但人口老龄化问题却日益突出。

为推动和规范养老服务，保障老年人权益、提高老年人生活质量，深圳在全面布局养老事业的同时，勇于创新，积极探索，不断细化养老服务模式。其中，深圳特色养老服务"1336"体系被誉为打通养老服务最后一米的"都市养老"新模式，备受关注。在2020年4月举行的深圳全市民政工作会议上，市民政部门表示未来5年，将通过实施17项工程、开展67个项目，构建高水平"1336"养老服务体系。

二 扎根厚土，厚德助力深圳养老

（一）从萌芽到茁壮成长

深圳市龙华区厚德居家养老服务中心（以下简称"厚德"）是一家为老年人提供全方位养老服务的民办非企业单位，于2017年1月登记注册，从事社会公益养老事业，具有公益性、非营利性和实体性的特性。机构坚持以提高老年人的生活品质为出发点，以健全、完善社会保障制度为基础，以推进、规范老年服务工作为核心，结合科技养老，建立了以社区为依托，以专业化服务为标准，以解决居住在家的老年人日常生活困难为主要内容的服务体系，初步形成了以长者服务中心为基础，以"社区志愿服务"的老年工作为特色，积极整合社区有效资源，与社康中心展开医养结合合作，全面提升了老龄工作整体水平，助力实现社区老年人"老有所养、老有所医、老有所教、老有所学、老有所为、老有所乐"。

厚德是一个年轻且有活力的团队，扎根深圳这片厚土。厚德人面对养老服务难题与压力，把压力变动力，紧跟政策，勇于创新，茁壮成长。

（二）实干＋创新——推动多项重磅政策出台

厚德不仅在养老事业和产业方面一直走在前列，还多次推动全市养老服务模式创新发展和养老立法。

2018年9月4日，深圳市副市长黄敏率队赴龙华开展智慧养老服务体系建设调研工作，对厚德养老服务模式予以高度肯定，并以此为启发，推动制定了"1336"养老服务工程和深圳市养老服务条例。调研当天，董事长马静向黄敏副市长一行详细介绍了厚德的1个云平台、3种服务模型的纵向多层级养老服务体系，带调研组参观了智慧养老云平台展厅、街道长者服务中心、社区星光老年之家，并深入家庭服务点，与社区长者交谈，了解长者体验。深圳特色养老服务"1336"模式也由此诞生。

在推动养老政策制定方面，长者饭堂的案例也让董事长马静感到自豪。随着年龄的增长，很多老年人无法做饭，能做饭的，也容易因遗忘引发安全事故。为确保老年人用餐安全和改善用餐质量，2018年，厚德团队整合各方资源，在龙华区慈善会的资助下，在观湖街道落地厚德世家长者饭堂项目，免费为老人提供三菜一汤一饭一牛奶的营养午餐。在解决老人用餐难、提升老人健康水平、减少安全事故的同时，还解决了辖区160位家庭妇女的就业问题。

长者饭堂项目得到各界认可，市区各级领导高度关注，时任龙华区委书记余新国也曾带队到长者服务中心调研并为老人分餐。2019年初，深圳印发《关于加快推进长者助餐服务的工作方案》（以下简称《方案》），面向全体常住老年人服务，重点解决特困、独居、孤寡、高龄、失独、失能等特殊困难老年人吃饭难问题。

（三）全面布局——带动2区级、9街道获国家级荣誉

深怀爱老之情，笃行为老之事。从事养老服务行业以来，厚德始终将老年人的幸福感、获得感放在首位，不断关注老年人需求，并借助互联网切实

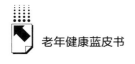

提升整体养老服务水平，取得卓越成绩。

自 2017 年起，厚德联合区政府及街道联合申报，被工业和信息化部办公厅、民政部办公厅、国家卫生计生委办公厅联合评为国家级的"智慧健康养老应用试点示范街道（乡镇）"9 项、"国家智慧健康养老应用试点示范基地"2 项，具体如下。

1. 街道级（9项）

（1）2017 年度国家智慧健康养老应用试点示范街道（观湖街道）

（2）2019 年度国家智慧健康养老应用试点示范街道（福城街道）

（3）2019 年度国家智慧健康养老应用试点示范街道（布吉街道）

（4）2019 年度国家智慧健康养老应用试点示范街道（民治街道）

（5）2019 年度国家智慧健康养老应用试点示范街道（平湖街道）

（6）2020 年度国家智慧健康养老应用试点示范街道（观澜街道）

（7）2020 年度国家智慧健康养老应用试点示范街道（新桥街道）

（8）2020 年度国家智慧健康养老应用试点示范街道（西乡街道）

（9）2020 年度国家智慧健康养老应用试点示范街道（马田街道）

2. 区级（2项）

（1）2019 年度国家智慧健康养老应用试点示范基地（龙华区）

（2）2020 年度国家智慧健康养老应用试点示范基地（宝安区）

厚德接下来将进一步探索适合深圳移民城市特点的养老服务模式。通过综合基地建设，培育一批优秀的照护师，进入社区和家庭，帮助实现"9073"养老格局中90%的长者在家颐养天年，7%享受社区居家养老服务，3%享受机构养老服务的养老目标。"老有颐养、幼有善育"是国家关注的问题，也是我们心中最美的愿景。

三 稳扎稳打，实践助力深圳养老

（一）广调研——全面了解深圳老人现状与需求

厚德结合深圳实际情况构建了广覆盖、相衔接、精准化的老年人能力评估体系，对深圳老年人进行摸底调研，以更精准地把握老年人需求，为老年人提供更加优质的服务。一是建立动态监测老年人能力长效体系，打造智慧型养老服务"云平台"，加强智慧化、长效化评估。分级分类为老年人提供科学、对口、便捷的评估方案，建立具有特色的老年人能力评估的长效化机制，以创新的实践为全国老年人能力评估"破难题、探新路、作示范"；二是建立"专业完整"的老年人电子信息库，运用智慧养老云平台，建立"专业完整""持续更新"的老年人电子信息数据库，实现"智慧升级"，为政府制定政策、机构提供养老服务奠定科学精准的数据基础；三是构建"精准智慧"的富有特色的养老服务体系，探索智能化老年人能力评估长效机制，推动建设一系列配套的标准化和规范化的养老服务制度，满足老年人养老服务需求，提升养老服务水平。

目前，厚德主要对深圳市龙华区、光明区、龙岗区、宝安区等区进行老年人能力评估，尤其是 2019 年根据《龙华区推进智慧养老云平台信息采集录入工作方案》，对深圳市龙华区 120371 位 60 岁及以上的老年人进行老年人能力评估。通过评估了解到，随着年龄的增长，老年人身体机能在逐渐退化，能力较好暂时不需要照护服务，轻度失能者需要部分借助他人或者工具为日常生活提供协助。有一部分老年人需要进行康复治疗，以防止机体进一步老化。

（二）运用"互联网＋"打造精准养老服务新模式

1. 自主研发——"智慧养老云平台"

为了实现科技养老，进行专业运营与提供专业服务，厚德自主研发了实现"互联网＋健康养老"的"青未了"智慧养老平台。该平台是依托社区，以社区日间照料中心、以小微机构及居家养老为突破口，结合物联网手段，在政府监管下运行的为民服务的综合型智慧养老服务平台。主要针对不同的养老服务机构类型，打造适合各种运营模式的服务平台。同时，以厚德长者服务中心和小微机构为支持平台，整合周边社康中心、社区门诊以及各级别医疗服务机构，为辖区内的老年人提供各类具有医养结合功能的物联网服务

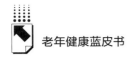
终端，收集、记录、储存、分析老年人各项数据指标，通过呼叫器服务、热线电话服务、App 下单等方式，接收老年人的服务订单，并根据订单分别派遣专业人员上门服务、专家指导服务、网站服务等多位一体的综合性服务，解决老年人家门口最后一公里的问题。同时，该平台为政府专门定制开放监督管理端口，指导管理部门可以随时通过该端口开放的模块检查、考核、评估各个养老服务机构的运行情况。"青未了"整合了社会上的各种服务行业，引导养老服务业转型升级，体现了养老服务的创新性。

"青未了"智慧养老平台，可以合理调配养老服务资源的供给，从而缓解养老服务的供需矛盾，解决养老护理行业存在养老护理员专业技能不高、用工难，老年社工专业素质低、紧缺等问题，解决服务提供手段落后的问题。同时，响应深圳市民政工作"十三五"规划，将龙华区养老服务的养老券转化为"电子券"，让该平台成为"社会养老服务体系建设推进"活动的实质一环。

2. 创新服务——智慧养老服务展示

（1）智慧健康服务

运用智慧养老云平台接入各种智能终端产品，采集并整合老年人安全、健康相关信息，将专业养老服务机构、服务中心、急救服务与个人、家庭无缝连接起来。依托智慧养老云平台和物联网技术，整合和利用现有跨系统的信息化资源，统一构建智慧健康养老基础平台。

项目主要是通过即时通信、实时定位、轨迹追踪、一键呼救等功能满足家庭圈内家人间随时联系、相互关爱的需求，同时与社区机构联合为老年群体提供综合移动关爱服务，满足老年人"多元化、差异化"的需求，让他们也能感受到高新技术带来的智能与便利。特色服务的内容主要包括以下几个方面。

建立健康档案，进行健康动态监测。利用智能穿戴设备定期监测老人脉搏、体温、血糖、血压等，并将数据上传至云平台实现共享，当发现数据异常时，提醒及时就医。实现智慧健康管理，为老人提供更智能化的服务。

老年人家属和医护人员可通过手机 App 随时查看老年人动态健康数据

或通过 App 下单购买所需服务。

紧急救援。老年人如突发不适、跌倒或其他紧急情况，只需按住智能穿戴设备的 SOS 紧急呼叫键，智慧养老云平台会立即通知老年人家属，如家属无应答，值班人员会通知就近机构实施救助。

3. 全面推广——有效服务

智慧养老云平台与 1000 多家服务机构合作，在平台客户端的电子保姆系统中，老年人可以专享 1 对 1 定制服务。小到一碗粥，大到 24 小时贴身陪护，事无巨细，一应俱全。除了日常生活，该社区嵌入式平台还与医疗结合，通过智能拐杖、智能手表，随时监测老年人身体状况，产品还有定位功能，发生意外可通过智能设备一键求救；目前该平台在龙华区、光明区、宝安区及龙岗区得到有效应用。

借助该平台，厚德在智慧养老、智慧助残、智慧照护方面全面发力，及时对接需求和资源，为老年人、残疾人、婴幼儿提供精准服务。

（三）打造老幼共托模式

1. 进行理论分析，探索新模式

老龄化日趋严重和"二孩""三孩"政策带来的婴儿潮之间形成的两极关系，必然对养老和抚幼两者的容量及模式提出新的要求和挑战。首先对社区环境中老年人的心理行为进行分析，了解老年人需求。根据马斯洛需求层次理论，人的需求分为生存需求、社会需求以及实现自我的需求三个层次。对于老年人来说，由于退休赋闲在家，这种角色的突然转变会让其一时之间难以适应，产生失落感。除生理需求外，交往的需求往往是这个时期的老年人极其需要的。提高归属感、安全感，修炼身心，减轻家人的负担，在老有所养的基础上成为老有所用的人，继续实现自己的人生价值，这是当代老年人的新诉求。同时，对儿童心理行为进行分析，了解儿童需求。有句俗话叫"三岁看老"，学龄前是一个人性格形成的重要时期，这个年龄段的儿童已经有了参加社会实践活动的愿望，他们开始模仿成年人扮演一些社会角色，参与到各种实践活动中来。但同时这个年龄段的儿童心理发展又有很多不确定

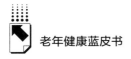

性，容易受到周围环境的影响，这一时期儿童的成长除了受父母言传身教的影响外，还需要一个安全、有益其身心成长的环境。提供一个良好的活动场所可以扩大儿童的活动圈子，锻炼儿童的交往能力，更好地发挥儿童的天性与创造力。

2. 同理感受，建老幼共托综合性机构

做好养老服务，需要很强的同理心。因为年龄段不同，年轻人往往无法体会老年人的困难，很难准确捕捉到老年人的需求——"为什么给他做的菜不吃？""为什么刚说的事就忘？"卧床老年人、逐渐失智的老年人更是需要关爱。

对老年人的照料，不仅是疾病和身体上的，更要了解老年人更深层的想法。能行走的，不能一直坐轮椅；能起身的，不能一直卧床。每天要让老年人进行适当运动，跟他们聊天。

老年人和婴幼儿是非常重要的两个群体，对两者的培养和照护都非常重要。2019 年 12 月，厚德在深圳率先构建"老幼共托"的产业运作模式，成立可供 1200 位老年人入住的龙华区晚晴苑养护院和有 300 个学位的福苑贝贝幼儿园，提供养医结合、老幼情感互补、孝道文化教育等多形式的服务。这是广东省第一家以医疗服务为保障的"老幼共托综合性机构"。

在晚晴苑养护院，只要尚能下床活动的老人，每周一最重要的一件事，便是早上和福苑贝贝幼儿园的孩子们一起升旗、唱歌。老幼共托发生了"化学反应"。老年人教会孩子孝道和爱，孩子会给老年人带去温情和寄托。

（四）实践社区居家养老服务模式

厚德自 2017 年成立，构建社区居家养老服务模式，并开始运营第一家街道级长者服务中心——龙华区观湖街道长者服务中心。截至 2021 年 3 月，机构运营服务点共有 35 个，服务范围辐射龙岗、龙华、光明、宝安 4 个区。根据长者需求不同，各个长者服务中心特色不同，以下列举案例说明。

1. 观湖街道长者服务中心——幸福学堂

观湖街道长者服务中心位于龙华区观湖街道环观中路 18 号 A 栋二楼，

室内建筑面积 1000 平方米。观湖街道长者服务中心为满足社区老年人多元化养老需求，长者服务中心配备了接待室、休息室、长者学院、康复训练室、多功能室、心理咨询室等专业养老配套服务设施，专门为辖区 60 岁及以上的长者提供日间照顾、康复保健、健康检测、心理咨询、文体娱乐等专业化养老服务。中心工作人员发现社区长者是比较活跃的，比较渴望多学习知识，丰富晚年生活，中心工作人员积极链接资源，为社区长者全力打造幸福学堂。幸福学堂设置"ABC"英语俱乐部、"伽人有约"、养生课堂、民乐班、太极班、手语班等。观湖街道辖区的长者可以通过幸福课堂学习新知识，培养新爱好。

2. 松元厦社区长者服务站——康复保健

松元厦社区长者服务站位于观湖街道松元厦社区德胜路 38 号一楼，室内建筑面积 300 平方米。为更好地满足社区长者的康复需求，松元厦社区长者服务站设立助医室、保健康复室、多功能室、男休息室、女休息室等功能区域。松元厦社区长者对康复保健需求较大，服务站配有专职康复师驻点，主要提供保健康复养老服务，满足老年人康复保健需求。

3. 禾花社区"夕阳红"都市养老服务中心——阳光蔬菜爱心菜园

禾花社区"夕阳红"都市养老服务中心位于同富路 8 号副楼，建筑面积 530 平方米。为更好地满足社区长者喜爱种菜的需求，禾花社区"夕阳红"都市养老服务中心充分利用社区资源，打造阳光蔬菜爱心菜园，深受社区长者喜爱。

4. 平湖社区"夕阳红"都市养老服务中心——长者幸福一角

平湖社区"夕阳红"都市养老服务中心位于凤凰大道 138 号，建筑面积 350 平方米。平湖社区"夕阳红"都市养老服务中心受中心场地限制，室内开展活动较难，工作人员积极创新，更多地走出去为长者服务，打造"长者幸福一角"，在凉亭开展室外康复活动、休闲美食活动、为长者理发活动等。同时，为更好地服务社区长者，建立了平湖社区夕阳红义工队。

5. 龙珠社区"夕阳红"都市养老服务中心——晚霞棋社

龙珠社区"夕阳红"都市养老服务中心设立在龙珠花园 C 区 11 栋 1

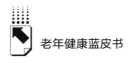

楼，总面积 300 平方米。为更好地满足社区长者的需求，中心工作人员积极链接社会资源，为社区长者开展消防演练、义剪、养生知识分享会等文体娱乐、康复保健、以学习教育为主题的特色养老服务活动。中心典型特色服务项目——晚霞棋社，丰富了长者文化生活，培养了长者的兴趣爱好，让长者结交了志同道合的朋友，深受长者好评。

四　总结经验，筑梦深圳"老有颐养"

（一）总结经验，砥砺前行

只有不断总结经验才能更好地提升服务水平，厚德在运营实践中有以下一些经验值得借鉴。一是紧抓需求，精准施策。为老年人提供优质的服务，就必须懂得老年人需要什么。在养老项目开展过程中多调研，了解老年人需求，才能精准施策；二是同理感受，用心服务。"老吾老以及人之老，幼吾幼以及人之幼"，在服务的过程中要时刻怀有同理心，感受老年人的感受，用心为老年人提供扎实的服务。三是科技创新，增质增优。利用智慧科技提升养老服务质量标准，随着新一代信息技术的不断发展，智慧科技产品日渐成熟，在养老领域的融合应用不断加快，为解决供需矛盾，实现养老服务降本增效、高质量发展、科学标准化管理，带来了新的动力。

总结经验是为了更好地推进"老有颐养"。厚德作为推进"老有颐养"的服务机构，解放思想，砥砺前行，在依托政府"公助"的基础上不断寻求"市场"运作，以扩充资金来源，使其更具有市场竞争力，更好地服务于长者。

（二）政策导向，打造更美好的养老未来

深圳以习近平新时代中国特色社会主义思想为指导，深入贯彻党的十九大和十九届二中、三中、四中全会精神，坚持以人民为中心，聚焦质量变革、效率变革、动力变革，推动养老服务高质量、可持续和创新型发展，努

力创建国内领先、国际一流的"老有颐养"民生幸福标杆城市。到 2025 年，全面形成与人口老龄化进程相适应，与中国特色社会主义先行示范区经济社会发展水平相协调的"1336"养老服务体系，制度体系健全完善、支付能力持续增强、科技支撑更加有力、产品服务丰富优质、社会环境宜居友好、综合监管科学有效，老年人及其子女获得感、幸福感、安全感显著增强。

（三）搭建一个平台

强化科技支撑，综合运用 5G、物联网、区块链等新技术，建设全市统一的智慧化养老服务管理平台，解决跨区域、跨主体、跨层级信息分散，难共享、难协同，基础支撑不足、服务模式单一、服务效能低下、监管力度不足等突出问题，实现统一、规范、多级联动的养老"管理 + 服务"系统。

2016 年起厚德扎根龙华区，搭建以"智慧养老云平台"为中心，机构养老、社区养老、居家养老"三位一体"闭环发展的"智慧养老云平台服务体系"，帮助老年人进行养老生活规划，为政府监管、政策制定提供可靠的数据支持，一站式满足养老需求。该服务体系在龙华区、宝安区政府部门得到应用，云平台不受时间、地域限制，只需开通账号即可使用，操作简单，性能稳定，便于推广，具有可复制性，从而为推进"老有颐养"提供了平台保障。同时，政府为老年人配置了智能呼叫救助设备，如智能手环、智能手杖等，老年人有紧急情况可以一键链接到云平台并接受专业服务。在此基础上，也可以将养老院搬回家，依托智能化养老产品和上门服务，打造"虚拟养老院"，实现"养老不离家、看病不离床"。

（四）凝聚三方力量

发挥政府在养老服务体系建设中的主导作用，强化"兜底线、保基本"职责。通过购买服务等方式，开展家庭护老者喘息服务项目，为家庭护老者提供临时性替代照护服务，减轻照护压力；开展老年无忧出行项目，为老旧小区加装电梯，在全市投入无障碍出租车，方便行动不便群体出行等。

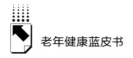

发挥市场在资源配置中的决定性作用，激发社会活力，用好慈善基金，引入社会资金，引导社会力量成为养老服务事业和产业发展的重要支撑。

强化家庭和个人的第一责任，构建家庭支持体系，提升家庭照护能力。

（五）做实三种服务

夯实政府保障基本、居家社区联动、机构专业照护三种服务，推进居家社区机构协调发展、医养康养深度融合，构建兜底养老服务保障有力、基本养老服务人人可及、非基本养老服务充分发展的多层次多样化的养老服务供给格局。

每个区至少建设一家具有示范、辐射、带动作用的区级兜底保基本型养老机构。坚持公办养老机构公益属性，在满足符合条件的基本养老服务对象的入住需求后，剩余床位可向社会开放。

每个街道至少建设一家具备综合服务功能的长者服务中心。对政府和事业单位的空置房屋，各区和街道可探索以低偿或无偿等方式提供给社会力量使用，供其在社区为老年人提供日间照料、康复护理、助餐助行等服务。将街道长者服务中心打造成为老服务综合枢纽和资源储备库。街道长者服务中心建筑面积不少于1000平方米，托养床位不少于30张。

每个社区至少建设一家嵌入式、小型化、连锁化的长者服务站。在原社区老年人日间照料中心的基础上，进一步丰富服务项目，叠加服务职能。充分盘活资源，社区党群服务中心内可设置社区长者服务站，对星光老人之家进行升级改造并设置社区长者服务站。服务站场地以政府免费或低价提供为主，建筑面积不少于750平方米。

社区养老服务设施的设置，应当综合考虑常住人口规模、老年人口分布、服务需求、服务半径、已有的养老服务设施等因素，选择邻近医院、社区健康服务中心等社区公共服务设施，符合有关消防安全和环境卫生规定的场地，参照住房和城乡建设部、国家发展和改革委员会联合发布的《社区老年人日间照料中心建设标准》（建标143–2010）、国家质量监督检验检疫总局标准化管理委员会发布的《社区老年人日间照料中心设施设备配置》（GB/T33169–2016）有关要求，进行选址建设。

（六）做强六个层级

健全市、区、街道、社区、小区、家庭六个层级充分发挥作用的制度支撑体系。市级承担统筹、指导、管理、评价职责；区级落地实施各项具体政策措施；构建街道、社区、小区、家庭全面覆盖，营造各个层级高度协同、上下联动、纵横协同、便捷高效的"四级养老服务网络"。

参考文献

［1］郑海利：《科技助力养老服务提质增效》，《中国社会工作》2020 年第 09 期。

［2］李俏：《中国式养老与代际项目的视域融合——基于百度和谷歌搜索的社会学考察》，《福建论坛》（人文社会科学版）2020 年第 6 期。

［3］邢宇宙：《深圳龙岗推进都市养老服务体系建设》，《中国国情国力》2020 年第 1 期。

B.19
爱照护案例：智能化全覆盖照护社区（IACC）

丁 勇*

摘　要： 全国人口普查结果提示中国老龄化形势日益严峻，而整体医养、康养产业运营效率低下，专业人员培训体系滞后，养老支出不足，亟须新技术的注入。爱照护是基于中国老龄化特点的智能化全覆盖照护社区（IACC）服务模式创新，依托物联网、人工智能、大数据、云计算等技术并对社区居家养老服务领域进行改造和赋能，具体表现为服务精准性提高、服务效率提升和生产成本降低;在结果方面表现为传统行业升级，即从体力密集型升级为技术密集型。

关键词： IACC模式　数字化　场景驱动

一　当前问题

从发展观来看，目前，养老领域以"废用型"养老居多，服务设计的辅助功能、替代功能过多，让本来已经出现体能偏差、脱离社会的老年人的物理活动、自主社会交流越来越少，总体来说呈现物质生活便利有余、心理健康和独立性严重不足的状态。

---

* 丁勇，中国老年学和老年医学学会护理和照护分会副会长，上海财经大学公共经济与管理学院校外导师，研究方向为失能失智老年人长期照护路径知识图谱构建、机器学习算法。

从供给策略来看，服务供给"过剩"和"不足"同时存在，一方面，服务机构数量不少，但提供的服务以偏同质化地聚焦生活照料的体力劳动为主；另一方面，服务智能化不足，应提供居家和社区集中连续养护相结合，多种慢病管理相结合，社会、生物、心理相结合的高质量集成服务，推进养老领域供给侧改革。由此可见，"去落后产能"势在必行。

从发展路径来看，尚未形成智慧化新动能，一方面，不断增加的劳动力成本逐渐提高产业经营成本；另一方面，现代信息技术在居家养老中长期缺位，精准服务、有效监管、风险防控智慧化程度较低，导致信息不对称，进而使需求评估面临道德风险，难以激发多元主体的活力，商业保险机构、社区志愿者、普通民众等加入居家养老服务体系的意愿大大降低。为此，应加快供给侧创新，特别是实现服务供应链和路径迭代，将居家养老从劳动密集型状态切换到技术密集型状态，并逐步采用人工智能驱动模式。

二　解决方案

2019 年，《国务院办公厅关于推进养老服务发展的意见》发布，指出为老年人"建立健全长期照护服务体系"。2019 年，上海市民政局、上海市医疗保障局、上海市财政局印发《上海市开展家庭照护床位试点方案》，指出依托居家智能设备，"深化完善上海'社区嵌入式'养老服务，促进机构、社区与居家养老服务融合发展，更好地满足老年人多样化养老服务需求"，即利用智慧化技术，结合机构、社区和居家服务的特点，为老人构建医养结合的长期照护体系。

IACC（Intelligentized All-inclusive Care Community）即"智能化全覆盖照护社区"，是爱照护在对美国持续退休照护社区（CCRC）模式研究的基础上，针对中国独特的街道和居委会两层行政结构、中国人对社区邻里互助的自然认知优势，以及居家养老的传统文化偏好，最早在 2018 年"上海论坛"（Shanghai Forum）上正式提出的中国社区原居安老（Aging in Place）的上海方案。

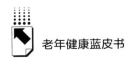

IACC 是一种数字化医养结合的赋能型"机构—社区—居家"相协调的创新养老模式，即依托物联网、人工智能和大数据技术，面向社区居家失能失智老年人动态和多元化需求，实现场景快速触发和驱动供给侧响应，包括通过重构当前"孤岛"式社区居家长期照护服务资源，在夯实"15 分钟"居家养老服务圈格局和目标下，加强"医"和"养"资源融合与服务联动，促进服务资源智能化运营和高效协同，最终加快相关要素和资源的组合、集聚与融合。

我国老龄化进程的不断加快，促使规模化集中托养照护需求提升，实际情况是这类托养照护空间有限，特别是城中区养老机构床位紧缺，收费标准较高，导致大部分仍居住在城中区的患老年综合征、有运动障碍和认知障碍的老年人无法得到机构的专业照护服务，如何让这部分有需求的长者在自己熟悉的社区环境和家里就可以获得等同于照护机构的专业化服务，是进行供给侧创新的关键课题。

以"原居安老"为服务愿景，基于 IACC 模式，依托物联网、大数据和人工智能技术，将"医""康""养""护""食""防"资源无缝衔接和调度，实现智能化、云端化、协同化和平台化，构建"居家机构化"服务场景，可以让长者在社区和家里获得专业机构照护级别的服务，低成本满足其全生命周期照护需求（见图 1 和图 2）。

爱照护智慧医养 IACC 模式，是以家庭为核心、以社区为支撑、以生活质量提升和医疗费用下降为愿景，正式照护与非正式照护相结合的社区失能失智老人低成本和全程数字化专业照护新模式。核心内涵有以下几个方面。

（1）"空间—人—服务"相协调的照护生态智能系统技术集成，包括基于物联、数联技术的服务环境和服务需求的数字化描述和量化方法，在此基础上，实现基于智联的社区和家庭"医""康""护""养"资源无缝智能匹配与调度，从而满足社区全龄段老人全生命周期照护服务需求。

（2）基于社会计算、协同计算等理论方法的老年友好型智能养老生态实施机制，包括以人为本的养老环境智能化设计与适老化改造解决方案，基于扎根理论、实证研究等方法，对老年人的需求进行多维度分析和挖掘，以及基于 ASCOT、Care Map 等方法对老年人的需求和社会支持体系进行量化与计算，进而实现人智、人机共协的友好型智能养老生态环境建设。

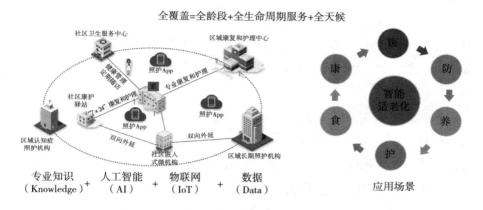

图 1　智能化全覆盖照护社区（IACC）

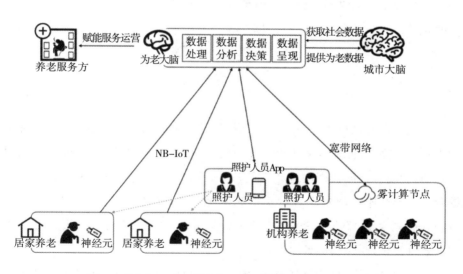

图 2　"空间—人—服务"相协调的照护生态智能系统

（3）持续进行动态、可溯源的评价指标设计和迭代，即利用多源数据，更全面、更细颗粒度地进行养老生态现状展现、场景分析及问题研判，并在

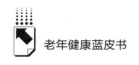

真实世界中进行迭代验证与优化。

爱照护在国内率先开展面向养老照护人居生态的智能养老服务技术机制设计，综合物联、数联、智联、人文等多维度数据，构建"以人为本"的智能化养老服务技术体系，该体系具有以下创新点。

第一，综合物联、数联、智联等多维度数据，进行面向养老照护服务的数字化描述与量化，并通过智能化的方法实现各类服务资源的智能调度与匹配，构建数字化、智能化养老服务体系，推动养老服务向技术密集型、知识密集型转化。

第二，基于"一切以老人为中心"的服务设计理念，通过社会计算、协同计算方法，对老人健康质量、社会生活质量、社会支持体系、需求等人本数据进行数字化计算，提升智能照护环境的人文温度，推动人智、人机共协的友好型智能养老生态环境建设。

第三，利用多维度数据，对智能人居养老生态环境进行可量化、可溯源的分析与评价，为潜在问题的及时发现、溯源及解决，以及智能养老照护环境的有效运行与迭代优化提供依据。

三　目标

为建设美好社区生活场景，爱照护以智慧医养为特色，以健康照护生态为主题，打造失能失智老人快乐社交、照护文化体验和价值再造的智慧IACC照护复合社区，即围绕"空间—人—服务"构建，面向社区内患老年综合征、脑卒中、阿尔茨海默病目标人群，紧紧围绕"社区—家庭"二元空间开展"医""防""养""护""食""康""居"7个智能化全覆盖照护社区（IACC）应用场景建设。

其中"全覆盖"指基于物联网、人工智能和大数据等智能化技术建成街道数字养老骨干网，并基于家庭和社区感知神经元对社区"医"和"养"资源进行无缝智能匹配和调度，从而满足社区全龄段老人15分钟医养照护服务"所想即所得"的全天候需求。以"AI＋医养结合"为平台，提高整体服务供给的效率，因此具有成本更低、服务成效显著、照护环境友好、亲情维系和智能化连接一切的独特优势，也是中国独有的"街道—居委会"行政结构下的适合解决中国老龄化问题的社区居家养老模式。

服务运营数字化和医养家庭化是 IACC 的关键成功因素，主要包括以下几个方面。

（1）重视利用人本主义导向的社区服务属性。

（2）重视预防性康复和护理，实现对运动障碍和认知障碍人群的自立照护。

（3）利用科技手段实现连续看护和服务运营智能化。

（4）发挥弱辅助机器人在家庭照护过程中的赋能作用。

四　场景驱动

（一）"医"和"护"场景

1. 场景目标

通过社区医养结合子场景驱动，探索医养助理参与的"医养结合 2.0"模式。包括对社区患老年综合征、脑卒中和认知障碍老年人等失能失智人群的提前识别、预测和早期干预，以及对各类服务需求"画像"，夯实"15分钟"服务圈，实现医养资源无缝衔接、转介和融合，实现面向家庭病床与家庭照护床位的医养照护服务融合。

基于新规则引擎和新算法技术深度挖掘医养结合的数据价值，建立医养结合 AI 增能、增效解决方案库。全面赋能街道社区"9073"一体化各项工作，提升智能化辅助为老服务监管能力和数据驱动决策能力。

依托政府已建成的"智慧社区"平台，统筹社区内的各类医疗和养老服务资源，运用物联网神经元、大数据和人工智能技术，全面提升社区医养结合服务质量和专业能力，提高运营效率，降低运营成本，优化科学监管和

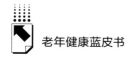

决策能力。

2. 场景内容

实践数据显示，在当前医养结合的模式下，各方的痛点如下。

（1）老年人群：缺乏健康干预计划，加速衰老进程；部分疾病早期筛查和干预措施不足，推高医疗和照护成本；缺乏持续化、体系化健康管理机制；缺乏持续性病后康复和护理指导，造成失能程度加重，如中风后的失能。

（2）养老机构：缺乏有效医疗支撑保障；需求评估和制订照护计划专业能力不足；缺乏服务对象导流通道；无就医绿色通道。

（3）家庭医生团队：养老资源信息不对称，老年病人养老需求无法快速得到满足；医养结合点薄弱，甚至互为"孤岛"；社区健康管理、护理评估和计划制定人力不足；对照护服务监管力不从心。

综上背景，"医"场景建设的内容包含如下两大方面。

（1）夯实失能失智早期预防和干预：脑卒中风险评估、预防和干预，重点做好早期诊断，控制"三高"危险因素，做好对慢病长期管理和急性期后并发症的处理；认知障碍早期筛查和干预，控制血压、血糖、血脂、心血管病等危险因素，通过药物和非药物方法，精准控制失智症的精神行为症状（BPSD）；为老年综合征患者进行早期诊断，通过多重用药管理和共病管理，避免他们的身体状况快速退化到失能失智的阶段。

（2）实现医养结合增能增效：做好统一需求评估、照护计划、服务质量监督和满意度管理几方面的工作；进行家庭病床和家庭照护床位融合，通过居家照护床位远程看护神经元数据，实现家庭病床智能化远程问诊和随访；进行医养服务资源智能化调度和匹配，通过海豚智能照护系统掌握养老床位信息，进行智能化医养双向转介。

具体落地在以下三个子场景。

（1）子场景一：在当前全科医生团队工作基础上，增加医养助理，以协助团队完成工作。通过医养助理的参与，实现增能和增效。子场景一示意如图3所示。

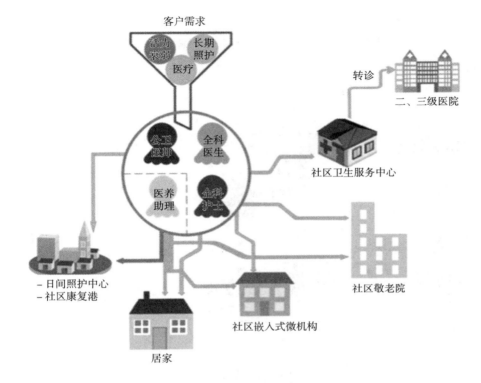

图 3　子场景一示意

①为签约老人服务，对试点对象进行医疗及长期照护需求基线评估，并将相关信息整理录入自主研发的"海豚照护大脑运营管理平台"。

②依托"海豚照护大脑运营管理平台"医养结合模块的自动匹配和推荐算法，为每位试点对象制作个性化医养服务路线图（Road Map），并依据路线图提供线下全程助理服务。

③协助全科医生团队对试点对象进行照护需求评估，制订照护计划，监管照护计划的实施并与长护险服务机构定期回顾服务质量和成效，将其整理录入"海豚照护大脑运营管理平台"和相关医疗信息系统。

④为试点对象提供"一站式"医养对接服务，包括但不仅限于"一键预约"医养助理、"15 分钟"养老服务圈资源匹配和医院绿色通道对接等。

⑤定期开展对试点对象的"衰弱—疼痛—摔倒—认知"筛查和进行早

期干预和预防。

（2）子场景二：AI 解决方案实现医养资源高度协同。子场景二示意如图 4 所示。

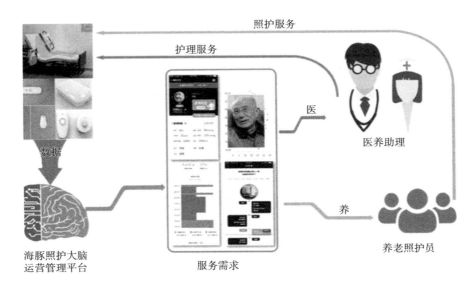

照护服务

护理服务

医

医养助理

数据

养

养老照护员

海豚照护大脑
运营管理平台

服务需求

图 4　子场景二示意

①在社区嵌入式机构和居家部署智能化系统，自动采集老人日常生活能力（ADL）、生命体征、床位等多维度的数据信息。

②利用新规则引擎和新算法技术深度挖掘医养结合数据价值，通过运营数据可视化系统展现赋能家庭医生 2.0 团队。

③建立绿色通道，为试点对象提供双向导流。将急性期后病人导流到对应的机构、社区或居家，在其突发疾病后，通过绿色通道为其紧急安排二、三级医院床位。

（3）子场景三：实现家庭病床与家庭照护床位融合。面向夯实"15 分钟"服务圈目标，通过医养助理参与，协同辖区内的医养服务机构，提供基于全科医生团队的家庭病床和养老服务机构的家庭照护床位服务，实现融合咨询、对接和管家服务的增能和增效，子场景三示意如图 5 所示。

①"一键预约"医养助理。

②实现辖区内医院绿色通道协调和对接。

③提供"社区嵌入式微机构—居家"切换服务。

④实现试点对象"15分钟"紧急呼叫响应（服务机构）。

⑤对家庭照护者进行培训。

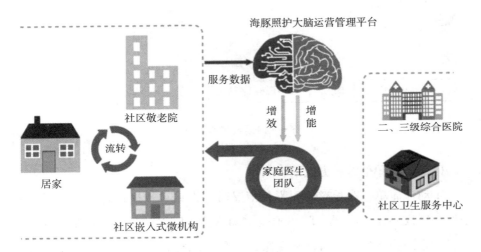

图5　子场景三示意

（二）"救"场景

1. 场景目标

基于长者居家环境布置的IoT集成设备和新算法技术，实现"长者—亲属—养老服务站点"三元联动，进而扩展到实现周边急救资源联动，并建立7×24小时无间断的"15分钟"应急响应保障圈，为社区居家长者守住最关键的生命防线，减少老年人居家安全事故，降低社区整体风险，为"9073"一体化赋能。数据收集和呈现见图6。

2. 场景内容

调研数据显示，在当前的居家养老环境中，长者的求救途径不科学，由于缺少必备的自救常识，以及求救时无安全"兜底"机制，因此长者在突发状况下得到及时响应和有效救助的可能性较低。

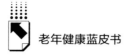

完整记录长者生活数据，为家属、康复、照护团队、医生提供数据支持

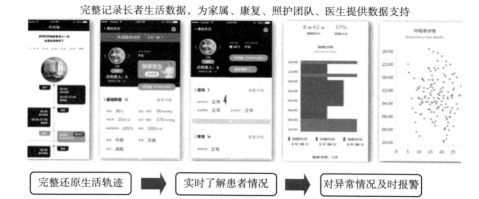

完整还原生活轨迹 ➡ 实时了解患者情况 ➡ 对异常情况及时报警

图6　数据收集和呈现

（1）最简单的求救方式最有效

①动作简单。在长者遇到紧急情况时，常见求救途径是拨打电话，但是例如突发心梗、中风、脑出血等急症发作时，打电话求救的可能性极小：一是因为病痛发作时活动受限，二是在此类状况下几乎不可能进行语言沟通。因此"按一下""拉一下"的简单求救动作才能确保求救信息成功发送。

②触手可及。在发生紧急状况时，即使是几米的距离也是天地之隔。在居家环境中，长者遇到紧急情况多发于床上和卫浴两个场所，因此在这两处安装应急求救装置必不可少。

（2）"分级响应" + "安全托底"

①对于同住或居住距离不远的亲属，是长者应急响应的不二人选。一是距离近响应快；二是亲属对长者的情况熟悉以便于进行应急决策；三是亲属出入长者居室有天然的便利条件。

②当亲属无法响应时，爱照护智能系统会自动转接呼救信号，由城市调度中心立即进行远程干预，并结合长者家中的 IoT 运动感知数据，预判可能出现的紧急状况。遇须上门救助的情形，调度中心的智能系统将根据求救位置，实时匹配应急救助资源，指挥爱照护就近服务机构第一时间出动人员进

行救助，实现"安全托底"。

图 7 是爱照护服务中应对照护计划外服务请求的响应流程，包括服务请求确认和调度，以及服务实施、评价和计费等。照护计划外服务请求分为主动和被动两种模式，服务请求经物联网系统、App 或者电话系统进入海豚智能照护系统的工单池，由 7×24 小时值班的区域调度根据服务发生地给所属社区服务督导派单，社区服务督导通过 4G 对讲机问询后，给可调度照护员转派单。照护员上门服务时应做好电子签到签出和服务记录工作。服务结束后，老人和家属可以像接受计划内服务那样，通过服务质量评价卡和手机App 进行服务满意度评价。海豚智能照护系统根据工单完成信息，进行相关计算，然后把相应的收入打到照护员账户。

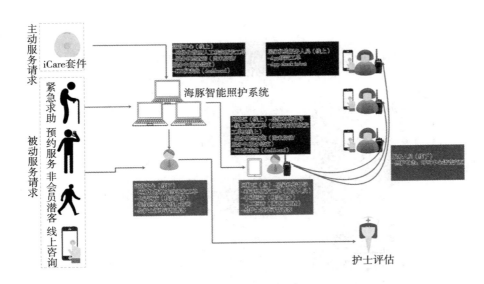

图 7　分级响应示意

（3）让社区居民掌握常用"自救与他救"基本常识，以为后续应急处置创造条件

①通过社区评估筛查，预判各类高风险人群，并进行有针对性的应急措施宣教，指导长者和家属提前储备相应的急救物资。

②不同的紧急状况有不同的最佳"救助"预案和窗口，老人以及亲属

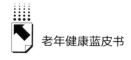
应正确掌握并实施相关预案，就能扩大救助时间窗口，以争分夺秒，并为后续处置创造最大的救助有利条件，提高紧急救助成功率。

（三）"养"场景

基于智能化"社区—家庭"相协调的养老服务模式设计，依托"海豚照护大脑运营管理平台"的用户评估、照护计划制订、服务调度、质控和风控、结算全流程自动化、在线化和数字化管理的智能模式、实施机制及评价体系，来支撑养老服务过程的"多角色协同、多空间轮转、医康护养多模式融合"特征需求，实现"空间—人—服务"的协同交互和各类资源的智能化调度与匹配，进而满足失能失智老人的"情景化、差异化、多元化"服务需求。健康老人机能训练见图8。

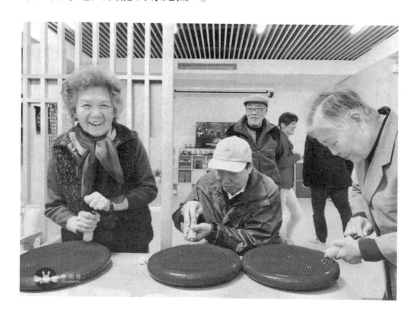

图8　健康老人机能训练

爱照护主要服务对象为运动障碍和认知障碍对象。

（1）针对老年综合征人群进行疼痛、衰弱、摔倒的早期筛查和干预。

（2）针对脑卒中人群进行生活自理能力重建、失禁照护，吞咽障碍照护，压疮预防等。

（3）针对认知症人群进行生活起居照护、安全照护、走失预防看护、噎食预防看护、BPSD 预防照护等。

智能评估流程见图 9。

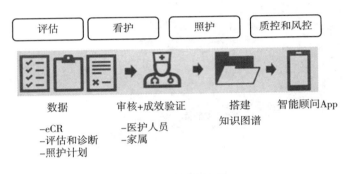

图9　智能评估流程

在机构内，"海豚照护大脑运营管理平台"可以系统跟踪、了解老人日常行为，结合人工智能辅助照护评估和诊断，实现智能化专案管理。同时根据不同照护需求和资源匹配算法，智能打通机构、社区和居家养老场景，使老人全量照护信息可以在线一体化管理，实现由机构到社区与居家的延伸。

通过自主研发 AI 多功能智能照护床（见图10），以及部署在居室内的智能远程看护系统，实现对老人上下床活动的智能辅助、生理体征及睡眠质量的持续跟踪监测、服务请求的触发，以及基于真实世界生活场景，利用数据孪生技术对老人日常行为轨迹进行动态还原，及时捕捉异常事件并进行干预，最终降低家属的照护负担和减少整体医疗费用支出。

AI 多功能智能照护床具有如下主要功能：①基于问答机器人技术的语音控制；②进行呼吸及睡眠曲线的持续监测；③基于语音交互的娱乐和社交；④一键呼叫家属及照护管家；⑤进行异常报警及照护风险提醒；⑥设置符合人机工程学的安全护栏。

IoT 远程看护系统可采集多达20种数据，通过边缘 AI 算法对老人的行为轨迹进行跟踪预测，提前甄别风险（见图11、图12）。系统覆盖厨房、餐厅、客厅、卫生间、卧室等老人的主要活动空间，场景包括取食、用水、就餐、取药、看电视、去卫生间、进出门、睡眠、活动、紧急请求等，异常行为包括忘记关水龙头、忘记关门、看电视时间过长、大便频次异常、活动量异常等。

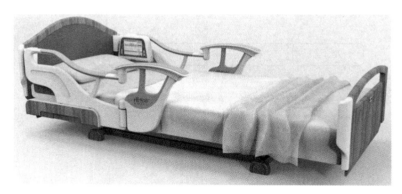

图 10　AI 多功能智能照护床

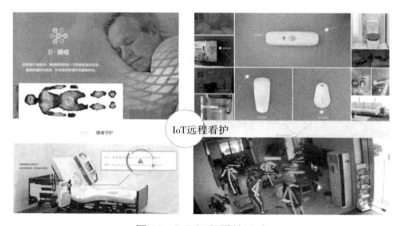

图 11　IoT 远程看护系统

（四）"防"场景

在社区全面普及和开展认知障碍的公共健康教育工作。提升社区居民对于认知障碍的科学认知水平，消除恐惧与歧视；提升社区居民对于认知障碍患病风险因素的了解水平，做好预防管理工作；提升社区居民对于认知障碍的辨识能力，推动早发现、早诊断、早干预；为筛查结果为阳性的老人建立评估、初诊、双向转诊标准、路径与机制。

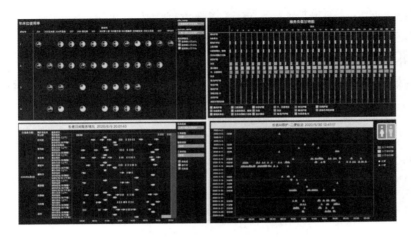

图 12　IoT 远程看护系统数据界面

场景内容如下。

（1）以社区认知症老人及家庭为精准目标对象，组建社区筛查小组，成员包括社工、护理人员、社区志愿者等。

（2）依托社区卫生服务中心、社区服务站、社区康复港、社区嵌入式微机构，每月定期向社区老年人进行脑健康疾病科普知识宣教，在提高居民对认知障碍的正确认识水平的同时完成筛查工作。

（3）联合上海市精神卫生中心（上海交通大学医学院附属精神卫生中心阿尔茨海默病诊治中心），对区级精神卫生中心及社区卫生服务中心、服务站、社工团队进行专业评估技能培训，建立社区认知障碍评估员团队。培训内容包括评估流程、评估量表、评估结果的分层及判断。

（4）初筛工作采用"上海市社区老年认知障碍风险自测系统"，初筛异常者将被推荐到认知症友好化社区卫生服务站、服务中心、康复港等做后续正式筛查。

（5）初筛阳性者将由社区卫生服务中心进行正式筛查：进行 MMSE/MoCA 测评；结合 ADL 给出初步判断。

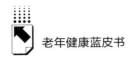

（6）正式筛查为阳性的老人，将被转介至区精神卫生中心或上海市精神卫生中心进行明确检查、诊断和治疗。

（7）通过"海豚照护大脑运营管理平台"为每位参与筛查的老人建立线上记忆健康档案，以便掌握社区老年人认知障碍的发病情况等各项基础数据，并对所有对象进行长期随访管理。

（8）对于筛查结果为阳性的老人，利用"海豚照护大脑运营管理平台"认知干预模块的自动匹配和推荐算法，为每位对象制作个性化干预方案，每3个月进行一次干预效果评估，每6个月进行一次认知复评。早期干预主要为非药物干预，内容包括园艺干预、音乐干预、声光干预、八段锦、太极拳等。

基于数据驱动的风险预测和干预如下。

采用物联、数联和智联的融合手段，生成老人基础画像、需求和服务过程画像、质量画像、照护环境画像，结合基于摔倒、感染、走失及BPSD等风险预测模型，构建面向优质照护服务的综合服务规则引擎，提前识别风险趋势并进行及时的干预。综合服务规则引擎见图13。

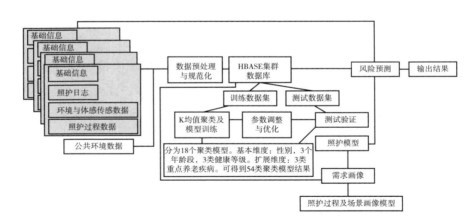

图13　综合服务规则引擎

（五）"康"场景

对于已患有老年综合征、运动障碍和认知障碍老人，爱照护将以家庭为单位，依托社区嵌入式微机构和分布式康复港为这类人群提供恢复期和维持期康复训练，并为家庭照护者提供照护技能培训，以及"7×24"服务响应。机器评估系统见图14。决策树模型见图15。

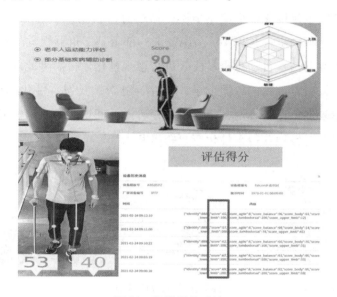

图14　机器评估系统

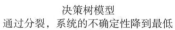

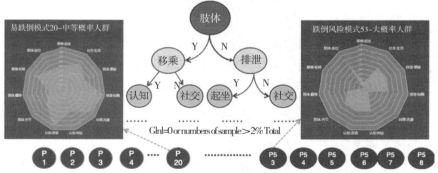

图15　决策树模型

注：通过决策树模型构建面向特定事件（如摔倒事件）的因果关系链，通过模型收敛最终形成包含不同因子组合的聚类，本图中有58类组合，每个组合具有不同的发生概率。

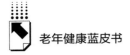
机器评估系统具体内容如下。

利用对康复学理论的六大维度与机器视觉技术的有机融合，实现对摔倒和运动障碍的科学自动化评估。

康复港内康复设施设备使用情况，通过身份自动识别与康复计划匹配，并与康复治疗师同步（见图16）。康复港的部署基于机器视觉的步态评估系统，通过大数据技术自动对康复成效进行客观量化评价。除此之外，康复对象可享受个人康复训练的数据记录、保存、更新，获得个性化的康复指导、智能化的康复训练设备预约，定期的康复咨询及回访服务。家属和病患均能通过平台有针对性地获得个性化康复资讯和指导。

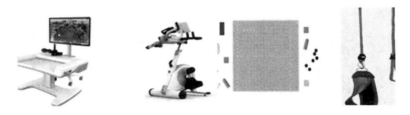

图16　康复港内部分康复设施设备

五　爱照护的洞察

中国养老产业至少具有6个特点：规模大；增速快；支付意愿不足；行业效率低，资源浪费严重；专业照护人才缺乏；总床位数较多，但空置率较高，呈现供给和需求错配现象。

智慧技术将是解决中国老龄化问题的一个手段，为此，我们对智慧养老产业的洞察如下。

● 自建"人—空间—服务"相协调的线上线下（O2O）模式，随着规模扩大可实现对照护大数据的采集与整合，从而为后续智慧技术的应用夯实基础。

● 软件即服务（SaaS）的商业模式存在一定局限性，软硬一体化产品的商业落地更具优势。

爱照护基于 IACC 模式进行诸多价值创新，力争将其打造成"上海服务"的重要品牌，并推动形成新标准、新载体和新服务。主要涉及以下内容。

夯实基于智慧养老技术的"赋能"养老服务理念。推进社区—居家养老服务分类分级的科学化、精细化和智能化，既要善做加法，还要善做减法，尽可能保有让老年人通过获得服务参与社会的渠道。政府应转变角色，做好"守望者"，让老人无事不扰，有能力不包办，有突发能响应。

夯实基于智慧养老技术、依托社区的居家 15 分钟养老服务圈空间布局。形成以社区为支点、以居家为承载、以信息技术为纽带的养老空间坐标体系，建立空间布局标准规范。探索机构、社区、居家的空间联动。

夯实现代信息技术运用和创新能力。重点推动"原居安老"的养老神经元体系和养老服务决策体系建设，推动"医养""康养"智能对接，创新社区—居家积极养老智能算法库，以及专业化和社会化兼顾的养老共治体系；探索养老服务众筹模式（居家养老床位与机构床位的功能等价、社区时间银行等），建设主管部门、专业机构、社区志愿者、社区居民可参与的社会动员平台；研究基于人工智能技术的照护需求评估和诊断体系，不仅关注老人的"不能"，还关注老人的"能"。

六　关于爱照护

上海爱照护养老服务有限公司是一家面向健康管理的数字化科技照护服务平台公司，拥有一套完整的、覆盖养老照护各个模块的物联网科技产品。公司自主研发了一套完整的养老照护物联设备，包括 iBed、iCare、iSafe 等模块，覆盖了养老照护领域的大部分应用场景，包括生命体征感知、生活轨迹和行为感知、恢复数据感知等，它们分别被用于感知老人的生命体征、生活轨迹和行为，进行辅助器械相关数据采集等。在物联传感数据的基础上，公司研发出首个基于"一切以老人为中心"设计理念，"机构—社区—居

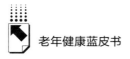
家"三位一体多空间、多角色和多模式管理架构的智能系统，实现对失能失智老人照护服务需求和供应全服务链生命周期的可视化管理，即从照护需求评估开始，到对照护计划、服务实施、质控、验收和支付进行全流程监督和管理。该系统依托物联网、云计算等技术实现老人 ADL 损伤、安全意外、生命体征、服务响应和状态、日常管理等数据自动感知和采集，并通过照护人员的移动终端 App，将管理边界从机构无缝延伸至社区和居家，实现"机构—社区—居家"三位一体服务管理，从而充分利用现有服务资源之间的协同机制，覆盖更多需要专业照护服务的失能失智老人。

爱照护模式及服务已成功覆盖上海大部分地区，同时在广州、厦门、杭州、成都、宁波、武汉、济南、太原、兰州等城市落地应用。客户主要为大型国资康养集团和上市公司康养板块，包括上海实业、象屿集团、奥园健康、昆山文商旅、招商局等。

爱照护不仅通过了 ISO9001（2015 版）国际质量管理体系认证，还在2018 年获得了由复旦大学管理学院等全国 10 多所高校和研究机构评选的年度中国"社会价值共创"优秀企业奖和中国慈善展评选的中国"金牌社会企业"，2019 年获得行业唯一世界顶级 B Crop 认证，2020 年被《互联网周刊》评为养老护理 TOP10 第一名。

参考文献

［1］赵海军等：《中国人口老龄化特点及老龄人口的健康问题》，《华章》2011 年第 7 期。
［2］王桥：《我国养老机构发展中存在的问题及对策思考》，《湘潭大学学报》（哲学社会科学版）2016 年第 6 期。
［3］王建民：《养老服务人才培养的困境与对策》，《北京劳动保障职业学院学报》2016 年第 3 期。
［4］徐佳慧：《人口老龄化背景下我国社会化养老服务体系问题》，《天水行政学院学报》2018 年第 3 期。
［5］张昊：《养老护理人才培养政策执行中的问题》，硕士学位论文，东北财经大

学，2018。

［6］韩俊江、王天鑫：《我国公共财政支持社会养老服务研究》，《中国劳动》2015年第16期。

［7］黄小丽等：《我国养老模式特色的现况分析》，《临床心身疾病杂志》2014年第1期。

［8］王文星：《社区居家养老模式的人力资源现状调查与对策分析》，《中国民商》2020年第3期。

［9］李凡姝等：《对人口老龄化问题以及社会保障体制改革的探讨》，《经济管理》（文摘版）2017年第12期。

［10］邓海建：《养老护理员供需缺口巨大》，《健康时报》2020年9月8日。

［11］董涛：《发展"医养结合"破解人口老龄化困境》，《学习与研究》2019年第5期。

［12］万智奇：《老龄化社会的"养老"难题》，《上海人大月刊》2013年第11期。

［13］郭潘：《健康养老视角下的重庆城市老年人口养老服务需求研究》，硕士学位论文，重庆工商大学，2017。

［14］姜茉然：《我国养老服务专业人才培养现状分析》，《科学与财富》2016年第19期。

［15］屈冠银：《我国养老服务人才瓶颈问题研究》，《北京劳动保障职业学院学报》2017年第1期。

［16］陈融雪：《应对人口老龄化 如何走出中国特色》，《科学大观园》2020年第21期。

［17］《全国首个养老本科专业开学》，《天津日报》2019年9月13日。

［18］马三津、范耕新：《老年服务机构工作人员服务标准分析》，《黑河学刊》2013年第6期。

［19］罗燕：《专访清华大学教授裴晓梅——长期照护体系亟待建成》，《民生周刊》2020年第20期。

［20］卞丹丹：《如皋健康产业集群中人力资源开发研究》，《当代经济》2019年第7期。

［21］龚大强：《老年服务与管理专业在高职院校的资源建设及实践研究》，《智库时代》2020第11期。

［22］邓淑英：《我国养老护理员供给现状研究综述》，《人力资源开发》2015年第2期。

［23］王雪辉：《我国养老护理服务人才队伍建设研究综述》，《老龄科学研究》2015年第11期。

［24］王莎等：《健康服务业与养老服务业人才培养》，《中国老年学杂志》2016年第7期。

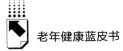
［25］刘记红：《城乡融合战略视野下我国农村养老护理服务人才的需求动向与培养机制研究》，《农业经济》2018 年第 8 期。

［26］张国海、凌玲：《基于服务养老需求的职业培训探索》，《中国成人教育》2016 年第 5 期。

［27］黄加成：《社会学视角下中国养老护理服务人才培养的现实困境与推进策略》，《中国老年学杂志》2016 年第 18 期。

［28］张俊浦：《供给侧结构性改革视角下高校养老护理服务人才培养路径研究》，《中国职业技术教育》2018 年第 20 期。

［29］郭红霞、陈红：《丹麦护理本科课程设置分析及启示》，《华西医学》2016 年第 11 期。

［30］林杰、陈星玲：《日本养老服务专门人才教育体系探析》，《比较教育研究》2018 年第 6 期。

［31］余星、姚国章：《国外养老护理服务人才队伍建设比较研究——以日本、德国、丹麦为例》，《经营与管理》2017 年第 6 期。

［32］王海丽：《我国健康服务业发展现状调查解析》，中国行业研究网，2013 年 10 月 15 日。

［33］邢凤梅等：《养老院人力资源配置现状及对策》，《河北联合大学学报》（医学版）2013 年第 3 期。

国际经验篇

International Experiences

B.20

部分欧洲国家养老服务提供的
主要趋势及启示

李玉刚　庄　囡　曹晓琳　吴洪涛　谢　宇　刘源楮*

摘　要： 不断深化的人口老龄化给我国养老服务体系带来了不小的挑战和压力。瑞典、荷兰、瑞士、丹麦和冰岛等欧洲国家通过有效的法律组合包，明确了各级政府在养老服务上的责任主体地位，规划了以政府财政或在政府引导下的社会保险为主或两者混合分担等形式的筹资机制，形成了准入严明、内容多元化、形式适老化的养老服务提供体系，并配套服务质量监督与评估机制，总体上已建立了较为成熟的养老服务体

---

* 李玉刚，博士，中国医学科学院北京协和医学院助理研究员，研究方向为卫生健康政策；庄囡，经济师，中国医学科学院北京协和医学院办公室主任，研究方向为高等医学教育管理；曹晓琳，博士，中国医学科学院医学信息研究所助理研究员，研究方向为医保支付制度；吴洪涛，博士，清华大学公共管理学院，研究方向为卫生政策与管理、公共卫生危机管理；谢宇，副研究员，中国药学会科技开发中心政策研究部部长，研究方向为药物政策、老年健康；刘源楮，北京市科学技术委员会科学技术开发交流中心工程师，研究方向为卫生经济。

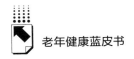

系；智慧养老领域也显示出了对护理服务和社交互动类型科技创新技术的研究趋势。由此启示我国在建设更完善和更深入的养老服务体系进程中，应着重优化养老服务顶层设计、与时俱进地完善养老服务工作理念、整合养老服务供给力量，并重视发展护理和社交服务型的智慧养老新技术。

关键词： 欧洲　养老服务　人口老龄化

近年来，中国快速发展的老龄化严峻形势已经成为当前政策与产业的热点和难点。2020 年第七次全国人口普查结果显示，60 岁及以上人口为 26402 万人，占 18.70%（其中 65 岁及以上人口为 19064 万人，占 13.50%）。《中国发展报告 2020：中国人口老龄化的发展趋势和政策》预测，我国 65 岁及以上的老年人在 2050 年将接近 3.8 亿人，占总人口比例将达到 27.9%。不断深化的老龄化、不断增长的老年人群体，给我国的经济、政治和社会发展都带来了不小的挑战和压力。针对这个问题，国家提出了构建"居家为基础、社区为依托、机构为补充、医养相结合"的养老服务体系。这样的一个体系既涉及国家、社区、机构与家庭，也涉及公营与民办的性质，以及政策、资源与人力等诸多问题，可以说是多元和复合的，实现体系更好地应对当前的老龄化趋势，需要从政策、筹资、人力等多方面着手。欧洲的养老服务体系呈现多元化特点，尤其是北欧各国，一向以"高所得、高税赋、高福利"著称。根据法盛全球资产管理公司发布的"2018 全球最适合养老的国家榜单"，排前 10 名的国家中，有 7 个位于欧洲。而位于该地区的斯堪的纳维亚养老服务提供方式区别于美国和英国的服务提供方式，却和我国有很多相似之处，因此，本报告特对该模式的部分国家养老服务提供经验进行梳理，以期对我国有所参考和借鉴。

一 主要做法和趋势

（一）综合型政策包明确各方职责，为服务体系建立提供清晰框架

瑞典以《社会服务法案》和《地方政府法案》为主要的养老服务法律，重点形成养老服务的主要工作方针；除此之外，还配置有《公共采购法》、《公共部门选择体系法令》和《系统质量工作管理体系规范与建议》等具体操作层面的政策，从服务的组织运营、监督管理等方面进一步辅助养老服务工作有效运行。《社会服务法案》是目标取向的框架性法律，给予下级执行政府以足够的自主权，因地制宜，充分结合地区背景，决定养老服务的覆盖范围和水平，制定具体的养老服务决策和指导方针。简言之，瑞典的主要法律可以营造政策环境，辅助配套法律和政策则进一步落实工作（在实践中负责执行）①。

瑞士和荷兰同样也是配套以法律政策包，但区别在于组合多个负责不同具体服务内容的法律政策：从服务费用给付管理到服务提供方及内容，对养老服务体系进行全面规范。瑞典、瑞士和荷兰的养老服务政策体系见表1。

表1 瑞典、瑞士和荷兰的养老服务政策体系

国家	政策名称	颁布时间	涉及内容
瑞典	《社会服务法案》	1982 年	明确了公民普遍享有公共养老服务的基本权利以及地方政府直接负有养老服务责任
	《地方政府法案》	1991 年	规定了地方政府具有评估并决定养老服务需求的权责，且有权将养老服务外包给营利性公司或非组织
	《公共采购法》	1992 年	规定了养老服务外包给私人组织的采购程序
	《公共部门选择体系法令》	2009 年	明确了提供养老服务的公共部门和私人组织处于同一个被选择平台，受到相同的监管，平等地由服务使用者选择

---

① 马骁：《当代瑞典养老服务体系研究》，硕士学位论文，山东大学，2016。

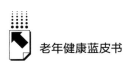

续表

国家	政策名称	颁布时间	涉及内容
瑞典	《系统质量工作管理体系规范与建议》	2011 年	规范了服务质量管理体系的内容,是各个地方政府和相关具体机构制定当地服务质量标准及构建管理体系的重要依据
瑞士	《瑞士联邦医疗保险法》	1911 年首次制定;1994 年重新修订颁布	规定了家庭照料中医药和护理的承保范围,超出承保范围的服务费用则由个人及州政府支付
	《联邦养老和遗嘱保险法》	1946 年	政府为永久性或长期无行为能力的老年人提供长期护理福利
	《联邦伤残保险法》	1959 年	政府为永久性或长期无行为能力的老年人提供伤残津贴
	《关于家庭护理者的行动计划》	—	提出了信息与数据、协调家庭照料与就业、照料喘息政策等多方面的行动计划,从非正式照护角度补充切入,帮助解决了作为非正式照护者的家庭成员在参与养老服务过程中兼顾就业和家庭照护的相关问题
荷兰	《特别医疗费用法》	1968 年首次颁布,2003 年进行现代化改革	产生了老年长期照护保险法案,对受益资格审查、失能等级评定、服务方式的选择、服务内容评定以及补偿方式和水平都予以规定,主要面向专业的机构照护和居家照护
	《医疗保险法案》	2007 年	覆盖社区护理部分的服务,具体涉及康复护理服务、伤口处理及简单治疗和非住院治疗性的精神病护理服务(包括 1 年以下的精神病住院治疗)
	《健康保健市场秩序法》	2015 年	这是监督机构 Nza 的建立依据,Nza 通过监督护理服务提供者和长期护理的保险人的表现以控制长期护理保险资金的支出,从而维持荷兰健康护理市场有效运行
	《社会支持法案》	2006 年	规定居家护理之外的照护服务由市政当局提供,覆盖个人身体相关护理服务,如提供专业轮椅、交通出行等方面的服务和所有的非机构照护服务
	《长期护理法案》	2006 年	覆盖由护理院提供的服务和需要 24 小时照护而入住机构所接受的服务,涉及肢体照护服务和失智照护服务

（二）多层次筹资体系体现多方共担责任的特点

欧洲国家的养老服务筹资体系主要呈现政府财政、社会保险、个人等多层次共同筹资、筹资责任轻重有别的特征，可以分为公共财政主担型（瑞典、丹麦）、社会保险主担型（荷兰）和多方混合分担型（瑞士）。

公共财政是瑞典和丹麦养老服务的筹资主体，主要是地方政府的税收收入[1]。在瑞典，公共财政约占服务总资金的 85%，其他 10% 左右来自国家政府的财政补贴，而个人支付费用仅占总支出的 5% ~ 6%[2]。荷兰的筹资主体是由国家主导的社会保险资金，主要是老年长期照护服务的强制性社会保险缴费，约占 70%，其他约 22% 来自政府财政税收，个人自付仅占 8% 左右。另外，荷兰健康保险理事会以特别医疗支出基金的形式专项管理这一缴费收入，并每年制定特别医疗支出基金预算以提供给政府，政府再拨出一部分税收收入作为对这一基金的补充投入[3]。瑞士的长期护理资金约 40% 来源于公共财政和社会保险，约 60% 由家庭自付，而后者还会获得联邦和地区政府养老和伤残抚恤金提供的约 36% 的补贴[4]。

除了传统的筹资模式以外，荷兰近年来还尝试运行"以房养老"的融资模式，将养老服务的部分资金压力分摊给照护服务使用者个人，可在一定程度上缓解政府所管理的长期护理社会保险资金紧张的局面。在该模式下，老年人可以将自有住房作为融资担保，向融资机构分期或一次性借贷养老年金；在老年人去世后，融资机构获得抵押房屋的处分权，还完贷款。通过融资模式进一步提高了老年人居家养老的选择率，并同时维持其生活质量[5]。

① 厉莹：《瑞典、丹麦、挪威养老保障制度比较研究》，硕士学位论文，复旦大学，2007。
② Szebehely, M., Trydegard, et al., "Homecare Service in Sweden—A Universal Model in Transition", *Health and Social Care in the Community*, 2012, 20（3）, pp. 300 – 309.
③ 胡苏云：《荷兰长期护理保险制度的特点和改革》，《西南交通大学学报》（社会科学版）2017 年第 5 期。
④ 朱凤梅：《欧洲福利国家养老保障体系及运行机制——以瑞士和冰岛为例》，《中国民政》2020 年第 16 期。
⑤ 张志豪：《全面建设多层次养老服务体系路径研究》，《经贸实践》2018 年第 17 期。

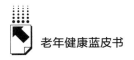
（三）多元明晰化的养老服务提供奠定体系根基

1. 养老服务体系管理层级明晰且职责分明

瑞典的养老服务大部分由政府部门提供，因此，瑞典养老服务的责任主体是由国家政府、郡议会和各个自治市政府构成的政府方，其中各个自治市政府是直接也是最主要的责任主体。不同层级的责任主体承担养老服务体系中的不同职责，共同维护瑞典养老服务体系运转，具体如图1所示。

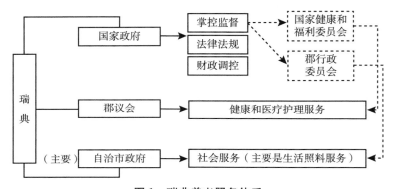

图1 瑞典养老服务体系

作为联邦制国家，瑞士的养老服务事权划分遵循联邦制和权力下放的原则。联邦政府在养老服务体系中主要负责顶层的法律支持保障和养老服务财政支持；州政府主要负责养老服务的提供和相关财政支持；而市政府养老事权的具体内容取决于所属州政府的权力下放程度，但一般不承担财政支持责任①。高度分权化的养老服务体制不仅保证了各级政府在养老服务工作中的统一目标，还给予地方政府在具体开展养老服务时充分的自主权。

2. 引导形成国家与市场、正式与非正式照料等多方参与的格局

层级和职责分明的养老服务体系奠定了欧洲国家养老服务供给侧的政府主导属性，但同时又在积极引入其他供给力量：一是在大供给侧引入独立的

---

① 国家发改委社会发展研究所调研组：《瑞士应对人口老龄化的措施与启示》，《中国发展观察》2018年第15期。

私营机构/组织/社会企业,促进市场化竞争;二是支持非正式照护者,为养老服务供给侧加码,促使养老服务全民化。

瑞典实行"消费者选择"模式,即由老年人自由选择提供养老服务的是政府公共部门还是市场化的私营部门,并且统一规定了自治市政府提供养老服务的每小时的固定给付费用,从而引导私营机构通过提高服务内容的创新性和多样性、服务质量的高保障性和稳定性以吸引新消费者和维护老客户,而非打"价格战"①。荷兰通过"个人预算"制度赋予养老服务接受者以自由选择服务提供者的权利,即由居家养老的老年人选择接受实物的照护服务包,还是折算成现金补贴,选择后者的人获得照护服务购买资金,用于自主购买照护服务,还可以用于向家庭成员或其他提供非正式照护的人员支付劳动报酬②。

在养老服务全民化方面,瑞士创造性地通过"bourse de temps"项目,为非正式照护者建立"时间银行",发放"时间银行卡",用于存储自己所提供的照护服务时间(按小时计算);在需要照护时,他们凭此卡从"时间银行"中支取时间,获得服务;并且,如果持卡人在卡内时间用完之前去世了,剩余的时间还可以折算成金钱或物资,奖励给持卡人的遗产继承人。另外还有如瑞典的家庭照顾保险,均是通过为非正式照护者提供帮助和支持,以促进更多的非正式照护者参与到养老服务中来③。

3. 需求评估机制助力居家—机构养老合理分流

瑞典是由初级保健医师或家庭护士和在市政府任职的社会工作者分别从健康和医疗服务及评估工作的组织决策层共同对养老服务需求进行评估④。丹麦则是由第三方医疗保健专业人士来进行以行动能力评级为主的养老服务

---

① 杜梦真、张金峰:《瑞典与中国社会养老保障发展实践比较及启示》,《劳动保障世界》2020年第8期。

② 汪玮:《养老服务的管理机制与成本控制——来自荷兰的经验》,硕士学位论文,西北大学,2017。

③ 夏珏滢:《对我国设立养老互助时间银行的可行性探索》,《经营者》2019年第14期。

④ Trydegard, "From Poorhouse Overseer to Production Manager: One Hundred Years of Old‐age Care in Sweden Reflected in the Development of an Occupation", *Aging and Society*, 2000, 20 (5), pp. 571-597.

需求评估，一般只有存在刚性需求的老年人才会被获批入住机构享受养老服务[1]。荷兰针对养老服务需求评估特别设立独立于政府和照护服务提供方的照护服务评估中心，它不存在任何的财务激励制度，享有完全独立、客观和自主的评估权。评估的维度一般包括生活自理能力、心理—社会功能、行为障碍问题等方面。这一评估会将老年人的照护需求等级按照1~10级进行区分，1~8级应用于普通老年人，级别越高，获得的服务内容越多，费用补偿也越多；评估为1~3级的老年人仅获得社会支持服务，4级及以上才可以申请入住护理院，8级对应专门的康复护理院照护，9级和10级用于短期内需要24小时照护的特定人群。同时，评估结果还会综合考虑申请者的家庭照护资源情况，优先通过家庭内部无法提供照护的服务申请。

明确的需求评估机制对居家养老和机构养老进行了合理分流，表面上看提高了机构养老的准入门槛，但本质上对居家养老优势进行充分利用，以实现整个养老服务市场的资源分配合理化和成本效益最大化。

4. 居家养老占据主要地位且服务内容多元适老化

在严明的养老服务需求评估机制下，居家养老无疑成为最主要的服务模式，并受到政府的大力支持；另外，这些欧洲国家的社会文化意识同样认可居家养老能为老年人带来更长久和更高生活质量的生活。

在此基础上，居家养老服务内容展现出显著的多元化，以及各具特色的适老化。如瑞典的居家养老服务包括日常生活照料服务、生活协助服务，以及打通和连接医疗护理过程中的所有环节并配置有一支专业医务人员团队的居家医疗护理和卫生保健服务。冰岛的居家养老则分为面向居家老年人的与社区服务中心合作以提供如健康状况评估、护理服务、日常生活建议和帮助等服务内容的日托服务，面向生活自理能力较差老年人的居家护理服务。除了针对相关状况提供的补足性服务以外，部分国家还具备预防保健性思维，如瑞典为减少老年人跌倒事故发生而提供的上门帮忙挂窗帘、换灯泡等生活杂务类服务，再如荷兰特别设计提供的个性化咨询服

---

[1] 谢艳、何爽：《丹麦养老服务对中国的启示》，《社会福利》2016年第8期。

务，具体包括良好生活习惯的辅助培养、健康行为指导等服务。针对老年人年迈行动不便、突发事故高风险的特点，一些适老化的应急机制也被发展和应用，如瑞典的安全警报服务系统，即老年人可根据需要向自治市政府申请安全警报服务，将自己家中的警报系统与距离自己最近的公共养老机构建立网络连接，从而实现老年人一旦发生紧急情况可及时获得来自机构工作人员的回应和处理。还有如丹麦的 24 小时医疗服务机构和家庭呼叫系统，并且由市政府支持建立并雇用相应的专业工作人员，如医护人员、家庭服务人员。针对有居家改造需求的老年人，丹麦政府还会提供一定的经济补助，并主导修建和管理①。

5. 嵌入式微机构养老模式获得有效发展

嵌入社区的微机构养老形式是欧洲国家养老服务体系中的一大亮点，正如荷兰的失智症干预激活中心，主要针对那些刚刚出现老年失智症状且不适合自己独自在家的老年人，提供 25 套专业的干预激活训练（白天训练，晚上回家），帮助他们建立基础的条件反射和学习能力，最终达到尽可能自理的状态，从而避免病情加重后对家庭和社会产生照护负担。这充分体现了荷兰的"乐活"养老理念，即围绕"活"和"乐"提供最可持续的养老服务，而最可持续的模式就是让老人能够健康地、自理地活下去，活到高龄。又如瑞典的私营化"老年住房"（指经过适老化改造的由私人业主面向老年人出租的房屋，其居住者仍可以向市政府申请获得家庭护理援助服务或家庭医疗护理服务）养老模式，主要提供给那些原宅养老无法满足需求的老年人②。

这种将机构服务嵌入居家养老的形式，弱化了机构与家庭割裂的属性，其服务宗旨不仅在于维持老年人现有的生活能力，还积极对失智老人进行引导式训练，帮助他们在一定程度上恢复和掌握自己生存和生活的能力，维护生存自尊。

---

① Swedish Institute, "Elderly Care in Sweden", 2007.

② 黄静、贾舒凡：《欧洲养老保障改革实践及对我国的启示》，《新西部》2016 年第 12 期。

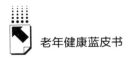

（四）政府主导服务质量的监督与评估

养老服务体系的核心在于服务提供，但同时还需要具备良好的质量监督与评估机制，以维持服务提供具有良好的可持续性，保障养老服务体系有效运转。

瑞典建立了一套以法律为实践基础、各层级机构监督职责分明、可听取多方声音且信息透明的养老服务监督与评估系统。就质量监督而言，重点在于对服务组织过程的监督和对服务产出的监督。前者由瑞典竞争署负责自治市政府在养老服务招投标环境方面的公平性和可竞争性监督，不仅涉及提供养老服务的私营机构，还涉及既为养老服务埋单又同样可以提供养老服务的公共机构。后者由国家健康和福利委员会一方面听取来自服务接受者，即老年人及其亲属针对养老服务本身或机构管理的投诉，并予以解决；另一方面听取来自服务直接提供者——照护人员及服务提供相关工作人员的报告与建议。具体机制如图2所示。

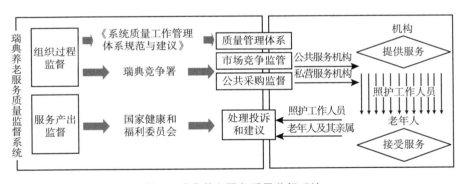

图2　瑞典养老服务质量监督系统

就质量评估而言，由瑞典国家健康和福利委员会负责面向养老服务使用方和提供方执行。一方面，委员会基于收集到的养老服务相关学者、医生等专业人士，以及照护工作人员、老年人及其亲属的看法与建议，制定一套具体的养老服务质量评估指标，目前主要包括营养不良、压力骤升、跌倒和骨折、姑息疗法、处方药使用及后续跟踪等维度，自治市政府可以在此基础上进行细化和扩建①。另一方面，委员会特别设立"开放式比较"项目，公开收集不同养老服务提供者的服务提供信息、服务使用者信息、使用者关于养老服务的使用体验信息等，并在进行分析整理后，出版《老年人指导》手册，为老年人提供服务机构种类、服务内容、照护人员水平、员工流失率、老年人参与度及独立性等信息。整个评估系统，从信息收集到成果发布全都公开透明，且都做到用户可查询。

（五）运用新技术，发展智慧养老

在智慧养老方面，欧洲国家显示出了对基础技术的深化使用和高精尖技术的探索试用的情况和发展趋势。基础技术如瑞典在照护老年人的机构和普通的住宿场所中最常用的福利技术，包括被动报警装置（如传感器和跌倒报警）、电子规划工具/视频、GPS 报警器和夜间监控摄像头。荷兰针对生活自理能力受限的老年人设计了可旋转床、可移动马桶和可移动洗手台等辅助设备，针对无自理能力老年人设计了卧室滑轨系统，以帮助他们翻身、起床和进入卫生间。另外，在养老院特别安装的位置检测器和电子门锁、老年人随身携带无线信号发送器可以避免老年人迷路或走失。

另外，医疗机器人技术正以惊人的速度发展壮大，预计在 2025 年将达到 500 亿美元的价值②。根据功能分工不同，目前大致可分为医生医疗机器人、护士医疗机器人和居家护理机器人③。此外，还有人机交互机器人和社交辅助机器人等。其中，护士医疗机器人和居家护理机器人的发展较为突出④，如瑞典的 JustoCat（针对阿尔茨海默病患者的社交机器人）、Bestict

① Marten Lagergren, "The System of Care for Frail Elderly Persons: The Case of Sweden", *Aging Clinical and Experimental Research*, 2002, 14 (4), pp. 252 – 257.

② Sharts-Hopko, N., "The Coming Revolution in Personal Care Robotics: What Does It Mean for Nurses?" *Nursing Administration Quarterly*, 2014, 38 (1), pp. 5 – 12.

③ Alaiad, M., Zhou, L., "The Determinants of Home Healthcare Robots Adoption: An Empirical Investigation", *International Journal of Medical Informatics*, 2014, 83 (11), pp. 825 – 840.

④ Bedaf, S., Gelderblom, G. J., De Witte, L., "Overview and Categorization of Robots Supporting Independent Living of Elderly People: What Activities Do They Support and How Far Have They Developed", *Assist Technol.*, 2015, 27 (2), pp. 88 – 100.

（饮食辅助工具）、Poseidon（淋浴机器人）、HAL（支持身体活动功能的体外骨骼）、Servo Glove（赋能手套）和 Evondos（药物管理机器人）等旨在减轻护理人员工作负担的护理型机器人，丹麦针对阿尔茨海默病和智力障碍患者设计的旨在帮助他们维持社交活力、促进自我康复的社交机器人——Paro 海豹和 Justo 猫。但需要注意的是，机器人技术在医疗保健领域的发展仍处在初步测试阶段，并且同样面临来自个体针对技术的信念、态度和伦理道德问题，来自社会层面的涉及基础设施、国家治理、法律法规、经济学和采购等方面的挑战，以及来自技术本身的实用性、可操作性和安全性等方面的诸多挑战①。

二　对中国的启示

（一）优化养老服务顶层设计，规范养老服务各环节体制机制

遵循立法创基、筹资保障、服务提供和质量监督与评估这一立法思路（见图3），坚持在框架性法律下给予地方自主权这一原则，以明确养老服务各方主体事权、明晰事权具体内涵、保障服务体系有效运行为根本出发点，积极推出适合我国政治文化环境的养老服务"政策包"，如"长期护理保险法、养老服务市场化行动方案"，并将其纳入明确规定了具体监督组织与范围、评估体系与流程的相关法条，重在对于服务组织过程和对服务产出的监督，以及针对养老服务使用方和提供方的双层评估。同时在"政策包"中厘清政府和市场的职责与分工，明确养老服务应由政府主导但包容市场化的自由竞争，进一步夯实基于《"十三五"国家老龄事业发展和养老体系建设规划》的政府—市场养老服务协作制度体系，如与非营利/非政府组织签订服务契约，激发养老服务市场活力和社会创造力，最终建设形成内容更加丰

---

① Johansson-Pajala, R. M., Gustafsson, C., "Significant Challenges When Introducing Care Robots in Swedish Elder Care", *Disabil Rehabil Assist Technol.*, 2020, 6 (13), pp. 1 – 11.

富、质量更加优良的养老服务体系。继而进一步改进与优化目前的养老服务保障体系，具体措施如下。

（1）新建筹资补充机制：建立"居家养老专项资金"，为居家养老服务提供足够的资金支持与保障，尤其用于对非正式照护者的补贴激励。另外尝试面向那些有房但无家庭照护人员的孤寡老人开展"以房养老"项目，帮助他们更易获得养老服务。

（2）完善服务提供体制：建立集生活照料和医疗护理服务功能于一体的"医养结合体"机构/组织，由政府或市场统一组织、管理和运营养老服务，打破目前由社保部门、卫生部门、民政部门等共同负责而又职责划定不清的僵局。

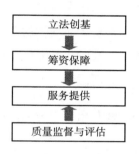

图3　瑞典养老服务法律体系

（二）养老服务工作理念与时俱进，助力居家养老健康发展

全面实践"乐活"养老理念，积极倡导"康复先于照护，居家照护先于机构照护，短暂照护先于全天候照护"，优先帮助功能障碍老年人尽可能恢复独立自主生活的能力，优先支持老年人居家接受养老服务，优先促进在机构养老的老年人具备基础的日常生活能力，优先发展短期照护以为居家老年人所在的家庭提供必要的喘息服务。

继而，明确居家养老应是整合家庭和社区资源，融合社会尤其是社区开办的老年福利机构的服务。探索引入社会资本，成立"社区微机构（老年人白天在机构，晚上回家）"模式的非营利组织/机构，在维持居家养老的

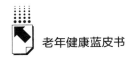
前提下，不仅为老年人家庭提供日间照护服务，还通过训练和咨询讲座等形式积极促进老年人回归自主生活。

而在提供服务之前，应优先考虑老年人家庭内的照护资源，积极实现就地适老化改造。一是善用家庭内照护人力资源，即建立非正式养老服务补充机制，给予提供非正式照护的家庭成员一定的经济补贴或优惠政策，激励家庭成员参与养老服务。二是善用家庭内居家环境资源，向有居家改造需求的老年人提供经济补助并主导修建和管理，通过对老年人原本的居家环境进行适老化改造，以促使更多的老年人留在原宅中养老。

在具体的服务提供方面，服务内容上应全面覆盖生活照料、护理、医疗服务并保持连续性，并重视预防保健的工作理念，特别是要开展助老咨询等服务；服务形式上从预防老年人的潜在风险和满足需求出发，积极进行适老化创新，如为防止老人发生意外事故而提供的家庭警报系统，或对老年人家庭的潜在危险性家务进行排查并及时代替完成的服务，从而有效降低养老服务成本，还可以提高老年人的生活质量，增强老年人的社会融入感。

（三）整合养老服务供给力量，健全服务提供机制

一是开发激励机制促进养老服务全民化，吸引更多非正式照护者善用自己的劳动力和空闲时间共同参与养老服务，以减少老年人对于正式照护的盲目甚至过度依赖，控制政府在长期照护服务上的财政支出，最终维持养老服务体系持久良性运行。如面向现有的养老服务志愿者/义工和家庭成员/亲属朋友等非正式照护者队伍，首先建立养老服务时间储蓄账户，记录自己的服务时间并留作自己年老时免费使用；其次制定激励性政策制度，向非正式照护者提供实际的经济或社会制度等方面的补贴或优惠。

二是完善养老服务准入分级机制，尝试在政府引导下建立专门的独立的第三方养老服务需求评估机构，配备能综合评估老年人生活能力、健康状况和社会生活环境的人员；制定严明的需求评估机制以区分养老服务需求、配套服务内容，将居家养老和机构养老进行合理分流，例如健康自理的老年人留在家中养老，高龄及需要护理的老年人进入机构养老。同时还应配套建立

需求评估反馈机制，以供老年人对评估结果存在异议时向如老龄办咨询甚至向法院等专门机构提出申诉，搭建起服务提供者和接受者之间的沟通桥梁。

三是重视服务人员队伍建设，保障养老服务的提供质量和连续性。在社区卫生服务中心提供医疗护理、第三方养老服务提供机构提供生活照料服务的基础上，可建立包含社区卫生服务中心、养老服务机构和老年人家庭的三方共通平台，并配置老年人家庭呼叫系统，实现三方之间的信息互联互通；同时与社区的家庭医生签订专属的养老服务医疗护理合约，并督促养老服务机构加强对家庭服务人员的专业化培训以提升护理服务的质量与水平，组建一支由政府直接参与管理的养老服务人员队伍。可直接由政府引导，单独形成专业医疗保健服务组织/机构，从而提供连续性的一站式服务。另外还需配置相应的福利政策，以吸引和留住更多的养老服务人员。

（四）积极引进创新技术，为养老服务赋能增效

《国家积极应对人口老龄化中长期规划》明确提出，"把技术创新作为积极应对人口老龄化的第一动力和战略支撑，全面提升国民经济产业体系智能化水平。提高老年服务科技化、信息化水平，加大老年健康科技支撑力度，加强老年辅助技术研发和应用"。在政策层面大力支持的基础上，我国应进一步积极借鉴瑞典、荷兰和丹麦等欧洲国家在养老服务智能化方面已经取得的成功经验和正处在探索阶段的技术发展趋势。结合我国现有技术，一方面以护理服务，尤其是居家护理服务领域的技术创新为主要开发方向，另一方面尝试探索养老服务的智能化社交补给，如对社交机器人的开发。

与此同时还应充分考虑到来自个体/社会观念、政治/经济环境等层面关于创新技术的伦理道德审查和实践效用考量给技术创新所带来的挑战和压力，并尝试形成问题解决预案。既要积极发展创新技术，也要对创新技术时刻保持审慎的态度，这样才能最终达成为养老服务赋能增效的目的。

B.21
老年整合照护模式的
国际比较研究

邱 月[*]

摘　要：　整合性是养老服务体系建设的重要目标。世界卫生组织强调
　　　　　要为老年人提供整合照护。日本、美国、英国等发达国家先
　　　　　于我国进入老龄化社会，在老年整合照护领域开展了一些有
　　　　　益实践。本报告对近年来日本、美国、英国的整合照护模式
　　　　　进行回顾，阐述宏观架构、服务供给、运营监管等方面的制
　　　　　度设计情况，总结归纳国际实践的共性和启示，并在此基础
　　　　　上提出中国推进老年整合照护服务体系建设的建议，如职责
　　　　　划分、需求评估、服务供给模式、信息共享等。

关键词：　老年人　整合照护　运营监管

一　研究背景

在世界范围内，随着经济社会的发展以及医疗卫生服务水平的提升，
人类生育率明显下降，预期寿命日趋增长，与之相伴而来的是全球人口
的迅速老龄化。中国也是如此。中国人口老龄化的速度比很多国家要快，
在高收入国家中，只有日本的速度与中国相近。同时，联合国预测，中

---

* 邱月，博士，国务院发展研究中心研究员，中国发展研究基金会研究二部主任，研究方向为
人口健康、老龄化、医药卫生、社会发展公共政策。

国在 2020 年之后的老龄化速度会比之前更快，呈现加速增长的态势。

国家高度重视养老服务体系建设，整合、协调、结合是服务体系建设的重要目标。《国家积极应对人口老龄化中长期规划》指出，"健全以居家为基础、社区为依托、机构充分发展、医养有机结合的多层次养老服务体系"。《中共中央关于制定国民经济和社会发展第十四个五年规划和二〇三五年远景目标的建议》指出，"构建居家社区机构相协调、医养康养相结合的养老服务体系"。世界卫生组织强调要为老年人提供整合照料（Integrated Care for Older People，ICOPE），并召集专家组达成共识，提出 ICOPE 指南。

日本、美国、英国等发达国家先于我国进入老龄化社会，在老年整合服务领域进行了一些有益的探索，体系架构依托本国实际，但实践历程及模式依然可供我国借鉴。本报告对近年来日本、美国、英国的整合照护模式进行回顾，阐述宏观架构、服务供给、运营监管等方面的制度设计，总结归纳国际实践的共性和启示，并在此基础上提出中国推进老年整合照护服务体系建设的建议。

二 日本综合照护体系

（一）宏观架构与发展历程

日本政府在应对老龄化过程中超前预测、超前谋划，观念不断更新，进行政策动态调整，养老服务体系呈现从机构到居家社区再到地区综合照护的一系列转变。

日本是发达国家中老龄化速度最快的国家。20 世纪 90 年代，为了提前应对超老龄社会挑战（65 岁及以上人口占比为 21%，2007 年），以及适应老年人就地老化的需求变化，日本颁布了 1989 年的"黄金计划"、1994 年"新黄金计划"以及 2000 年《介护保险法》，开始从机构服务向居家服务转变，并将政策重点转向"介护"，强调维护老年人的自立能力，注重医疗、康复、护理、支援等服务的整合性。21 世纪开始为"超超老龄社会"（65

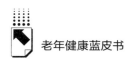

岁及以上人口占比为 28%，2018 年）做准备，日本再次更新观念，提出构筑"地区综合照护体系"（Community Inclusive Care System），强调尊重老年人意愿和生活习惯，强化社区功能和社会参与，保障老年人在自己熟悉的社区实现高质量的自立生活，并以《后期老年人医疗制度》出台以及对与医疗护理相关的 19 项法规的修改作为保障。

随着观念的转变和明确政策导向，居家社区服务逐步成为护理服务的主流力量，而机构服务逐步缩减。从介护保险的支出结构来看，2000 年 4 月，居家服务的占比为 28%，机构服务的占比为 72%；2017 年 4 月，居家服务的占比超过一半（51%），而机构服务的占比为 33%，同时出现了地区紧密型服务，在社区层面提供照护，即社区服务，占比为 16%（见图 1）。

（二）地区综合照护体系

地区综合照护体系是将医疗、护理、福祉服务整合在特定区域内，且使需要者易于得到的服务系统。地区综合照护体系包含医院、诊所、养老机构、居家介护支援事务所、上门康复护理等多个机构，实现入院医疗与居家医疗的协作、医疗护理的协作、日常生活支援、预防衰弱、健康管理等功能。

日本长野县松本市的松本模式是地区综合照护体系的典型案例。地区综合支援中心是松本市推进地区综合照护的核心机构，以市町村（相当于中国的地市级）为主体设立，旨在为地区居民提供综合支持服务。松本市政府老龄福利科设立地区综合支援中心，其是政府直属机构，下面还有 11 个地区的综合支援中心。支援中心配置照护专员、保健师、社会福利工作人员等。地区综合支援中心的业务包括预防护理、居家医疗与护理合作、综合援助业务、地区协议会以及生活援助协调员服务。

协议会机制是使医疗、护理和生活资源三项功能在地区层面形成良好协作的重要保证。松本市启动了各种各样的协议会，比如地区综合照护协议会、高龄残障人士防止虐待协议会、运营协议会等，每个协议会都有相关领域的成员参加。针对个案有个案照护会议，向上有地区照护

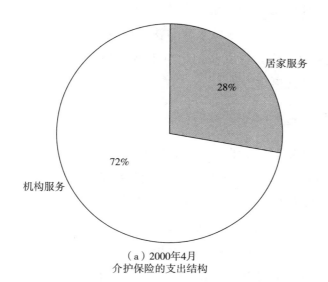

（a）2000年4月
介护保险的支出结构

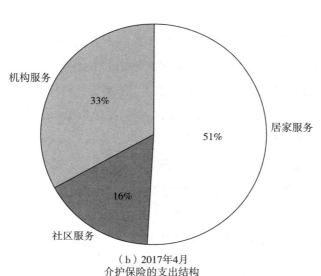

（b）2017年4月
介护保险的支出结构

图1　2000年4月和2017年4月介护保险的支出结构

资料来源：〔日〕中村秀一《日本护理事业的发展历史以及
现状》，中国发展研究基金会日本调研研讨会，2018。

会议。如果在地区层级可以解决问题，则在地区照护会议上讨论对策，大家分担职责；如果在本地区无法解决，需要与其他地区合作，将其作为市层面的课题解决，则上交到松本市地区综合照护协议会进行讨论，讨论后形成文件并提交市长。

（三）服务提供模式

照护专员制度（Care Manager）是日本医疗、护理、康复等相关养老服务实现整合的关键，贯穿整个服务流程。照护专员负责介护计划的制订和调整，并负责协调老人、政府、医疗机构、护理机构的关系，推进相关机构就护理方案达成共识并组织实施。流程如下。

（1）老人向市町村政府窗口提交申请，市町村主管机构派员（通常为照护专员）进行认定调查和需求评估，结合主治医生意见，提出需要接受支援或护理的等级、时间等意见，经介护认定审查会审定后组织实施。评估结果等级分为不需要、要支援（半失能人群，分两级）、要介护（失能人群，分五级）三大类别，分别可以获得一般性社会服务（普适服务，包括预防和健康管理、生活支援、社会交往）、轻度支援服务（居家和依托社区型护理）和分级介护服务（居家、社区和短期入住机构的护理服务）。

（2）在认定提供护理后，申请人（用户）将被指定确定的照护专员。照护专员根据评估结果制定介护计划方案，用户本人与护理服务提供者签约。

（3）根据介护计划，照护专员与各个领域的医疗护理人员共同召开服务负责人会议，修改、完善并确定介护计划并交由服务机构施行。

（4）在介护计划实施后，照护专员负责定期评估既定目标实现情况，并受理老人/家属/机构工作人员关于服务变动的咨询，例如计划是否符合患者情况，是否需要调整与改善，患者是否需要紧急入院，是否需要其他地区工作人员协调提供服务。

（5）根据老人需求进行后续的评估和介护计划的制订，组织主持跨学科团队会议，以完善介护计划并确定各方分工，加强团队的分工与合作，实现医疗护理服务相结合。

（四）运营监管机制

日本护理服务由民间市场化主体提供，营利性和非营利性机构取得资质后均可提供服务。《介护保险法》规定，护理机构的准入资质审查由都道府县政府（相当于中国的省级政府）负责，资质审查每6年更新一次。护理机构的资质审查将按照人员、设施、运营等相关指标进行，对于不同类别的服务，比如居家护理、机构护理有不同的要求。

三级政府分工明确，承担不同层级的规划和实施工作，保证了制度在基层的落实。在中央政府层面，厚生劳动省统筹养老金、健康、医疗、介护、福祉、救助等政策，制定基本制度和规划。都道府县政府负责制定本地医疗和介护保险规划，对经营者进行监督。市町（镇）村基层政府直接面向社区老年人，是老年人介护、医疗和其他福祉制度的具体实施者。

三　美国全方位老年人照护模式

（一）宏观架构与发展历程

美国关于养老和照护领域的政策主要以项目方式逐步拓展，或嵌套在其他宏观政策中。美国从20世纪40年代进入老龄化社会。1965年，《社会保障法》修正案通过了两大医疗保障项目——Medicare（政府医疗保险）和Medicaid（政府医疗补助），二者分别是面向包括老年人在内的困难群体的医疗保险和医疗救助项目。自此，美国政府成为长期照护服务最大的付费方。

出于管理方便等目的，Medicare和Medicaid初期倾向于为护理院的长期照护服务付费，这直接促进了美国机构性养老服务产业的发展。但随着老龄化的深化，由于质量和费用原因，以及老年人对社区和家庭养老的需求越来越强烈，20世纪70年代，联邦政府和州政府开始尝试采用社区服务的养老模式。1981年，《社会保障法》修正案允许各州通过Medicaid项目为居家和社区服务（Home and Community Based Services，HCBS）付费。20 世纪 90 年代，美国开始关注针对老年人居家和社区养老的整合式照护模式，1997 年《预算平衡法案》将全方位老年人照护项目（Program of All Inclusive Care for the Elderly，PACE）确定为 Medicare 和 Medicaid 项目下的新型受益计划，开始为 PACE 付费。

经过多年发展，美国的养老服务体系基本形成了以居家社区为中心的格局。2010 年，接受护理服务的大部分人群居住在社区，比例达到 82%（见图 2）。

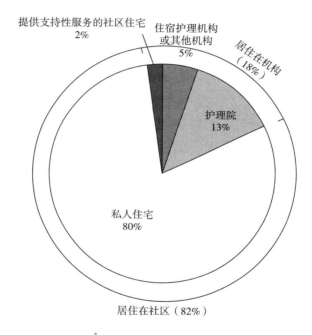

图 2　接受长期护理服务老年人的居住安排

资料来源：Congressional Budget Office，"Rising Demand for Long-Term Services and Supports for Elderly People"，2013，https：//www. cbo. gov/publication/44363。

（二）服务提供模式

PACE 提供全方位、全流程服务。服务范畴包括医疗性服务、社会性服务、康复性服务，涉及初级保健、急性医疗、急性后医疗、长期照护、安宁疗护全流程。所有服务在社区中展开，支持老人家庭发挥功能。

跨学科团队（Interdisciplinary Team，IDT）是提供整合性服务的核心。PACE 由 IDT 执行，包括医师、执业护理师、治疗师（承担康复治疗工作）及若干护士、社会工作者、病历整理者、护工和司机等。IDT 贯穿对老年人的整个服务流程，在签署协议初期进行需求评估，不定期评估老人的身体状况，为老人制订并完善全面的护理计划。对于医疗服务，IDT 提供帮助会诊、转诊、随诊服务，保证医疗连续性，同时在成员入住医院或护理院时提供随诊和医疗指导。治疗师将提供康复服务，最大限度地保持和恢复功能。IDT 提供社会性服务并为家庭成员提供支持，如家庭适宜性环境的改造、饮食洗浴等服务，以及家庭成员心理咨询和人力援助。

PACE 机构的服务网络是整合性服务的基础。PACE 通常拥有一个包括日间健康中心、诊所、医院、康复中心、护理院等在内的服务网络。日间健康中心是 PACE 机构的核心，可以有效连接服务提供方和整个社区医疗系统。社会和医疗服务主要由日间健康中心提供，但需要时由家庭和转诊服务进行补充。PACE 服务网络内的机构一部分是自有的（如日间健康中心），另一部分则是签约的合作机构。会员通常在服务网络内的机构接受服务，固定的医护组合和患者群增进了医患之间的了解和信任。会员使用网络内机构的服务无须付费，完全由 PACE 来付费。

（三）付费模式

PACE 采取按人头付费的全包式付费模式，收取固定费用，提供全部服务，使项目具有以老年人健康为中心的激励机制。PACE 的主要服务对象为55 岁以上、符合入住护理院标准、居住在 PACE 服务区域内的衰弱老人。PACE 每月向每位参与者收取的费用是固定的，且 PACE 须无条件地承担参与者的所有费用，包括治疗和护理过程中产生的全部费用。因此，PACE 将承担全部资金风险，其中包括参保者反复住院或入住护理院所致的花费超额情况等。这一打包制付费模式要求 PACE 以维护老年人健康为核心任务，提供以预防和及时诊疗为重点的服务，以避免疾病发生及恶化。

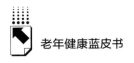

（四）运营监管机制

PACE 机构通常是大的健康服务组织的一部分。PACE 通常有一个项目发起方，包括医院、社区健康中心、独立社区机构、长期护理机构、医疗保险等。发起方所在的健康服务体系是 PACE 构建服务网络的基础。

非营利机构是 PACE 的主要运营方。1997 年，联邦政府通过 PACE 实施 Medicare 和 Medicaid 的受益计划，同时规定 PACE 机构是非营利机构，仅批准几家营利性机构以实验性质运营。2005 年，实验结果显示，营利性和非营利性的 PACE 组织之间提供的服务并没有显著差别，政府开始将 PACE 开放给营利性机构，希望推动 PACE 扩张。到 2019 年 3 月，PACE 已经遍及美国 31 个州，开设了 260 个 PACE 机构。

联邦政府和州政府是 PACE 的主要监管机构。联邦政府通过法案确认付费规则，明确 PACE 准入的基本原则，州政府选择加入联邦政府计划的情况，确认机构的准入规则和日常质量监管机制，负责老年人的申请评估以及 PACE 定价。一般而言，联邦政府和州政府的医疗保险和医疗补助中心 CMS（The Centers for Medicare & Medicaid Services）具体承担上述管理职责。

信息化帮助完善服务衔接机制和进行监督管理。一些 PACE 机构已经实现与其所在的服务网络的信息数据彼此联通。信息联通有助于实现便捷转诊，也便于专科医生和护理机构了解老人的日常状况，这有助于维持诊疗的连续性。另外，信息化系统便于监管机构了解运营状况，对质量进行监测和进行相关考核。

四　英国整合照护体系

（一）立法保障

由于长期处于老龄社会，英国面临医养服务财政吃紧的严峻挑战，因此亟须整合碎片化服务，提供连续性、预防性医养照护。

2014 年英国颁布了《护理法案》，整合了过往的护理法案和条款。法案强调以人群需求为中心，明确了疾病预防的优先地位以及构建社区照护系统。法案要求制定一项国家标准，明确有护理需求的人群。因此英国建立了国家层面的需求评估框架，将需求程度分级为轻度、中度、重度、危急。法案第一次在英国国内明确了规范，即对提供护理服务的人进行评估，包括正式护理和非正式护理人员，所有护理人员都需要经过专业的培训和审核。法案要求制定支付体系，以避免因病致贫情况出现。这一法案的出台，支撑了整合照护体系措施的实施，有助于国民持续获得医疗保健和社会照护服务。

（二）服务提供模式

英国近年来不断探索新的整合照护服务模式。整合照护（Integrated Care System）是针对老年公共服务中医疗服务和社会照护的"双轨制"提出的进行资源整合的方法，力图消除传统卫生部门和社会服务部门的分割状态，提高资源的利用率和服务质量。

英国整合照护实践的目标都是打破服务间的壁垒。试点模式以初级保健为核心，将全科医生、社区护士、各类健康专家、社会工作者、志愿者等组建成跨学科综合团队，并建立团队密切合作和服务衔接的机制，设置"服务协调员""服务引导员""案例管理员"等跨服务门类的"协调者"角色，通过个案规划和标准的操作流程，促进患者在医疗服务和社会服务中有效转接①。

"托贝护理信托"计划（Torbay Care Trust）是整合照护模式之一。2000年，为了加强社区护理与医院临床医生之间的协作，"托贝护理信托"计划在英国国家医疗服务体系（National Health Service，NHS）的积极支持下成

---

① The King's Fund，"Supporting Integration through New Roles and Working across Boundaries"，2016，https：//www. kingsfund. org. uk/publications/supporting – integration – new – roles – boundaries.

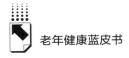
立，接管对社区服务的管理工作，并领导托贝地区整体卫生保健系统运行。"托贝护理信托"计划针对托贝地区所有老年人提供服务，尤其是居住在社区，出院后有康复治疗需求的65岁以上老年人。该计划将托贝地区划分成5个工作区（Zone Team）。每个工作区都包含全科医生诊所、社区医院和地方住家/日间中心。每个工作区都有一位具有提供居家社区服务及金融管理专业背景的负责人。地区负责人负责统筹规划照护专员的工作，照护专员负责协调服务机构的配合事项，精简转诊程序。照护专员根据老年人的具体情况及需求，在全科医生的指导与配合下，为老年人设计一系列服务方案。在此基础上，多学科的健康及社会护理团队（包括社区护士、职业治疗师、物理治疗师、社工等）为老年人提供服务。

英国还开发了专门性的健康和社会照护网络（Health and Social Care Network，HSCN），促进初级保健、急诊、社会照护等机构间有效、安全地进行信息交换，实现电子病历信息整合，患者也可以通过网站进行个人信息管理并限定信息共享程度。

（三）服务提供方

在英国，绝大多数的医疗服务和社会照护服务提供者具有私营性质，比如全科医生、药房、牙科等。社会照护服务也仅有很小一部分由地方政府直接提供，绝大多数由市场提供。1979年之前，社会照护的提供者主要是地方政府或NHS，后期社会照护逐渐要求开放的、良性竞争的市场介入，目的是提高护理质量和为公民提供更多的选择。根据2017~2018年的数据，英格兰地区每年有100万人接受长期照护，其中6837个私营提供方运营了15972家照护机构，在458844张床位中只有很少的比例由地方政府直接提供。在5976家提供居家照护服务的供应者中，只有不到10%的服务由地方政府执行。

从劳动力市场情况来看，145万名劳动者在为社会照护部门工作。此外，英格兰地区也有超过540万名非正式照护者。无论是正式的还是非正式的照护提供者，对他们的资格评估和培训是《护理法案》中的优先关注领域。英国非常重视支持非正式照护者，发挥其在社区照护中的重要作用。非正式照护者对于弥补社会化养老功能不足的作用显著，但照护者也面临身体、精神和收入的多重风险。英国《护理法案》规定了照护人员申请各项支持的评估标准和其他权益，国家医疗服务体系提出 8 个优先领域和 37 项承诺以保障对非正式照护服务的支持。

（四）运营监管机制

英国政府的职责主要集中于政策制定、财政支出分配、服务管理和监督。英国卫生和社会保健部负责制定社会保障政策，保障财政资金运转，并对议会和公众负责，以及确保整个体系运行。住房部、社区与地方政府事务部负责制定地方财政分配政策，并确保地方政府在遵守制度和规范下使用财政拨款，为人们提供社会照护服务。

为了更好地确保 NHS 和地方照护服务体系运转，英国专门设立了独立的第三方质量评估和监管机构。在英格兰地区是护理质量委员会（Care Quality Commission，CQC），所有养老机构和医疗设施均需在 CQC 注册并受其监管。CQC 向英国卫生和社会保健部和英国议会负责。CQC 根据《护理法案》设定社会服务质量评估标准，对于市场中规模较大的服务商的监管作用突出。CQC 要求申请注册的机构首先要符合特定的服务标准，才可以成为 CQC 的注册会员并受其评估和监管[1]。以成人社会照护为例，CQC 从五个层面对注册会员进行评级[2]，包括服务是否安全、是否有效提高人们的生活质量、是否提供了以人为本的服务、是否切实满足了人们的需求、是否具有合格的管理能力。CQC 执行动态监督和调整机制，2018 ~ 2019 年，CQC 在辅助会员提升服务质量方面效果显著，在服务供给方参考并落实 CQC 的方案后，74% 的供给方在重新评估后达到了合格标准。

---

[1]　Care Quality Commission，"Guidance for Providers on Meeting the Regulations"，2015.

[2]　Care Quality Commission，"Key Lines of Enquiry for Adult Social Care Services"，https：//www. cqc. org. uk/guidance – providers/adult – social – care/key – lines – enquiry – adult – social – care – services.

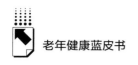

五　国际实践带来的启示

受到历史文化背景和制度体系基础的影响，日本、美国、英国的养老服务体系在宏观架构上存在不同，但在制度目标和发展模式中有一些类似之处。以下将结合宏观架构、服务模式、服务供给和运营监管等方面总结国际实践具有的共性及启示。

（一）养老服务政策体系应当与国家整体制度架构相适应

养老服务作为社会服务的重要组成部分，与医疗、保障等社会政策存在千丝万缕的关联，并且适应国家的文化环境。日本作为福利国家之一，长期以来强调国家普惠，建立全民健康保险制度以保障国民享有医疗服务。与之相对应，日本在养老领域奉行普惠的社会保险制度，以护理保险为支撑，为全部老年人提供服务。与之不同的是，英国虽然在医疗领域以全民健康保险制度为基础，但考虑到财政负荷压力，同时借助强大的初级保健体系，英国养老服务体系采取有限补贴的方式而不是全民保险。美国作为高度市场化的国家，在文化中强调个人责任，以商业保险作为医疗服务体系的主要支撑。美国在养老领域奉行基本保障原则，政府财政只负责为低收入人群或残障人士等弱势群体付费。

（二）居家社区养老是多国认可的服务发展方向

从多国实践来看，机构服务通常是养老服务产业中最先得到发展的，但由于资金效率问题以及老年人希望"就地老化"的需求转向，随着老龄化的逐步深化，居家社区养老已成为各国养老服务发展的共同方向。同时，机构养老的发展，以及从机构到居家社区模式的转向，都与支付方的倾向变更相关。日本的介护保险和美国的 Medicaid 是护理服务的主要支付方，相关法规或政策经历了从为机构服务付费到鼓励为居家服务付费的转变。

（三）服务的整合和信息联通有助于服务质量和效率的提升

无论是日本推行的地区综合照护体系、美国推行的全方位照护模式还是英国推行的整合照护体系，都强调服务的整合和协调。日本主要依靠照护专员协调服务使用方和相关供给方；美国的 PACE 凭借整个跨专业照护团队实现"医"和"养"的衔接；英国以初级保健为核心，设置了协调员、管理员等"协调性角色"。美国、英国都十分重视信息系统的建立，一些 PACE 已经实现了信息系统与初级保健体系、部分高层级医院以及管理机构的联通，英国也开发了专门性健康和社会照护网络，促进初级保健、急诊、社会照护等机构间进行有效、安全的信息交换。通过信息联通，一方面，老人在医疗和护理机构之间转换时具有完整的健康和诊疗档案，实现了服务的延续性；另一方面，管理机构应用系统数据以便于监测和了解运行效果。两者都有助于服务质量和效率提升。

（四）需求评估和分级服务是提高资金使用效率的重要手段

日本的护理服务以需求评估为前提，人群被分为不需要、要支援、要介护三大类别。英国建立了国家层面的需求评估框架，将需求程度分为轻度、中度、重度、危急级别，向真正有需要的人提供适宜服务。美国的 PACE 模式贯穿需求评估。需求评估存在于服务的全过程，初始的需求评估是界定服务人群的依据，后续的需求评估是服务项目调整的依据。需求评估与分级服务一方面确保服务的精确性，有益于需方；另一方面避免资金和服务被滥用，有益于付费方。二者共同保障了服务的可持续性。

（五）政府、市场和社会分工明确，政府负责监管，市场和社会进行服务提供或质量评估

三国的服务提供机构多为市场化运营机构，较少部分由政府直接兴建、运营。日本和英国的非营利性机构和营利性机构在通过准入资质评审后都可以提供服务。美国不同类型的服务对机构的要求存在差别。日本、美国、英

国政府或相关管理机构都担负着制度设计、准入和监管的职责，中央和地方政府的职责不同。日本的准入审查、价格制定和服务质量评定主要由都道府县政府负责。美国由联邦和州政府的医疗保险和医疗补助中心承担类似职责。英国设立了独立的第三方质量评估机构制定规范，以提升服务提供机构的质量。

六 构建中国老年整合照护服务体系的建议

中国政府高度重视养老工作，密集出台政策法规给予支持。过去十年，中国养老服务机构和设施数目及床位数持续增长，社区养老设施逐步兴建，但结构性失衡问题依然是中国养老服务面临的主要问题，居家社区服务的主体性地位尚未落实，服务功能彼此割裂是其中的关键。老年人并没有获得全方位、整合性的服务。参考日本、美国、英国在老年人整合照护服务方面的实践，本报告提出如下建议，希望能够进一步推进整合型服务体系建设。

第一，明确政府和市场、各级政府职责，完善政策支持体系。中央政府进行体系构建的顶层设计，以老年人需求和我国实际情况为基础，出台法规、基准和规划，前瞻性地进行制度设计，并协调与整合多部门资源和配套政策。地方政府负责本地规划、监管工作和制度实施。以市场和社会为主体提供服务，涉及营利性机构和非营利性机构，采取市场化运营机制。推动进行非营利性机构管理办法的调整和完善。探索设立第三方独立的服务质量评估机构，为监管提供依据，为服务机构的质量提升提供指导。

第二，结合人群需求特点加快建立统一的需求评估制度和服务分类标准。一方面建立需求评估制度，为科学地界定服务奠定基础。我国大部分区域没有建立统一的老年人照护需求评估体系，不清楚需求，就无法确认服务是否适宜。上海市借鉴日、美等国际经验对需求评估进行本土化探索，开发了照护需求评估系统，这一系统在 2015 ~ 2020 年运转效果良好，其他地方可考虑借鉴。另一方面设置差异化的服务项目分类标准，为各能力等级的老年人设计梯度化的护理、康复和医疗服务项目。对健康活力及轻度失能老年人应加强前端疾病预防服务，对筛查和预防的项目和频度有所规定，尽可能将需要轻度护理的老人控制在护理预防阶段，维护个体功能，减少护理费用。对失能老年人应加强康复和安宁疗护，尽量保障他们的生活质量和提高满意度。

第三，将"照护专员"纳入职业体系，完善资质认证和岗位设置机制。一方面明确照护专员的职责定位，出台国家职业资质认证标准。借鉴发达国家的经验，增加照护专员岗位，基于需求评估结果，为老年人的就医和养老服务提供连续性计划。研究出台国家资质认证制度，综合学历教育、工作经验和培训情况明确申请资质认证的条件，出台关于照护专员的服务技术标准和分级发展路径，持续提供培训支持，鼓励社区医生、护士、护理人员、社会工作者转型成为照护专员。另一方面完善照护专员的岗位职能，兼顾激励和监管机制。将雇用照护专员作为护理机构或相关养老服务机构进行市场准入的必备条件，实现服务衔接转化的制度化和实施专人负责制。鼓励市场机构探索建立与职业发展相匹配的照护专员薪酬体系，避免薪酬与服务提供量产生关联，避免因信息不对称产生诱导需求。

第四，探索由街道或社区委员会牵头设立小规模、多功能的地区综合援助中心，提供并协调多种服务。考虑人群覆盖规模，探索由街道或社区委员会牵头，联合护理机构、社区卫生机构、生活服务机构，设立以辖区居民为主体对象的地区综合援助中心，由市级政府承担管理职责。以有偿或志愿服务的方式，让居民尤其是老年人参与地区社会工作，提供周期性培训和进行资质认可，促进居民提供互助服务，其中包括生活支援和初级护理，增强老年人融入社会的能力并发挥更多作用，进而缓解护理人员缺乏的问题。以地区综合援助中心为依托，周期性地为家庭护理人员提供培训、心理疏导和支撑。

第五，对于失能半失能人群，以医院、护理机构为发起单位，试点全方位老年人照护服务模式。结合中国情况，PACE 试点可与医联体建设及二级医院转型相结合：二级医院转型为康复医院并作为 PACE 的牵头机构，负责服务的衔接和转换；与医联体内机构合作构建服务网络，覆盖周边失能和半

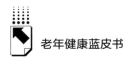

失能人群。试点按人头付费的全包式付费模式，评估医疗、康复、护理整体费用变化情况和参与人群的健康情况，以评价模式效果。

第六，推进与服务相关的机构的信息互联共享，提升服务的连续性和效率。信息互联共享在美国、英国、日本等国家受到高度重视，可以减少服务提供者对老年人真实需求认知的偏差，促进提升服务的连续性和监管的科学性。应探索从局部区域或服务网络内部开始，构建统一互联的电子健康档案平台，通过信息化辅助设备加强医疗、护理和生活援助等相关机构之间以及其和患者家庭的联系，帮助服务提供者加深对老年人的了解，提供以老年人为中心并整合各部门的养老服务。

参考文献

［1］ United Nations，"World Population Prospects"，2010.

［2］ Congressional Budget Office，"Rising Demand for Long-Term Services and Supports for Elderly People"，2013，https：//www.cbo.gov/publication/44363.

［3］ Department of Health and Social Care in UK，"Care Act 2014,"2014.

［4］ Care Quality Commission，"Guidance for Providers on Meeting the Regulations"，2015.

［5］ The King's Fund，"Supporting Integration through New Roles and Working across Boundaries"，2016，https：//www.kingsfund.org.uk/publications/supporting-integration-new-roles-boundaries.

［6］ WHO，"Integrated Care for Older People – Guidelines on Community-level Interventions to Manage Declines in Intrinsic Capacity"，2017.

［7］《介护保险法》，日本厚生劳动省，2000。

［8］ 谢海雁、Sean Leng、李冬晶、沈悌：《PACE——新型而高效的老年人医疗服务模式》，《国际老年医学杂志》2010年第3期。

［9］〔日〕中村秀一：《日本护理事业的发展历史以及现状》，中国发展研究基金会日本调研研讨会，2018。

［10］赵青、李珍：《英国长期照护：基本内容、改革取向及其对我国的启示》，《社会保障研究》2018年第5期。

B.22
国内外长期护理服务项目比较研究
及经验借鉴*

程文迪　万铃珊　丁汉升**

摘　要：　本报告通过政策文本分析方法，梳理包括德国、荷兰、日本、中国台湾地区在内的典型国家和地区以及国内两批长期护理保险试点城市的长期护理服务项目的情况及特点，归纳国内外长期护理服务项目设计的经验，为我国逐步完善长期护理服务项目提供经验借鉴：扩大长期护理服务覆盖人群范围，并丰富长期护理服务提供形式；规范各地老年照护统一需求评估标准，关联长期护理服务提供；进行长期护理服务标准化分类，并丰富服务项目内涵；提高长期护理服务质量，优化长期护理服务效果。

关键词：　长期护理保险　老年照护需求评估　长期护理服务项目　政策文本分析

---

* 本报告为上海市卫生和健康发展研究中心（上海市医学科学技术情报研究所）所级课题（课题编号：2019003E）的研究成果。

** 程文迪，上海市卫生和健康发展研究中心（上海市医学科学技术情报研究所）研究实习员；万铃珊，上海市卫生和健康发展研究中心（上海市医学科学技术情报研究所）研究实习员；丁汉升，上海市卫生和健康发展研究中心（上海市医学科学技术情报研究所）研究员，党委书记，本报告通讯作者，研究方向为卫生管理、卫生经济。

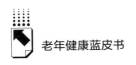
一 我国长期护理服务项目发展背景

（一）我国人口老龄化对发展老年护理服务提出需求

国家统计局数据显示，截至2019年底，我国65岁及以上人口数已经超过1.76亿人，占总人口的12.6%，人口老龄化程度不断提高①。根据全国老龄工作委员会办公室2018年公布的数据，我国60岁及以上老年人口近2.4亿人，其中超过4000万名老年人处于失能或者半失能状态，占比超过16.7%②，长期护理服务需求大。我国人口老龄化程度提高，迫切要求我国加快发展老年护理服务，积极应对人口老龄化，满足人民群众尤其是老年人日益增长的多样化、多层次健康需求。

（二）国家层面规范提供老年护理服务

2019年7月，国家卫生健康委员会、中国银行保险监督管理委员会、国家中医药管理局出台《关于开展老年护理需求评估和规范服务工作的通知》（国卫医发〔2019〕48号），规范老年护理服务机构、服务人员、服务类型和服务内容，服务内容规范参照《护理服务项目建议清单（试行）》。服务提供机构可根据老年人实际护理需求，提供适宜的长期护理服务类型和长期护理服务项目。各地可根据地方实际情况以及老年人实际情况，进一步增加或细化服务项目，从而为老年人制订个性化的长期护理服务计划，如个性化定制的服务项目和服务频次等。国家层面也提出要求，各长期护理服务机构要按照相应的长期护理服务标准和规范提供长期护理服务，保证长期护理服务质量安全。国家从战略层面聚焦失能老年人迫切需求的医疗护理，通过规范性政策文件指导各地规范开展长期护理服务工作，从而提高老年人生活质量和健康水平。

---

① 《中国统计年鉴2020》，中华人民共和国国家统计局网站，http：//www.stats.gov.cn/tjsj/ndsj/2020/indexch.htm。

② 徐佩、王鸿江：《失能老人整合照护模式探析》，《劳动保障世界》2019年第27期。

（三）我国长期护理保险试点城市陆续制定长期护理服务项目清单

2020 年 9 月，《国家医保局 财政部关于扩大长期护理保险制度试点的指导意见》（医保发〔2020〕37 号）发布，进一步深入推进长期护理保险（以下简称"长护险"）试点工作，人力资源和社会保障部明确的 15 个试点城市和吉林、山东 2 个重点联系省份继续开展试点，其他未开展试点的 14 个省份新增 14 个城市开展试点。随着各试点城市长期护理保险试点方案的推进，各地围绕长期护理保险制度框架、政策标准、运行机制、管理办法等方面不断进行探索，并取得了初步进展。

在长护险中，长期护理服务项目的作用就像在基本医疗保险中医保目录的作用，是我国长护险保障待遇的基石①。在全国长护险试点以来，各试点城市陆续制定长期护理服务项目清单，为失能老人提供基本生活照料服务和与基本生活密切相关的医疗护理服务，并针对长期护理服务项目清单制定相应的服务指南规范和技术操作标准等，长期护理服务项目清单不断发展完善。在国家层面出台老年护理规范服务工作政策背景下，各试点城市长期护理服务项目能否满足人民群众多样化、多层次的健康需求，值得进一步探索。因此，本报告通过文献综述了解国内外老年长期护理服务项目清单，运用政策文本分析方法分析国内外典型国家和地区长期护理服务项目的情况及特点，比较其共性和差异，归纳国内外典型国家和地区长期护理服务项目设计的经验，为我国进一步完善长期护理服务项目提供切实有效的政策建议。

二 国内外长期护理服务项目清单检索及结果

本报告主要通过典型国家和地区，如日本、德国、荷兰、中国大陆、中国台湾地区等政府网站、研究报告、文献等，检索各典型国家和地区长期护

---

① 王群、汤未、曹慧媛：《我国长期护理保险试点方案服务项目的比较研究》，《卫生经济研究》2018 年第 11 期。

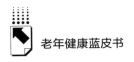

理服务项目清单,通过国内典型试点城市,如广州市、成都市、青岛市、上海市、承德市、重庆市、开封市等政府、人社局、民政局、医保局或卫健委网站,检索各试点城市长期护理服务项目清单。

在近年来的国内外长护险方案中,梳理出 5 个典型国家和地区的长期护理服务清单,并整理出 12 个国内试点城市最新发布的长期护理服务清单,它们可以分成两类:独立于长护险方案的配套清单和嵌套于长护险方案的项目清单。国内 11 个第一轮试点城市已制定长期护理服务项目清单,长春市、宁波市、安庆市和上饶市官方尚未发布统一的长期护理服务项目清单。在第二轮试点的 14 个城市中,目前仅开封市出台长期护理服务项目清单(见表 1)。

表 1 国内外长护险服务项目清单政策文本

		文件名	发布时间	政策类别
典型国家和地区	日本	《介护保险法》	2000 年 4 月	嵌套政策之中
	德国	《护理加强法Ⅰ》和《护理加强法Ⅱ》	2014 年	嵌套政策之中
	荷兰	《特别医疗费用法》	1968 年	嵌套政策之中
	中国大陆	《护理服务项目建议清单(试行)》	2019 年 7 月	独立配套文件
	中国台湾	《长期照护(长照)十年计划 2.0》	2016 年	嵌套政策之中
中国大陆第一轮试点城市	广州市	《广州市长期护理保险生活照料服务项目表》	2020 年 12 月	独立配套文件
		《广州市长期护理保险医疗护理服务项目表》		
		《广州市长期护理保险设备使用服务项目表》		
	成都市	《成都市长期照护保险失能照护服务项目和标准(失智)》	2018 年 10 月	独立配套文件
		《成都市城镇职工重度失能人员长期照护保险 – 基础照护服务项目及分级照护服务标准》	2020 年 5 月	
		《成都市城镇职工重度失能人员长期照护保险 – 社会支持类照护服务项目及分级照护服务标准》		
		《成都市城乡居民重度失能人员长期照护保险基础照护服务项目及分级照护服务标准》		

续表

		文件名	发布时间	政策类别
中国大陆第一轮试点城市	青岛市	《青岛市长期护理保险家护、巡护支付范围》	2020年2月	独立配套文件
		《关于实施〈青岛市长期护理保险办法〉有关问题的通知》（征求意见稿）	2021年1月	
	上海市	《长期护理保险服务项目内容》	2016年12月	独立配套文件
	承德市	《承德市长期护理保险居家护理服务包》	2018年8月	独立配套文件
	重庆市	《重庆市长期护理保险服务项目和标准（试行)》	2018年12月	独立配套文件
	齐齐哈尔市	《齐齐哈尔市长期护理保险护理服务项目目录》	2017年9月	独立配套文件
	苏州市	《苏州市长期护理保险生活照料服务项目和标准（试行)》	2017年9月	独立配套文件
	南通市	《关于完善居家上门照护服务套餐的通知》	2017年6月	独立配套文件
	荆门市	《荆门市长期护理保险实施细则（试行)》	2016年11月	嵌套政策之中
	石河子市	《八师石河子长期护理保险实施细则（试行)》	2017年3月	嵌套政策之中
中国大陆第二轮试点城市	开封市	《开封市长期护理保险护理服务项目清单》	2021年1月	独立配套文件

三 国内外长期护理服务项目比较分析结果

本报告借鉴国内外老年护理需求评估和长期护理服务的设计，将老年护理规范服务工作分解为长期护理保险的保障对象和服务形式、长期护理服务项目提供依据、服务项目数量和内涵、服务质量保证以及服务提供的效果五个方面，并形成了政策文本分析框架，以归类整理各地区的长期护理服务项目。

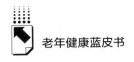
（一）典型国家和地区长期护理服务项目情况

1. 长期护理服务项目保障对象及服务形式

典型国家和地区长期护理服务保障对象及服务形式见表2。

表2　典型国家和地区长期护理服务保障对象及服务形式

典型国家和地区	长期护理服务保障对象	长期护理服务形式
德国	全体公民	居家照护 机构照护:部分机构照护服务、完全机构照护服务
荷兰	所有合法居民(包括非荷兰国籍的合法居民)	正式照护:机构照护、居家照护 非正式照护:邻里互助
日本	在市町村居住的年龄在40岁以上的居民	居家服务:上门访问型服务 社区服务:日间护理服务、短期入住服务 机构服务:特定机构入住型服务、养老机构服务
中国台湾地区	全民	居家护理服务 社区照护服务 机构护理服务 护理者支持服务

　　德国的长期护理服务类型可分为：居家照护、部分机构照护服务和完全机构照护服务。居家照护主要是由家庭成员、邻居、专门的照护服务人员等为参保人提供包括洗漱、如厕、做饭、清洁等在内的日常照护服务。当参保人在居家照护中得不到充分的照护服务时，则可申请部分机构照护服务，从而为这一部分参保人提供必要的昼夜照护以及紧急的医疗照护。当参保人的照护需求超过居家照护和部分机构照护服务的范畴时，可申请完全机构照护服务，完全机构照护服务既包括基本日常照护，又包括医疗照护和社会照护[1]。

　　荷兰作为世界上第一个为长期照护服务提供全面强制性社会健康保险制

---

[1]　刘晓梅、李蹊：《德国长期照护保险供给体系对我国的启示》，《学习与探索》2017年第12期。

度的国家，于 1968 年颁布了《特别医疗费用法》以作为面向所有国民的长期照护保险法案，长期护理服务形式包括机构照护、居家照护和邻里互助。若获得机构照护，则由机构提供护理服务；若获得居家照护，则可获得包括居家医疗护理、个人护理、照护指导、家务帮助以及邻里帮助、辅具提供等服务，同时申请者有权选择接受现金补贴①。

日本厚生劳动省提供的介护服务包括：上门访问型服务、日间护理服务、短期入住服务、特定机构入住型服务和养老机构服务。大致上可分为居家服务、社区服务和机构服务三类，居家服务是指介护人员上门到被介护人员家中根据其介护需要等级为其提供包含上门助浴、上门看护、短期住家生活介护等在内的服务内容。社区服务是指为在社区内居住的老人提供夜间访问介护、定期巡回及随时上门介护等服务内容。机构服务主要是通过介护老人机构向需要介护者提供与日常生活护理、技能训练、健康管理等对应的服务，只有需求认定结果为需要介护 1 ～ 5 等级的老人可以接受机构服务，需求认定结果为需要支援的老人不能接受这一类别的服务②。

中国台湾地区与大陆拥有相似的文化传统，两岸均有尊老的传统，也同时面临人口老龄化加深以及照护压力增大等问题。台湾地区从 2007 年起推行"长期照护十年计划 1.0"（以下简称"长照 1.0"），以及到现在的"长照 2.0"，正一步步推动在地养老发展。"长照 1.0"包含的照护服务有：居家照护（上门照料、日间照料、家庭托顾）、居家护理、社区及居家康复、喘息服务、交通接送、辅具服务、餐饮服务和机构服务；到了现在的"长照 2.0"期间，则增加了社区整体照顾、失智照顾、世居民众社区整合、小规模多机能服务、照顾者支持服务、社区预防照顾、预防延缓失能、延伸出院准备和居家医疗照护。

2. 长期护理服务项目提供依据

典型国家和地区长期护理服务项目提供依据见表 3。

---

① 罗丽娅：《荷兰老年长期照护服务的政策演进、实践逻辑及价值启示》，《社会保障研究》2020 年第 4 期。

② 《介护服务关系问答》，日本厚生劳动省，引自于保荣等编著《长期照护制度：国际经验与国内政策与实践》，中国金融出版社，2018。

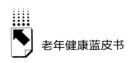

表3　典型国家和地区长期护理服务项目提供依据

典型国家和地区	长期护理服务项目提供依据
德国	需求评估及评定过程由地方政府或卫生机构负责,不同地方之间可能存在较大差异
荷兰	功能、失能与健康国际分类标准(ICF)
日本	要介护认定调查表
中国台湾地区	多元评估量表(MDAI)

在德国,长照险评估包括对个人卫生(牙齿清洗与护理、梳头、刮胡、洗澡、盥洗等项目)、饮食营养(食物准备、喂食等项目)、行动能力(翻身、穿衣、脱衣、站立、行走、爬楼、住所出入等项目)、家务自理能力(采购、衣物清洗、整理住所等项目)等内容和照护时间进行评估[1],当长期护理保险覆盖人群两个以上的日常行为活动能力(ADL)受损时,其可以获得一周数次的长期护理服务。

荷兰则采用世界卫生组织(WHO)的功能、失能与健康国际分类标准(International Classification of Functioning, Disability and Health, ICF)对申请者的功能和残疾以及背景性因素进行评估,申请者可获得与评估结果相匹配的服务类型。

从2000年4月制定《介护保险法》并实施介护保险起,日本老年人在需要介护服务时,经线上评估及介护等级评估审查委员会(由医师、护士、介护福利士专业人员组成)认定[2],根据评估结果确定相应的照护等级,按疾病轻重分为7个等级,包括需要支援1~2等级,需要介护1~5等级。基于不同等级,决定老年人接受服务的清单内容[3]。

---

① Thomsen, S. L., "The Social Long Term Careinsurance in Germany: Origin, Situation, Threats, and Perspectives", *Zew Discussion Papers*, 2010, 10 (12), pp. 2 – 32. Büscher A., Wingenfeld, K., Schaeffer D., "Determining Eligibility for Long-term Care—Lesson from Germany", *Int. J. Integr. Care*, 2011, 11 (2), p. 19.

② 《社会保障关联资料》,日本厚生劳动省。

③ 吴玲:《日本介护保险实施现状对上海长期护理保险实施的启示》,《上海护理》2019年第1期。

中国台湾地区长期照顾的评估使用由日常生活活动能力量表、工具型日常生活活动能力量表、简易心智状态问卷调查表以及临床失智评估量表四种国际通用量表的主要内容所组成的多元评估量表（Multi-dimensional Assessment Instrument，MDAI），依据评估得出的失能程度为老人提供相应的照护服务。

3. 中国台湾地区长期护理服务项目内容

"长照2.0"期间，中国台湾地区长期护理服务共提供17项长期照护服务项目（见表4）。

表4　中国台湾地区长期护理服务项目类别及内容

长期护理服务项目类别	长期护理服务项目内容
1. 居家照护	上门照料、日间照料、家庭拖顾
2. 居家护理	居家护士上门提供医疗照护服务
3. 社区及居家康复	康复师上门或到社区进行服务
4. 喘息服务	由机构或居家护理员为居家老人提供短期照顾
5. 交通接送	提供交通接送服务或车资补助
6. 辅具服务	提供辅具购买、租借及住宅适老化环境改善服务
7. 餐饮服务	为空巢老人提供定点供餐及为失能老人提供送餐到家服务
8. 机构服务	对贫困的失能老人提供入住机构的补助
9. 社区整体照顾	建立社区ABC层级单位，提供网状服务
10. 失智照顾	强化预防机制，设置服务据点及集体住宿单位
11. 世居民众社区整合	为偏远地区交通及护理员提供补助
12. 小规模多机能服务	包括日间照护、上门照料和喘息服务
13. 照顾者支持服务	为家庭照顾者提供关怀据点，给予支持
14. 社区预防照顾	建立社区照顾关怀据点
15. 预防延缓失能	向预防延缓失能的课程或活动提供补助
16. 延伸出院准备	在出院前，为老人联系医院和长照服务单位
17. 居家医疗照护	医疗团队上门提供整合型医疗照护服务

4. 长期护理服务质量保证和服务效果

从国际上来看，德国具有较为完善的服务质量保证机制，2002年生效的《质量保证和消费者保护法》中提到，护理机构必须执行持续改进的高质量保障措施，遵守合同中由政府制定的标准。2008年的《长期护理保险

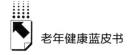

结构改革法》要求加强外部监管，从 2010 年开始，每年至少进行一次服务质量抽查，且抽查结果要以普通公众能够看懂的方式发布。法律规定长期护理保险基金会必须对服务提供者进行培训，从而确保向参保人提供高质量的服务，同时应避免参保人仅获得非专业的照护服务[①]。荷兰的健康保健局除了负责为长期护理基金及相关预算提供建议外，也负责对照护服务的质量进行检查与监管[②]。自 1968 年立法以来，荷兰已多次通过立法和制度改革进一步修订长期照护保险的内容，目的在于控制国家照护成本的总投入、缩减长期照护中国家的责任、提升照护服务的质量以及保障照护服务可持续发展。日本则以《介护保险法》作为法律依据，通过法律的形式保障服务提供质量。介护保险服务的提供较好地提高了日本老年人生活水平和满足老年人的护理需求，也为日本培养介护保险服务人才提供了更好的平台。中国台湾地区照护服务质量由"台湾卫生福利部"统一进行监管。

综上所述，德国通过法律保证护理质量，注重外部监管，每年开展服务质量抽查，向公众发布抽查结果，并且注重对服务提供人员的培训；日本则通过法律的形式，对服务质量进行制约；荷兰和中国台湾地区都由负责长护险的相关政府机构对服务的质量进行检查与监督。

（二）国内典型城市长期护理服务项目情况

1. 长期护理服务项目保障对象及服务形式

国家层面和国内试点城市的长期护理服务保障对象及服务形式见表 5。

广州、成都、青岛和上海目前已将城镇职工和城乡居民基本医疗保险参保人群纳入长期护理服务保障范围，长期护理服务项目覆盖更广泛的人群。目前，承德、重庆和开封长期护理服务仅覆盖城镇职工基本医疗保险参保人群，长期护理服务项目受益人群有待进一步拓展。从长期护理服务形式来看，目前大部分试点城市提供机构照护、居家照护，部分试点城市提供住院

---

① 戴卫东：《OECD 国家长期护理保险制度研究》，中国社会科学出版社，2015，第 18 页。
② 秦建国：《德国长期护理保险经验对我国的启示》，《中国社会保障》2018 年第 4 期。

护理，也有少部分试点城市仅提供居家照护，各试点城市长期护理服务形式各异，尚未满足失能人群全方位、多层次的长期护理服务需求。

表5　各地长期护理服务保障对象及服务形式

地区	长期护理服务保障对象	长期护理服务形式
中国	全部人群	机构、社区、居家
广州	城镇职工基本医疗保险和年满18周岁的城乡居民基本医疗保险参保人群	机构、居家
成都	城镇职工基本医疗保险和城乡居民基本医疗保险参保人群	机构照护；照护服务机构提供的居家照护和个体服务人员提供的居家照护
青岛	城镇职工基本医疗保险和城乡居民基本医疗保险参保人群	专护、院护、家护、巡护
上海	城镇职工基本医疗保险和城乡居民基本医疗保险的60周岁及以上的参保人员	居家照护、养老机构照护和住院医疗护理
承德	城镇职工基本医疗保险参保人群	居家
重庆	城镇职工基本医疗保险参保人群	机构、居家
开封	城镇职工基本医疗保险参保人群	机构护理、居家上门护理、居家自主护理

2. 长期护理服务项目提供依据

国家层面和国内试点城市的长期护理服务项目提供依据见表6。

表6　各地长期护理服务项目提供依据

地区	长期护理服务项目提供依据
中国	评估标准《老年人能力评估标准表（试行）》 评估标准《老年综合征罹患情况（试行）》 需求等级《护理需求等级评定表（试行）》 评估结果《护理服务需求评定表（试行）》
广州	评估标准《日常生活活动能力评定量表》（Barthel指数评定量表）
成都	评估标准《成都市成人失能综合评估技术规范》 评估标准《成都市长期照护保险成人失能综合评估规范》 评估标准《成都市长期照护保险失能评估技术规范（失智）》
青岛	评估办法《青岛市长期照护需求等级评估实施办法》
上海	评估办法《上海市老年照护统一需求评估及服务管理办法》 评估标准、需求等级、评估结果《上海市老年照护统一需求评估标准（试行）2.0版》

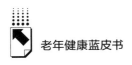

地区	长期护理服务项目提供依据
承德	评估标准《日常生活活动能力评定量表》(Barthel 指数评定量表)
重庆	评估办法《重庆市长期护理保险失能等级评定管理办法(试行)》 评估标准《日常生活活动能力评定量表》(Barthel 指数评定量表) 评估结果《重庆市长期护理保险失能等级评定结论书》
开封	评估办法《开封市长期护理保险失能评估管理办法(试行)》 评估标准《开封市长期护理保险失能评估标准(试行)》 评估指南《长期照护服务需求 – 评估调查及其分级实践》

从长期护理服务项目提供依据来看，长期护理服务项目的设计、提供与需求评估不直接挂钩，二者之间缺乏关联性。国家针对规范老年护理需求评估和老年护理服务工作规定了老年护理需求评估的适用范围、评估对象、评估标准、需求等级、评估机构及人员和评估要求。广州市关于老年护理需求评估工作规定了评估工具《日常生活活动能力评定量表》（Barthel 指数评定量表）、评估流程、评估结果及享受的待遇。成都市关于老年护理需求评估工作按照《成都市成人失能综合评估技术规范》、《成都市长期照护保险成人失能综合评估规范》及《成都市长期照护保险失能评估技术规范（失智）》进行失能评定，并制定评定工作流程与管理办法，制定、调整与维护评定规则，建立评估人员与评定专家库；培训、监督与管理评估人员，检查、督促与指导评估工作，管理评定数据库与工作档案等。青岛市关于老年护理需求评估工作按照《青岛市长期照护需求等级评估实施办法》规定进行长期照护需求等级评估，需求评估由青岛市护理保险第三方评估机构开展，一般来说，商业保险公司通过政府公开招标采购中标而扮演该评估角色。上海市关于老年护理需求评估工作按照《上海市老年照护统一需求评估标准（试行）2.0 版》进行，对老年人的失能程度、认知状况、疾病状况、照护情况等进行评估，确定评估等级。承德市、重庆市采用《日常生活活动能力评定量表》（Barthel 指数评定量表）进行失能评定。开封市通过《开封市长期护理保险失能评估标准（试行）》规范失能评定，以作为长期护理服务项目提供的依据。

《日常生活活动能力评定量表》因为内容简洁、便于使用，是现阶段我国长护险主要应用的评估工具，存在评估内容不全面等问题。此外，老年护理需求评估工具的作用不仅在于决定谁有资格享受待遇，而且要评估出不同人群的护理服务需求。长护险服务供给模式由长期照护服务需求触发保险规定的服务供给内容，评估工具与服务清单内容有很好的关联性。目前我国的长期护理服务项目的设计、服务提供与评估工具之间并无直接关系，尚无法通过老年照护需求进行评估，明确老年人的护理服务需求，从而有针对性地设计和提供服务项目。

3. 长期护理服务项目类别和数量

国家层面和国内试点城市长期护理服务项目类别和数量见表7。

表7　各地长期护理服务项目类别和数量

单位：项

地区	长期护理服务项目类别	长期护理服务项目数量
中国	一、生活护理类	19
	二、护理与康复类	42
	三、心理护理类	3
	四、中医护理类	9
	总计	73
广州市	生活照料服务项目	48
	一、基本生活照料服务项目	29
	（一）基础照料项目	15
	1. 环境与安全	4
	2. 生活护理	10
	3. 心理慰藉	1
	（二）按需照料项目	14
	1. 对非禁食失能人员协助进食/水	2
	2. 口服给药	1
	3. 卧位护理	4
	4. 排泄护理	7
	二、专项护理服务项目	19
	1. 吞咽障碍护理	4
	2. 肢体功能障碍护理	5
	3. 造瘘护理	3
	4. 认知障碍（失智症）护理	7
	医疗护理服务项目	34
	设备使用服务项目	8
	总计	90

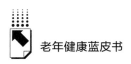
续表

地区	长期护理服务项目类别	长期护理服务项目数量
成都市	（一）生活照料	8
	（二）非治疗性照护	4
	（三）风险防范	2
	（四）功能维护	2
	成都市城镇职工重度失能人员长期照护保险基础照护服务项目	16
	（一）生活照料	3
	（二）非治疗性照护	8
	（三）风险防范	1
	（四）功能维护	2
	（五）专业护理	6
	成都市城镇职工重度失能人员长期照护保险社会支持类照护服务项目	20
	（一）生活照料	8
	（二）非治疗性照护	4
	（三）风险防范	2
	（四）功能维护	2
	成都市城乡居民重度失能人员长期照护保险基础照护服务项目	16
青岛市	一、统筹使用包项目医疗服务	7
	二、个人使用包项目	60
	（一）医疗护理	25
	（二）生活照料	17
	（三）功能维护（康复训练）	15
	（四）其他服务	3
	《青岛市长期护理保险家护、巡护支付范围》总计	67
	一、医疗服务包	6
	二、照护服务包	62
	（一）医疗护理	25
	（二）生活照料	17
	（三）功能维护（康复训练）	15
	（四）辅具服务	2
	（五）其他服务	3
	《关于实施〈青岛市长期护理保险办法〉有关问题的通知》（征求意见稿）总计	68

续表

地区	长期护理服务项目类别	长期护理服务项目数量
上海市	（一）基本生活照料	27
	（二）常用临床护理	15
	总计	42
承德市	总计	17
重庆市	（一）饮食照料	2
	（二）排泄照料	4
	（三）移动照料	2
	（四）清洁照料	12
	（五）其他照料	4
	总计	24
开封市	（一）基本生活照料类	32
	（二）医疗护理类	10
	（三）服务设施类	1
	总计	43

从长期护理服务项目数量来看，各地服务项目尚不足够。国家层面和7个城市的长期护理服务项目总数从10余项至90余项不等。按照国家长期护理服务清单73项服务项目的要求，上海市、成都市、重庆市等经济水平相对较高的地区的长期护理服务项目数量仍然和国家政策要求存在差距。

从长期护理服务项目类别来看，各地项目分类模糊，命名缺乏标准化。（1）国家长期护理服务项目分为生活护理类、护理与康复类、心理护理类和中医护理类4个服务类别；（2）部分城市的项目类别划分详细，如广州市长期护理服务项目共有11个类别；（3）成都市城镇职工和城乡居民参保人群的基础照护服务项目均为4个类别，仅在服务技术标准上有差异，而针对城镇职工提供的社会支持类照护服务项目则增加了1类专业护理；（4）青岛长期护理服务项目分为医疗护理、生活照料、功能维护（康复训练）和其他服务4个服务类别；（5）部分城市的项目类别划分粗略，如上海长期护理服务项目分为基本生活照料和常用临床护理2个服务类别，承德市长期护理服务项目尚未进行服务类别划分；（6）重庆市长期护理服务项目分为饮食照料、排泄照料、移动照料、清洁照料和其他照料5个类别；

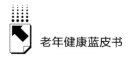

（7）开封市长期护理服务项目分为基本生活照料类、医疗护理类和服务设施类3个类别。

从长期护理服务项目内涵来看，各地服务项目涵盖的照护类别各异，对于老年人安全照护、认知照护和心理照护方面的服务缺乏重视，难以满足老年人多样化、多层次的照护需求。（1）国家长期护理服务项目除了关注一般的基本生活照料服务项目和医疗护理服务项目外，还提出了对老年人认知训练、康复护理、心理护理和中医护理类项目；（2）广州市长期护理服务项目除了关注基本生活照料服务项目、失智护理服务项目、心理慰藉服务项目之外，提出了老年人环境与安全服务项目；（3）成都长期护理服务项目除了关注一般的基本生活照料服务项目和医疗护理服务项目外，还提出了对老年人失智护理、安全照护服务项目；（4）青岛长期护理服务项目除了关注一般的基本生活照料服务项目和医疗护理服务项目外，还提出了老年人认知训练、功能维护（康复训练）服务项目；（5）与国家、广州市、成都市和青岛市的长期护理服务项目设计相比，上海长期护理服务项目在老年人失智照护和心理服务方面还有所欠缺。

4.长期护理服务质量保证和服务效果

从国内来看，除成都市明确对长期照护保险协议照护服务机构进行评分外，无论是国家层面，还是广州市、青岛市和上海市，对长期护理服务工作均未提出明确的服务质量保证和监督方法、指标等。

四 完善我国长期护理服务项目的政策建议

（一）扩大长期护理服务覆盖人群范围，并丰富长期护理服务形式

针对目前全国各试点城市长期护理服务覆盖人群不一，服务形式各异的状况，建议各地比对国家规范长期护理服务的政策，根据各试点城市的实际情况，逐步扩大长期护理服务覆盖人群范围，根据老年人实际护理需求情况，提供适宜的长期护理服务类型和长期护理服务内容，不断丰富长期护理

服务形式。聚焦失能老年人群体的长期护理需求，从而提高失能老年人群的获得感和幸福感。

（二）规范老年照护统一需求评估标准，关联长期护理服务提供

针对国内长期护理服务项目的设计、提供与需求评估脱节的现状，一方面，建议借鉴国际上的 CAPE（the Clifton Assessment Procedures for the Elderly）系统、EASY-Care、interRAI（International Resident Assessment Instruments）等多种评估工具，为我国试点地区建立相对统一的评估工具。上海市推广使用的《上海市老年照护统一需求评估标准（试行 2.0 版）》的评估内容较为全面，能够更加准确地反映老年人的照护需求。另一方面，建议长期护理服务项目提供与需求评估的相互关联，为经过需求评估的确认了分级的老年人提供个性化和有针对性的照护服务。在荷兰，申请者在进行失能与健康国际分类标准评估后，可以获得与评估结果相匹配的服务。目前，《上海市老年照护统一需求评估标准（试行）2.0 版》研制团队已完成基于需求分级的长期护理个性化照护计划自动生成模型的研发工作，将老年人的需求评估结果和需要的照护服务关联起来，针对长期照护服务与照护需求存在供需不匹配、缺乏个性化和有针对性等问题，建议为老年人提供精准的照护服务。

（三）进行长期护理服务标准化分类，并丰富服务项目内涵

针对目前全国各试点城市长期护理服务项目数量不足、分类模糊、内涵不丰富等特点，建议各地比对国家长期护理服务清单中的 73 项服务项目，逐步扩充各自的长期护理服务项目清单。在扩充服务项目的同时，建议各地比对国家长期护理服务项目分类标准，或者借鉴国内外生活照护、医疗照护、预防性照护、康复护理、心理疏导、辅具等设施类长期护理服务项目，进行统一的规范化项目分类，明确各类服务项目的内涵和范围。此外，在丰富长期护理服务项目内涵的过程中，更加重视认知照护、心理照护、安全照护、预防性照护和康复护理等，满足老年人多样化、多层次的照护需求。

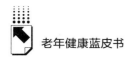
（四）提高长期护理服务质量，优化长期护理服务效果

针对目前国内缺乏长期护理服务质量保证和监督方法、指标等状况，建议我国借鉴德国对于长期护理服务质量保证的经验，建立健全长期护理服务质量保证机制，首先从国家层面出台法律、政策或者文件保证护理质量；其次，对长期护理服务提供机构和服务提供人员进行评估和培训；再次，注重外部监管，引进第三方评估机制，加强对服务效果的评估，每年开展服务质量调查研究，并向公众发布调研结果；最后，构建以老年人为中心的长期护理服务质量评价体系，重视老年人的长期护理服务健康结果维持或改善，以及提升老年人对于长期护理服务的满意度、接受度和认可度等，持续提高长期护理服务质量，实现长期护理服务效果最优化。

B.23

美国认知症老年人居家照护的实践与启示

——基于密苏里州一家非营利机构的经验

马　颖　王　艺　汤　彬　王锡友*

摘　要：　大部分患有认知症的美国老年人居住在家中，主要由配偶或子女照护。在认知症患者数量快速增加的过程中，美国对认知症老年人的居家照护模式的研究和实践高度重视，并从立法层面保证对家庭照护者的支持且不断扩大循证照护服务范围。RTI International 机构于2016年对美国的55种认知症照护模式进行整理，本报告分析了其中的13种居家照护模式；在现场参访和对知情人进行访谈的基础上，总结密苏里州圣路易斯市的 Memory Care Home Solutions 机构为认知症老年人提供循证照护服务的经验以及对我国的启示，即建立个性化的、多学科合作的循证照护模式；创造支持性环境提升认知症老年人的生活独立性；加强对提供居家照护服务的社会组织的督导与评估；建立居家照护的支持性政策体系。

关键词：　阿尔茨海默病　认知症　居家照护　社会工作　失能

---

* 马颖，副教授，在休斯敦大学攻读社会工作专业博士，合肥市社区治理学院法人代表，研究方向为健康老龄化；王艺，博士，艾奥瓦大学社会工作学院助理教授，研究方向为社区/居家养老服务、健康老龄化；汤彬，上海剪爱公益发展中心创始人/主任，研究方向为认知障碍友好社区、认知障碍分级预防体系建设；王锡友，安徽省合肥市老龄工作委员会办公室副主任，国家卫生健康委员会老龄健康专家委员会成员。

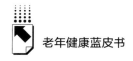

美国疾病预防控制中心 2015～2018 年行为危险因素监测数据显示，大约有 10% 的 45 岁及以上美国人自我报告过去一年出现过认知功能下降的情况①。另据美国阿尔茨海默病协会于 2020 年公布的数据，超过 500 万名 65 岁及以上美国老年人患有阿尔茨海默病，且 2/3 患者是女性②。目前，阿尔茨海默病已排在美国 65 岁及以上老年人死因第五位。此外，认知症带给社会和家庭的经济负担沉重，被称为"最贵的疾病"。譬如，2020 年，美国认知症的直接照护费用超过 3000 亿美元，其中大约 67% 的费用由联邦医疗保险（Medicare）和医疗救助计划（Medicaid）支付，患者自付 22% 左右。这一数据预计还会继续上升，到 2050 年将超过 10000 亿美元③。2019 年，认知症照护者提供了 186 亿小时的未支付照料服务，成本大约为 2400 亿美元。随着美国人口老龄化程度提高，认知症患者的数量也在增加，预计到 2040 年将超过 1100 万人④。

一　美国认知症患者居家照护模式

在美国，大部分患有认知症的老年人居住在家中，主要由配偶或子女照护⑤。患有认知症的老年人会出现进行性认知功能减退、精神障碍和日常生活能力下降（涉及购物、支付账单和药物管理）；到了认知症晚期，患者的

---

① Pickens, C. M., Pierannunzi, C., Garvin, W. et al., "Surveillance for Certain Health Behaviors and Conditions among States and Selected Local Areas-Behavioral Risk Factor Surveillance System, United States, 2015", Morbidity and Mortality Weekly Report: Surveillance (Washington, D. C., 2002), 2018, 67 (9), pp. 1 - 90.

② "2020 Alzheimer's Disease Facts and Figures", Alzheimer's & Dementia, 2020, 16 (3), pp. 391 - 460.

③ "2020 Alzheimer's Disease Facts and Figures", Alzheimer's & Dementia, 2020, 16 (3), pp. 391 - 460.

④ "2020 Alzheimer's Disease Facts and Figures", Alzheimer's & Dementia, 2020, 16 (3), pp. 391 - 460.

⑤ Roberts, E., Struckmeyer, K. M., "The Impact of Respite Programming on Caregiver Resilience in Dementia Care: A Qualitative Examination of Family Caregiver Perspectives", Inquiry: The Journal of Health Care Organization, Provision, and Financing, 2018, 55.

生活只能部分自理，甚至不能自理，完全依赖照护者的帮助①。因此，家庭照护者的照料负担非常重。目前仍缺乏有效的治疗手段延缓或控制认知症的发展，因而家庭照护水平成为影响认知症老年人生活质量的关键因素②。此外，一些非药物的干预措施被证实对社区认知症患者及其家庭照护者具有积极影响，如改善患者的行为症状、减轻照护者的精神压力和焦虑情绪，以及减少照护者对患者异常行为的消极反应③。在这一背景下，美国帮助认知症患者和家庭照护者的服务项目日益增多。然而，这些项目的服务范围、质量和效果仍不明确。为了解这些项目是否符合认知症照护临床实践指南和建议，美国卫生及公众服务部下设的计划与评估助理部长办公室（Office of The Assistant Secretary for Planning and Evaluation）资助 RTI International 于 2016 年对美国认知症照护模式进行评估④。

该项目最终确定了规范的认知症照护服务应包括的 14 个要素，同时整理总结了在美国开展的被证实有效的 55 种认知症照护模式（随机对照试验），其中明确提出居家照护模式有 13 种⑤。本报告从干预模式名称、干预目标、干预对象与干预措施对这 13 种居照护模式进行分析（见表 1）。值得一提的是，美国国立老龄化研究院和护理研究院为提高认知症居家照护水平在多个城市开展大规模随机对照干预试验：提升认知症照护者健康的资源（The Resources for Enhancing Alzheimer's Caregiver Health，REACH）。第一阶

---

① Roberts, E., Struckmeyer, K. M., "The Impact of Respite Programming on Caregiver Resilience in Dementia Care: A Qualitative Examination of Family Caregiver Perspectives", *Inquiry: The Journal of Health Care Organization*, *Provision*, *and Financing*, 2018, 55.

② Kales, H. C., Gitlin, L. N., Stanislawski B. et al., "Effect of the WeCareAdvisor™ on Family Caregiver Outcomes in Dementia: A Pilot Randomized Controlled Trial", *BMC Geriatrics*, 2018, 18 (1), p. 113.

③ Ringer, T., Hazzan, A. A., Agarwal, A. et al., "Relational between Family Caregiver Burden and Physical Frailty in Older Adults without Dementia: A Systematic Review", *Systematic Reviews*, 2017, 6 (1).

④ Wiener, J. M., Gould, E., Shuman, S. B. et al., "Examining Models of Dementia Care: Final Report", Office Assistant Secretary Planning Eval., Washington, D. C., USA, 2016.

⑤ Joshua, M. W., Elizabeth, G., Sari, B. S. et al., *Examining Models of Dementia Care: Final Report*, 2016.

段的试验（REACH Ⅰ）于 1995 年 9 月至 2001 年 8 月在美国 6 个城市开展：伯明翰（Birmingham）、波士顿（Boston）、孟菲斯（Memphis）、迈阿密（Miami）、帕洛阿尔托（Palo Alto）和费城（Philadelphia）。第二阶段的试验（REACH Ⅱ）于 2001 年 9 月至 2004 年 8 月在除了波士顿的其余上述 5 个城市开展；2007 年 9 月以后，该试验开展范围被推广至退伍军人系统（REACH VA）①。该试验涉及信息提供、技能培训、压力管理和电话支持等干预措施。这一试验为提高认知症患者的居家照护水平提供了大量可被用于实践的证据。

表 1 美国认知症患者居家照护干预模式基本情况

序号	干预模式名称	干预目标	干预对象与干预措施
1	照护者培训	降低认知症患者的问题行为出现频率；减轻照护者的照料负担，提高认知症患者管理问题行为的信心和能力，改善他们的抑郁症状	（1）1 ~ 16 周 ○9 次作业治疗培训：作业治疗师与照护者依据标准化的问题清单观察与评估患者、照护者和环境中存在的问题，并从这三个维度分析问题产生的原因，进而讨论并制定解决问题的行动方案（改变物理环境、增加辅助安全设施、简化交流方式、鼓励患者参与活动）；提高照护者减压和自我照顾的技能 ○2 次护理知识培训（1 次以居家方式进行、1 次以电话方式进行）：提供健康教育（关于加剧行为问题的疾病）知识，解释评估实验检查结果，回顾药物治疗计划，在患者需要时帮助其协调医生 （2）17 ~ 24 周 ○3 次电话回访，加强对行动方案的使用和问题的解决

---

① Nichols, L. O., Martindale-Adames, J., Burns, R. et al., "Reach VA: Moving from Translation to System Implementation", *The Gerontologist*, 2016, 56（1）, pp. 135 – 144.

续表

序号	干预模式名称	干预目标	干预对象与干预措施
2	行为治疗	改善认知症患者和照护者的抑郁症状	以下两种方法均以实施 9 次,每次 60 分钟,每周 1 次;治疗师均为有经验的老年学家 (1)行为治疗(快乐事件疗法) ○第 1 次,基本介绍;第 2~5 次,帮助患者确定情况以制订、计划、增加快乐事件;从第 5 次开始处理照护者的负担、压力、抑郁和焦虑问题,鼓励照护者确定快乐事件,并为患者提供支持;第 6~8 次,帮助确定影响快乐事件的因素和解决办法;第 9 次,总结并聚焦继续增加快乐事件和解决问题的计划 (2)行为治疗(问题解决疗法) ○干预周期和内容安排与上述快乐事件疗法一样;该方案聚焦解决患者和照护者担心的问题;为照护者提供教育知识、建议和支持;聚焦解决照护者视角下患者的抑郁症状
3	电话咨询	减少认知症患者对医疗服务的使用次数;提高患者处理记忆力减退的能力;减轻照护者抑郁症状和压力	阿尔茨海默病协会与管理式医疗系统合作,由协会工作人员与取得执照的社会工作者为认知症患者和照护者提供 1 年 12 次的电话咨询服务。咨询师遵循标准化的实施方案,首先是进行结构化的评估,确定存在的问题和面临的挑战,制定涉及使用个人、家庭和社区资源的方案;为咨询师—患者—照护者制定个性化的照护方案,确定每阶段需要完成的任务,这些任务包括使用协会的教育培训项目,参加支持小组以及其他的全国性项目。开始阶段的随访是每两个周 1 次,随后减少到每月 1 次和每 3 个月 1 次,必要时可提高频率
4	短期作业治疗	提升认知症患者的生活质量,减轻照护者的照料负担	作业治疗师在系统评估基础上,在人与环境匹配的框架下,从环境改变、照护策略和社区支持三个方面提供照护建议。环境改变主要是改变患者生活的物理环境,譬如在醒目位置贴上应急电话号码、在抽屉或柜子上贴上分类标签等;照护策略主要是照护者和患者通过互动创造更多使他们能完成日常活动的机会,譬如鼓励患者参与日常事务(准备食物、收拾盘子、整理床铺);社区支持建议主要是推荐当地可以利用的社区资源,譬如阿尔茨海默病协会的支持小组、居家送餐服务、经济资助信息等

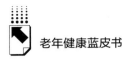
续表

序号	干预模式名称	干预目标	干预对象与干预措施
5	在环境中照护认知症患者(Care of Persons with Dementia in Their Environments, COPE)	减少认知症患者的依赖,改善他们的生活质量,并提升他们参与活动的水平;改善照护者健康状况,提升他们参加日常活动的信心(确定患者可参与的活动、设计活动、引导患者参与),提升他们的获得感(对认知症的理解、照护技能的提升等)	COPE 包括评估(涉及患者的问题和日常活动能力、实验室检测、居家环境、照护者沟通方式、照护者确定的问题)、照护者教育(涉及患者的能力、药物疗效、疼痛、便秘、脱水)、照护者培训(涉及处理照护者发现的问题、帮助照护者减轻压力) 认知症患者和照护者接受由职业治疗师提供的 4 个月 10 次的培训以及从事高级护理的护士提供的 1 次面对面和 1 次电话培训。职业治疗师对照护者进行访谈以确定病人的日常作息情况(过去和现在的角色、习惯和爱好以及照护者的担忧)。此外,作业治疗师与护士合作评估、明确患者的优势和不足(涉及注意力、记忆力、概念化能力等)。作业治疗师通过培训照护者以改善居家环境、调整日常活动和沟通的方式以帮助病人提高生活能力;减轻照护者压力;家访时,护士为照护者提供健康咨询相关信息以及实验室检测的评估结果
6	个性化音乐治疗	减少认知症患者烦躁的症状	(1)护士第一次家访:培训照护者填写"个人音乐偏好评估问卷"以确定患者喜欢的音乐,并培训照护者评估一周内患者烦躁情绪的发作时间 (2)护士第二次家访:提供制作好的患者喜爱的音乐 CD 和播放器,指导照护者在患者烦躁发作前给患者听 CD,一般为 30 分钟;合计干预 8 周,每周 2 次,持续 2 周,接着休息 2 周(没有音乐),然后重复这一干预措施。在干预期间,护士每周家访 1 次,回答照护者遇到的问题
7	居家独立性最大化照护服务协调项目(Maximizing Independence at Home, MIND)	增加认知症患者居家生活的时间,改善患者生活质量,满足患者和照护者与照料相关的需求	MIND 是一个为居家的认知症患者提供综合性照护协调服务的干预模式 (1)成立跨学科的服务协调小组:探索招募培训没有临床工作经验的社区工作者、注册护士和老年精神科医生 (2)3 个一线协调员(市场营销和心理学专业本科和社会工作硕士)接受 1 个月综合性培训(如老年心理、老年医学、护理、社会工作);注册护士和老年精神科医生为协调员提供每周一次的面对面 2 小时的咨询 (3)协调员与患者和照护者的联系频率依据患者需求水平、照护计划和家庭偏好进行个性化定制;如果出现紧急需求,则应及时将其纳入照护计划

续表

序号	干预模式名称	干预目标	干预对象与干预措施
7	居家独立性最大化照护服务协调项目（Maximizing Independence at Home，MIND）	增加认知症患者居家生活的时间，改善患者生活质量，满足患者和照护者与照料相关的需求	（4）在评估后为没有满足的需求提供解决策略，包括明确当地资源链接；为照护者提供关于记忆障碍的知识和技能的教育、非正式咨询、提升问题解决能力培训 （5）协调员进行2次家访，即干预开始的初次家访（与患者和照护者一起评估照护需求、制订照护计划）和18个月结束时的家访，并且保证患者和照护者与治疗团队每周联系一次
8	睡眠教育和治疗	改善阿尔茨海默病患者夜间睡眠质量	具有认知症患者行为干预经验的老年心理学家为患者和照护者提供为期2个月的6次居家干预活动（1小时/次）。该项目包括睡眠健康教育、每天散步及光线暴露干预；每两周督导一次 （1）阶段1：在基线评估基础上，指导照护者制订个性化睡眠计划：识别夜间早醒的危险因素和确定解决策略、上床和起床时间等 （2）阶段2：照护者陪同患者每天坚持户外散步，一般30分钟；基于天气原因，可由室内散步替代（如购物中心等） （3）阶段3：使用SunBox公司生产的阳光治疗盒，增加患者每天的光照暴露时间，每天1小时 （4）阶段4～6：帮助患者和照护者坚持执行第1～3阶段制订的干预计划；项目实施人员会查看每周日志，帮助照护者解决出现的问题
9	阿尔茨海默病失能减少计划	减少认知症患者的行为问题，改善生活质量和情绪，减少失能情况的发生	该项目聚焦患者居家锻炼和照护者管理患者的行为能力 （1）1～3周：每周干预2次，合计12小时。4～7周：每两周干预1次。10次干预都有新的主题 （2）接下来3个月开展随访：处理出现的问题、巩固取得的治疗效果。所有干预由健康专业人员实施 （3）居家锻炼：有氧活动/耐力活动、力量训练、平衡性和灵活性训练；每次最少30分钟，中等强度 （4）照护者行为管理能力：照护者参加与认知症相关的知识培训；指导照护者识别和改变患者有损日常活动的行为、负面影响照护者—患者互动的问题与行为；给照护者具体的指导，聚焦减少这些问题发生的方法；鼓励照护者让患者参加感到开心和产生积极反应的活动

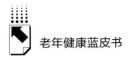

续表

序号	干预模式名称	干预目标	干预对象与干预措施
10	居家环境改造技能训练（REACH ESP/Skill2Care）	改善照护者照料负担	属于美国国立老龄化研究院和护理研究院资助的提升认知症照护者健康的资源（The Resources for Enhancing Alzheimer's Caregiver Health，REACH）试验。该试验分为两个阶段，即积极干预阶段（第一个 6 个月）和维持阶段（第二个 6 个月）；进行 5 次 90 分钟家访和 1 次 30 分钟电话随访；所有干预均由作业治疗师完成；照护者需要每天至少陪伴患者 4 小时。试验包括四个主要任务 （1）进行教育：进行关于认知症、居家环境对患者问题行为和日常活动能力影响的教育 （2）指导制定解决问题的策略：物理环境维度（移除、安装一些辅助设施，对物品分类并贴标签等）、任务维度（使用短词组、安排日常生活等）和社会环境维度（与外部服务提供者进行沟通和合作等） （3）实施制定的环境改造策略 （4）将上述方法用于新出现的问题
11	结构化多元干预方案（REACH Ⅱ）*	改善照护者生活质量	（1）6 个月干预 12 次：9 次居家干预（1.5 小时/次），3 次电话干预（每次 0.5 小时）和 5 次结构化电话支持小组干预；由获得证书的干预人员实施 （2）从以下五个维度进行干预 ○照顾负担：开展与安全和压力管理有关的教育和技能训练（呼吸操练、音乐治疗等） ○自我照顾和健康行为：自我照顾和预防性卫生实践（健康护照）、健康行为（如营养、遵守医嘱、记住治疗预约情况等）的教育与训练 ○社会支持：获得社会资源，通过角色扮演提高与卫生保健工作者的交流技能，参加电话支持小组等 ○心理健康：提供关于快乐事件重要性和心理健康的教育；通过角色扮演进行情绪管理；实施快乐事件疗法 ○问题行为：对认知症和行为管理进行教育；制定具体的问题行为解决策略等

续表

序号	干预模式名称	干预目标	干预对象与干预措施
12	社区咨询员培训项目（STAR-Caregivers，STAR-C）	促进照护者心理健康、减轻照护负担；改善患者的生活质量、减少行为和情绪问题	（1）招募6名获得硕士学位的社区咨询师（咨询学、心理学、社会工作专业），其应具有至少1年的服务老年人的临床工作经验 （2）社区咨询师培训，由临床老年心理学家承担：2小时的说明会（第1次）；督导老师回答问题、讨论治疗方案等（第2次） （3）督导老师提供额外的关于西雅图协议（Seattle Protocols）的阅读和录像资料 （4）社区咨询师在患者家里培训照护者：1次/周，合计8次；1次电话回访/月，合计4次 （5）开始的3次照护者培训聚焦A－B－C（Antecedent-Behavior-Consequence）行为改变策略；接着聚焦照护者的沟通方式、增加快乐事件、提升照料者支持水平；随后4个月每月进行1次随访，咨询师帮助照护者制定处理新出现的问题的策略。干预项目为期6个月
13	定制活动项目（Tailored Activity Program，TAP）	减轻认知症患者的神经方面的精神症状和照护者负担	（1）干预项目持续4个月，合计8次：6次家访（90分钟/次），2次电话回访（15分钟/次）。干预由作业治疗师开展 （2）开始的2次家访由干预人员向照护者介绍干预目标，确定日常作息情况、过去和现在感兴趣的活动；干预人员观察照护者—患者沟通方式和居家环境 （3）干预人员在确定3项活动后制定2～3页的详细活动计划和实施技巧。每项活动每次20分钟，通过角色扮演或者示范的方式，指导照护者开展相关活动；在照护者掌握一项活动后再开展另一项活动；指导照护者进行减压训练

注：＊该模式被应用于退伍军人系统，被称为REACH VA，虽然实施细节有所不同，但基本目标和主要干预措施相同，因此，本表格未总结REACH VA的干预措施。

资料来源：Gitlin, L. N., Wintee, L., Dennii, M. P. et al., "Targeting and Managing Behavioral Symptoms in Individuals with Dementia: A Randomized Trial of a Nonpharmacological Intervention", *Journal of the American Geriatrics Society*, 2010, 58（8）, pp. 1465 – 1474; Teri, L., Logsdon, R. G., Uomoto, J. et al., "Behavioral Treatment of Depression in Dementia Patients: A Controlled Clinical Trial", *J. Gerontol B. Psychol Sci. Soc. Sci.*, 1997, 52（4）, pp. 159 – 166; Clark, P. A., Bass, D. M., Looman, W. J. et al., "Outcomes for Patients with Dementia from the Cleveland Alzheimer's Managed Care Demonstration", *Aging & Mental Health*, 2010, 8（1）, pp. 40 – 51; Bass, D. M., Clark, P. A., Looman, W. J. et al., "The Cleveland Alzheimer's Managed Care Demonstration: Outcomes after 12 Months of Implementation", *Gerontologist*, 2003, 43（1）, pp. 73 – 85; Dooley, N. R., Hinojosa, J., "Improving Quality of Life for Persons with Alzheimer's Disease and Their Family Caregivers: Brief Occupational Therapy Intervention", *American Journal of Occupational Therapy*, 2004, 58（5）, pp. 561 – 569; Gitlin, L. N.,

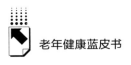
Winter, L., Dennis, M. P. et al., "A Biobehavioral Home-Based Intervention and the Well-being of Patients with Dementia and Their Caregivers", *JAMA*, 2010, 304 (9), p. 983; Park, H., Specht, J. K. P. "Effect of Individualized Music on Agitation in Individuals with Dementia Who Live at Home", *Journal of Gerontological Nursing*, 2009, 35 (8), pp. 47 – 55; Samus, Q. M., Johnston, D., Black, B. S. et al., "A Multidimensional Home-Based Care Coordination Intervention for Elders with Memory Disorders: The Maximizing Independence at Home (MIND) Pilot Randomized Trial", *The American Journal of Geriatric Psychiatry*, 2014, 22 (4), pp. 398 – 414; McCurry, S. M., Gibbons, L. E., Logsdon, R. G. et al., "Nighttime Insomnia Treatment and Education for Alzheimer's Disease: A Randomized, Controlled Trial", *Journal of the American Geriatrics Society*, 2005, 53 (5), pp. 793 – 802; Menne, H. L., Bass, D. M., Johnson, J. D. et al., "Statewide Implementation of 'Reducing Disability in Alzheimer's Disease': Impact on Family Caregiver Outcomes", *J Gerontol Soc. Work*, 2014, 57 (6 – 7), pp. 626 – 639; Teri, L., Gibbons L. E., McCurry, S. M. et al., "Exercise Plus Behavioral Management in Patients with Alzheimer Disease: A Randomized Controlled Trial", *Jama*, 2003, 290 (15), pp. 2015 – 2022; Gitlin, L. N., Winter, L., Corcoran, M. et al., "Effects of the Home Environmental Skill-building Program on the Caregiver-care Recipient Dyad: 6 – month Outcomes from the Philadelphia REACH Initiative", *Gerontologist*, 2003, 43 (4), pp. 532 – 546; Belle, S. H., Burgio, L., Burns, R. et al., "Enhancing the Quality of Life of Dementia Caregivers from Different Ethnic or Racial Groups: A Randomized, Controlled Trial", *Annals of Internal Medicine*, 2006, 145 (10), pp. 727 – 738; Gitlin, L. N., Winter, L., Burke, J. et al., "Tailored Activities to Manage Neuropsychiatric Behaviors in Persons with Dementia and Reduce Caregiver Burden: A Randomized Pilot Study", *American Journal of Geriatric Psychiatry*, 2008, 16 (3), pp. 229 – 239。

二　Memory Care Home Solutions（MCHS）机构实践经验

（一）MCHS 机构基本情况

Memory Care Home Solutions（MCHS）是一家位于美国密苏里州圣路易斯市、为认知症患者和照护者提供循证的支持性服务机构。2019 年 4 月，本报告部分作者实地参观了这家机构并访问了项目协调员，主要了解机构的成立背景、机构管理制度、服务区域、资金来源、服务对象、服务内容、遇到的困难以及解决策略。MCHS 创建于 2002 年，2019 年，该机构有作业治疗师 7 人、社会工作者 2 人、项目经理 1 人和管理人员 5 人。该机构一年平均服务大约 500 名认知障碍患者和照护者，1 小时能为 4～8 名寻求帮助的人提供电话咨询服务，1 个月 1 名社会工作者可以为 24 名新服务对象进行评估。

机构经费主要来自募捐、州和联邦的资金、联邦医疗保险（Medicare

Part B）、商业保险以及其他捐赠。其中，接近一半的经费来自向企业、公司、慈善机构或政府部门申请的资助，2019～2020 年，MCHS 的收入呈现增加趋势（见图 1）。

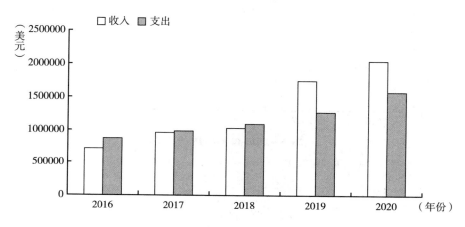

图 1 2016～2020 年 MCHS 的收入与支出情况

资料来源：Annual Report FY 20 in Memory Care Home Solutions。

机构的服务对象中七成（72%）为 70 岁及以上的老人，六成（61%）为女性，接近九成（89%）的照护者为配偶和子女；超过一半的（58%）的服务对象需要帮助才能进行日常活动（洗澡、穿衣服等），接近八成的服务对象需要他人帮助管理药物。为了保证项目的服务质量，机构内部有每周一次的项目组会议和每季度的项目部主任督导检查。MCHS 每年需要向外部资助机构提交两次项目实施报告。2018～2020 年，MCHS 上门服务和电话服务小时数呈逐年增加的趋势（见图 2）。根据服务对象的反馈，超过九成（95%）的服务对象表示其提供的服务能够帮助他们确定需要优先解决的问题，服务让他们变得更加自信，减轻了照护服务的压力。

MCHS 与当地医疗机构、大学、社区老年公寓和社区老年中心等机构建立了良好的合作关系，服务者主要为医生、社区或医院的社会工作者。此外，MCHS 通过社区健康资源展览会、养老资源展览会、募捐活动进行宣传。MCHS 也利用自己的网站、Facebook 和 Twitter 进行宣传，并与公众进行沟通。

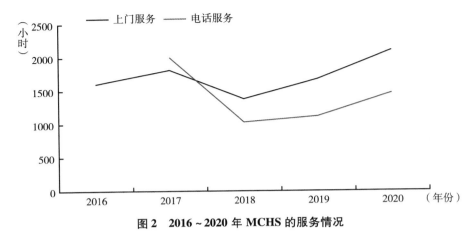

图 2　2016～2020 年 MCHS 的服务情况

资料来源：Annual Report FY 20 in Memory Care Home Solutions。

（二）MCHS 提供的循证服务模式

MCHS 主要为认知症患者的照护者提供以家庭为基础的个性化的教育和培训，以减轻照护者的负担、改进他们与记忆力减退的老人的沟通方式、改造居家环境、调整认知症老人每天的日常活动并提升他们的生活独立性以及减少老人的问题行为。此外，MCHS 帮助照护者连接社区资源以满足他们的照护需求。MCHS 的服务提供方式主要是上门指导和电话咨询。在新冠肺炎疫情期间，该机构取消了面对面和上门服务，将其调整为通过电话和视频会议的方式提供服务。MCHS 注重提供循证照护服务，该机构应用的最佳证据有 COPE[①]，Skill2Care[②] 和 TAP[③]。以上三种模式已经在表 1 中进行了详细的

① Gitlin, L. N., Winter, L., Dennis, M. P. et al., "A Biobehavioral Home-Based Intervention and the Well-being of Patients with Dementia and Their Caregivers", *JAMA*, 2010, 304（9）：983.

② Gitlin, L. N., Winter, L., Corcoran, M. et al., "Effects of the Home Environmental Skill-building Program on the Caregiver-care Recipient Dyad：6 – month Outcomes from the Philadelphia REACH Initiative", *Gerontologist*, 2003, 43（4）：532 – 546.

③ Gitlin, L. N., Winter, L., Burke, J. et al., "Tailored Activities to Manage Neuropsychiatric Behaviors in Persons with Dementia and Reduce Caregiver Burden：A Randomized Pilot Study", *American Journal of Geriatric Psychiatry*, 2008, 16（3）：229 – 239.

描述。基于这三种证据，MCHS 设计了 12 个月照护者居家照护服务干预模式。该模式分为以下四个阶段。

第一阶段，家庭咨询。社会工作者与照护者讨论他们遇到的问题并确定需要优先解决的与照料有关的问题。常见的问题包括认知障碍的教育、行为管理、居家活动、居家环境安全性，以及可以利用的社区资源，这一阶段为免费服务。第二阶段，作业治疗师进行家访和居家环境评估。作业治疗师进行家访、开展居家环境安全性评估并提供一对一照护技能培训，这些服务均由联邦医疗保险（Medicare Part B）支付。第三阶段，电话咨询。社会工作者在干预的第 3 个月和第 6 个月进行正式的电话随访，回答照护者遇到的问题、了解他们新的需求并巩固取得的进展，这一阶段也是免费服务。第四阶段，评估。干预服务为期 12 个月，在结束的时候，MCHS 会邮寄给服务对象纸质的评估问卷，了解项目的效果、需要改进的环节以及进行满意度评价。该项目基于 COPE（评估—教育—培训）模式设计四个阶段为期 12 个月的干预项目，借鉴 Skill2Care 模式注重培训照护者对居家环境改造的技能，以及基于 TAP 模式制定个性化快乐事件活动的技能。MCHS 装修了一楼的办公室，主要用于指导照护者为认知症老人营造居家支持性环境。MCHS 网站上也提供了可供下载的活动工具包和详细操作方案。

MCHS 在为照护者提供居家照护干预服务时，遇到三个主要问题。
（1）如何提高项目的可得性？目前仍有很多认知症患者及照护者不知道在哪里可以获得可支付的教育和帮助服务，特别是农村地区的患者和家庭。目前，MCHS 通过电话和网络开展远程服务以为居住在农村地区的家庭提供服务。（2）如何获得可持续发展的资金支持？虽然近两年的收入呈上升趋势，但由于主要通过申请项目获得资助，这提高了经费收入的不稳定性。MCHS 积极通过募捐活动获得部分资助补偿，以保证机构能够持续运营。（3）如何招募更多有资质的专业人员？MCHS 的服务主要由作业治疗师和社会工作者提供，由于该机构是非营利性社区社会组织，专业人员的工资收入水平较医疗机构低，专业人员的流动性较大。MCHS 通过招募志愿者和提供实习岗位的方式解决专业人员不足的问题。

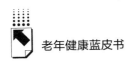

三　对我国认知症患者居家照护的启示

（一）建立个性化的、多学科合作的循证照护模式

表 1 提到的 13 种居家照护干预模式，均重视对患者、照护者及其所处环境的系统全面的评估，在此基础上确定"患者—照护者—物理环境—社会环境"存在的问题及其解决的优先顺序，从而制定个性化的干预方案。干预方案通常涉及心理学、康复医学、社会学、老年医学、护理学和社会工作专业方面的知识和技能，一般由注册护士、作业治疗师、社会工作者和心理咨询师合作提供教育、培训和咨询。为了保证干预服务的可持续性，有的模式也在尝试探讨培训没有临床背景的社区咨询师提供干预服务，从而逐步推动干预服务扎根社区。实践中，MCHS 在三个被证实有效的模式基础上设计了该机构的干预项目，并建立了以作业治疗师和社会工作者为主的跨学科服务团队。我国目前存在的"9073"的养老格局决定了居家照护仍是认知症老年人主要的照护方式。一方面，我们需要开展更多关于本土认知症居家照护干预模式的研究，以为实践提供证据；另一方面，需要加强跨学科的合作，促进对现有研究证据的转化研究和实践。最后，行业协会可以开展胜任力的研究，并组织跨学科的培训，使没有医学背景的工作人员尤其是社区社会工作者能够通过参加培训具备指导照护者进行循证照护的能力，这有助于解决专业化人才短缺的现实问题。

（二）创造支持性环境提升认知症老年人的生活独立性

上文干预模式中的环境改造、鼓励认知症患者积极参与日常事务、改变照护者和患者的沟通方式、使用音乐疗法帮助患者控制情绪等措施，由关注认知症患者的失能状态转移到聚焦物理环境和社会支持环境的不足，以及提供支持性措施帮助老人参与社交活动、减少他们生活上对照护者的依赖。这些措施从积极的视角（Dementia-positive）最大限度地保证认知症老年人的生活独立性；老年人生活的独立性提升了，继而减轻了照护者的照料负担。在我国，可以在市/区层面探索建立认知障碍家庭支持中心，这有利于让社区和患者家庭聚焦照护资源。一方面，中心可由社会组织专业服务机构独立或联合医疗机构力量面向社区为患者家属提供培训和非正式照护支持（资源链接等），加强并转变患者家属对认知症的态度，由聚焦个体失能视角转到积极视角，着重改变环境以提升老人的生活独立性；另一方面，中心可以促进认知障碍友好社区建设，改善社区物理环境和社会环境，搭建平台以让居家生活的认知症老年人接触更多资源，从而积极参加社交活动[1]。

（三）加强对提供居家照护服务的社会组织的督导与评估

美国卫生及公众服务部下设的计划与评估助理部长办公室资助 RTI International 于 2016 年对美国的认知症照护模式进行总结，并系统地研究了近年来发表的 37 个临床实践文献和专业协会制定的实践指南，最终确定了规范的认知症照护服务应包括 14 个要素。这 14 个要素包括认知功能评估，认知症诊断，认知功能随访，照顾计划，医疗照顾管理，决策支持，认可并支持认知症患者自主性，日常活动的支持，家庭照护者的参与以及获得的情感支持和帮助，预防与改善认知症患者的行为和心理症状，保证认知症患者的安全，舒适的治疗环境，照护服务的转介与过渡，转介、协调与合作[2]。评估组依据制定的评估指标体系对五家提供照护服务的机构进行评估。当前，我国提供认知障碍照护支持服务的社会组织的能力差别较大，存在专业性严重不足的问题，这都迫切需要建立一套督导评估体系，以保证规范化地开展相关活动。

---

① Lin, S., Lewis, F. M., "Dementia Friendly, Dementia Capable, and Dementia Positive: Concepts to Prepare for the Future", *The Gerontologist*, 2015, 55 (2), pp. 237 – 244.

② Wiener, J. M., Gould, E., Shuman, S. B. et al., "Examining Models of Dementia Care: Final Report", Office Assistant Secretary Planning Eval., Washington, D. C., USA, 2016.

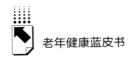

（四）建立居家照护的支持性政策体系

美国国立老龄化研究院和护理研究院为提升认知症的家庭照护水平于 1995 年开始支持进行大规模的干预试验研究，探讨最佳的支持模式。MCHS 的 12 个月的干预服务项目中的作业治疗师提供的服务可由联邦保险支付，减轻了患者和家庭的经济负担，提高了患者家庭的支付能力。在美国，2018 年 12 月 31 日通过的"建设最大的认知症基础设施法案"（Building Our Largest Dementia Infrastructure for Alzheimer's Act）[1]，不仅提到在全国范围内建立认知症基地以增加创新性的、有效的干预措施，资助州和基层卫生部门开展干预活动，推动认知症早发现、早诊断，减少危险因素，而且提到为认知症照护者提供支持以及提供循证照护服务。此外，专门针对照护者的"认知症照护者支持法案"（2017～2018 年）（Alzheimer's Caregiver Support Act）提出授权卫生及公众服务部资助公共和非营利的私立卫生保健提供者增加为认知症患者家属和照护者提供的培训和支持服务[2]，这一法案尚未通过，但是至少说明对认知症患者的照护支持已经进入立法层面。此外，本报告提到的居家干预模式均重视对照护者的支持和帮助。目前，我国的部分地区已开始探讨实施长期护理保险，以及为认知症患者及其家属提供支持（日间照料中心、综合为老服务中心以及长者照护之家等），但仍处于探索阶段，还没有建立起居家照护服务的支持性政策体系[3]。未来，可以从国家或省级政策层面保证居家照护者获得稳定的和可持续性的支持（如教育、资源链接和照护补偿等），以保证循证照护模式可持续开展。

---

① "115th Congress（2017 – 2018）"，S. 2076 – BOLD Infrastructure for Alzheimer's Act.
② "115th Congress（2017 – 2018）"，H. R. 2972 – Alzheimer's Caregiver Support Act.
③ 陈亚伟：《认知症老人居家照料的支持性政策分析——基于上海市 P 区的实证调查》，硕士学位论文，华东理工大学，2019。

B.24
德国长期护理保险制度开展经验的
分析与思考

顾晗昕*

摘　要：　德国长期护理保险制度自1995年起推行至今，经过多次改革。2015～2016年颁布的《护理加强法案》进一步减少实施制度过程中暴露的短板，凸显居家优先、风险共担的建制理念，更精细的制度设计不仅增加了参保人的待遇选择，也缓解了长期护理保险面临的潜在财务赤字压力。本报告通过梳理近年来德国长期护理保险制度的改革内容，分析制度实施过程中显现的问题，为我国探索长期护理制度运行模式提供借鉴与参考。

关键词：　德国　长期护理保险　老龄化

　　1994年，德国颁布《长期护理保险法案》，正式确立包含社会保险筹资模式的长期护理保险制度。自该制度实施以来，参保率始终维持在85%以上，每年超过70%的申请者获得照护服务，德国就业市场新增逾100万个相关工作岗位，体现了制度设计的优越性。在20余年的运行中，由于照护需求数量增长、服务成本提高、照护质量的要求提高等原因，德国长护险制度也暴露出部分问题，因此联邦政府通过出台一系列法案进行完善、补充（见表1），包括2008年的《长期护理发展法案》（PfWG）、2012年的《长

---

* 顾晗昕，中国医学科学院北京协和医学院卫生健康管理政策学院硕士研究生，研究方向为社会医学、卫生事业管理。

期护理调整法案》（PNG），2015～2016 年先后颁布三部《护理加强法案》（PSG Ⅰ、PSG Ⅱ、PSG Ⅲ），修改内容涉及缴费标准、受益人群、服务内容和待遇标准，提高了对护理质量和健康促进的重视程度。德国长护险制度改革历程中产生的经验和教训可以为我国长护险制度探索提供借鉴与参考。

表 1　德国长期护理保险制度相关法案

年份	法案名称	内容概要
2008	《长期护理发展法案》（PfWG）	引入照护休假，提高居家照护待遇标准，增加喘息服务，加大对机构护理质量的监管力度，提高缴费率
2012	《长期护理调整法案》（PNG）	提高住房改建补贴标准，提高特殊待遇者补贴标准，加大对居家照护的扶持力度
2015	《护理加强法案Ⅰ》（PSG Ⅰ）	继续扩大特殊待遇者服务提供范围，允许喘息服务和短期机构照护待遇转换，建立储备基金，提高缴费率
2016	《护理加强法案Ⅱ》（PSG Ⅱ）《护理加强法案Ⅲ》（PSG Ⅲ）	划分 5 级护理评估等级，失智人群和精神疾病患者享受与失能人群同等的待遇

一　德国长期护理保险制度建立背景

（一）人口老龄化程度提高

德国联邦统计局公布的数据显示，1990～2019 年，德国 65 岁及以上人口从 1190 万人增长至 1800 万人，其中 85 岁及以上的高龄老人增长率高达 50%，老年人在总人口中所占比例从 1991 年的 15% 上升至 2019 年的 22%（见图 1）；从 20 世纪 80 年代起，德国死亡人数超过出生人数（见图 2），低生育率更加剧了德国社会的老龄化趋势。《第 14 次协调人口预测》根据德国当时的国民年龄结构及人均期望寿命，估算 2050 年 85 岁及以上的高龄老人将增至 500 万人；2020～2037 年，出生于 1955～1970 年的"婴儿潮"一代步入老年，老龄人口将迎来大幅增长，预计总人数达到 2270 万人。

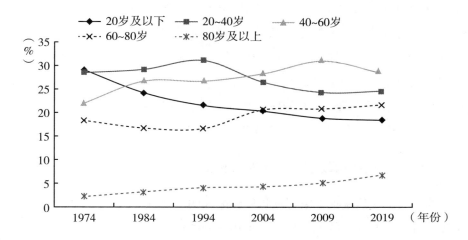

图1 1974～2019年德国人口年龄结构变化

资料来源："Statistischen Bundesamt"，https：//www. destatis. de/DE/Themen/Gesellschaft –
Umwelt/Bevoelkerung/Bevoelkerungsstand/Tabellen/liste – altersgruppen. html。

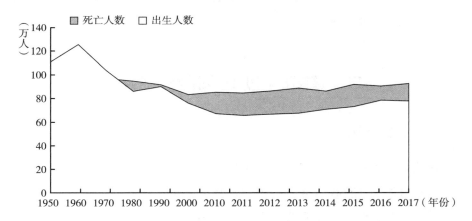

图2 1950～2017年德国死亡人数和出生人数情况

资料来源：Statistisches Bundesamt，"Statistisches Jahrbuch 2019"，Bevölkerung，Familien，
Lebensformen。

（二）人均期望寿命延长，老年健康风险增加

过去100年里，德国人均期望寿命得到大幅提高。1912年，男性平均

寿命为47.4岁，女性为50.7岁；2012年男性期望寿命达到78岁，女性为83岁。人均期望寿命延长是积极的发展趋势，但同时也带来高龄人口健康风险增加的隐患。调查数据显示，在德国75～80岁的老人中，每10人就有1人需要长期照护；80～85岁老人需要长期照护的比例提高到25%；到了85岁以上，需要长期照护者的比例约为42%。2015年，长期护理保险的受益人数增长至283万人，预计2030年德国有350万人需要长期照护。

（三）家庭结构改变，传统照护模式开展面临困难

德国的文化传统提倡家庭承担照顾老人的主要责任，一位合格的照护者需要具备良好的身心状况，且不必承担家庭的经济责任。但德国的低生育率逐渐改变了家庭结构，几十年来，单人和双人家庭数量稳步上升，三人及以上家庭数量逐渐减少，符合照护者条件的年轻一代往往无法在工作的同时胜任长期照护长者的工作，因此由家人提供家庭照护的传统模式被打破，需要寻求家庭成员以外的解决途径。

二 德国长期护理保险制度内容

（一）参保范围

德国长期护理保险制度延续了医疗保险制度开展经验，实行强制社会性保险与自愿商业性保险并行的模式。凡是满足法定社会性医保参保条件者及其无工作的配偶及子女会被自动注册为社会性长护险成员，主要参保人群为税前年收入未达到该年度设置标准的职员、失业者、退休人员、学生、无正式工作的实习生等；而商业性医保参保者可以购买同公司的商业性长护险，也可以注册参加社会性长护险，参保对象为税前年收入超过法定标准的高收入人群。通过上述直接转移医疗保险参保对象的方式，德国在长护险制度建立初期即达到了85%以上的覆盖率，此后覆盖率基本稳定在这一水平。

（二）筹资方式

德国长期护理保险的资金来自四个渠道：雇主和雇员缴费超过筹资总额的50%；商业性保险缴费仅占不到2%；政府财政以社会救助金、抚恤金的形式占总额的10%；剩余的30%左右为个人自费。

1994～2019年，德国政府多次上调缴费率，现行标准为总收入的3.05%，无子女者的缴费率为3.3%，雇主与雇员按1:1承担缴费责任（不包括0.25%的无子女额外缴费）。2015年起，德国央行每年会提取一定比例的参保人缴纳费用以建立长期照护储备基金，目前的标准为缴费总额的0.1%（约为每年16亿欧元）。2035年后，"婴儿潮"一代步入老年，长期护理需求预计出现大幅增长，德国政府将逐步提取这笔储备基金以确保财务机制平稳运行。社会救助金是政府对低收入照护需求者发放的补贴，由于机构照护的费用高、居住者的健康状况更差，社会救助金多用于救济机构照护者。

2020年，年收入超过56250欧元的人可自愿选择是否加入商业性长期护理保险，尽管收入标准每年都会做出调整，但与商业性医疗保险始终保持一致。个人缴费率取决于参保时的健康状况及年龄。由于健康风险会随着年龄增长而增加，参保人年龄越大，缴费越多。为了促进长期护理保险全民覆盖，立法机关对私人保险公司设立多项规定：不能按性别分级设置缴费标准；不能拒绝已存在健康问题的人参保；不能拒绝已存在长期照护需求的人参保；保费随收入增加而增加，但缴费水平有上限。2013年，德国政府出台了商业性长期护理保险参保鼓励政策，参保人每月缴费超过10欧元时政府补贴5欧元。

（三）长期护理服务评估与分级

2016年颁布的《护理加强法案Ⅱ》（PSG Ⅱ）更新了长期护理需求的定义，长期护理服务的申请前提由"失能"向"失能"或/和"失智"转变，当患者因生理、心理、认知或精神疾病、功能障碍出现自理能力降低、日常生活需要他人帮助6个月以上时，长期护理保险基金会将委托专业的评估人员评定护理等级和给付标准。根据长期护理保险的分类标准，评估机构分为两类：社会性长护险参保者的评估工作由医保鉴定服务处（Medizinischen Dienst der Krankenversicherung，MDK）负责，商业性长护险参保者则委托医疗审查公司MEDICPROOF进行评估。两类机构采用统一的评估标准和指标体系。1996～2016年护理等级为三级，自2017年起，在护理需求被重新定义后，护理等级被细化为五级，评估维度包括生活自理能力、自主活动能力、认知及心理状况、压力和困难应对能力、社会交往与生活安排状况，各维度被赋予不同权重，在计算综合得分后对应1~5个护理等级；使用原分级系统的受益人将自动转移到新系统，无须重新申请护理评估，系统根据其身心状况提高1~2个护理等级。此外，长期护理评估人员还需详细了解申请者的照护状况、既往史、目前疾病诊断、照护需求，以拟定照护计划并提出改善建议，例如采取何种预防或治疗手段、是否需要获得照护辅具和技术协助、住房条件改善措施等。

以上评定标准和流程遵照《长期护理保险评估和质量保障指南》（QSRi）执行。2004年9月，QSRi开始实施，2015年为了进一步提高护理评估质量，德国引入了更加严格的系统评定标准，具体包含以下三个部分。

（1）使用全国统一的检验指南（Kontinuierliche Qualitätsprüfung，KQP）审查护理评估报告。

（2）增加护理评估审核程序（MD-übergreifenden Audit）。该审核方式于2015年首次进行，审核员随评估人员入户，工作任务包括核查受益人的护理等级、照护计划、服务供应情况是否合理，根据KQP的标准检查护理评估报告是否规范，获取受益人对护理评估的满意度信息。

（3）采用全国统一的调查问卷，对已接受护理评估或审核的受益人进行年度回访。

1996～2016年，德国长期护理服务申请者的护理等级评定呈现向较轻等级发展的趋势（见图3）。2016年，护理等级Ⅰ的比例由1996年的40.1%上升至58.7%，护理等级Ⅱ的比例由43.33%下降至30.40%，护理等级Ⅲ的比例由16.57%下降到10.90%。从受益群体来看，1995年，65岁

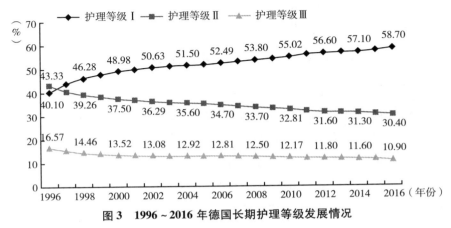

图3　1996～2016 年德国长期护理等级发展情况

资料来源：Bundesministerium für Gesundheit, Pflegeversicherung, Zahlen und Fakten. https：//www. bundesgesundheitsministerium. de/themen/pflege/pflegeversicherung – zahlen – und – fakten. html。

及以上的老人比例为 74.46%；2019 年，65 岁及以上的老人占 76.80%（见图4）。自长期护理保险推行以来，老年受益人的比重仅有小范围波动，65 岁及以上老人始终是最主要的受益人群。因此，德国的全民参保制度规定一方面扩大了筹资来源，维持长期护理保险平稳运行；另一方面实现了代际再分配，为更有照护需求的老年人提供保障，社会共济性强。

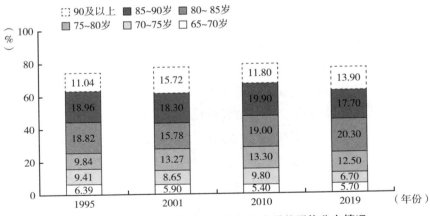

图4　1995～2019 年德国长期护理保险受益群体分布情况

资料来源：Bundesministerium für Gesundheit, "Pflegeversicherung, Zahlen und Fakten", https：//www. bundesgesundheitsministerium. de/themen/pflege/pflegeversicherung – zahlen – und – fakten. html。

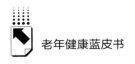

（四）服务形式与内容

德国长期护理服务大体上可分为居家照护和机构照护。

居家照护包括正式照护和非正式照护。前者由受益人自行选择的专业照护机构提供入户服务，照护机构直接与保险基金结算服务费用；而非正式照护由受益人的家属、朋友、邻居等非专业人员提供，保险机构依据护理等级给予现金补贴。喘息服务是对居家照护的补充，提供居家非正式照护的家属、亲友由于个人原因需要临时休假或受益人产生临时性的照护需求时，可以寻求其他亲友、志愿者或专业照护人员提供喘息服务。

机构照护分为部分机构照护和全机构照护。部分机构照护目前有短期照护、日间照护及夜间照护三种类型，适用于居家照护在短期内无法被满足的情形，灵活的选择面在一定程度上缓解了照护者的压力。全机构照护可以为受益人提供基础生活照护和医疗服务。近年来，为了持续提高照护机构的护理服务质量，德国多措并举：委托医疗审查委员会审查照护机构的护理质量，由每年抽查 10% 的照护机构普及到每家机构每年都需接受质量检查；更关注服务使用者的安全和体验，将疼痛评估、合理用药等指标纳入考核体系；提高机构签约医生的薪酬水平，积极促成牙医、全科医生、专科医生与照护机构签订合同；针对照护机构中发生的老人行为、言语虐待问题发起多项研究，寻找解决与预防策略。

传统的照护服务侧重于生活照料与基础护理，在此基础上，《护理加强法案 I》《护理加强法案 II》对服务项目加以补充，提升预防保健在长期照护中的作用。2015 年，德国举办了首次全国预防会议，并计划随后每 4 年发布一版国家预防报告。长期护理保险基金的部分款项被授权用于支付部分和全机构照护中的健康促进服务，2016 年的标准为每投保人 30 欧分，共计 2100 万欧元。此外，为了尽可能维持老年人的生活独立性，护理评估人员在评估申请者的护理需求时，还要确定其是否需要接受初级预防指导，向申请者普及"预防优于照护"的理念。

（五）待遇支付标准

德国长期护理保险的待遇支付依据照护场所、护理评估等级来划分预算标准，目前的标准自 2017 年 1 月 1 日起开始实行，每 3 年根据物价水平进行调整（见表 2）。

表 2　德国长期护理保险待遇支付标准

单位：欧元

护理等级	居家照护（月）		喘息服务（年）		短期照护（年）	日间照护、夜间照护（月）	全天机构照护（月）	残疾人疗养院全天照护（月）	接受流动照护的照护团体（月）
	现金给付	服务给付	非正式照护	正式照护					
等级 1	—	—	—	—	—		125	补贴 10%（最高为266 欧元）	214
等级 2	316	689	474	1612	1612	689	770		214
等级 3	545	1298	817.5	1612	1612	1298	1262		214
等级 4	728	1612	1092	1612	1612	1612	1775		214
等级 5	901	1995	1351.5	1612	1612	1995	2005		214

注：表格中的支付标准自 2017 年 1 月 1 日起实行，更新于 2018 年。

资料来源：Bundesministerium für Gesundheit，"Pflegeversicherung，Zahlen und Fakten"，Leistungsansprüche der Versicherten im Jahr 2018 an die Pflegeversicherung im Überblick。

居家照护服务使用者可根据自身需求选择现金给付或服务给付两种补贴形式。对于受益人而言，相同护理等级下现金给付待遇标准低于服务给付，一方面，前者为受益人自主购买正式照护服务或补偿家人与亲友的非正式照护服务，照护成本相对低廉，但应用前提是居家照护服务提供者能够满足受益人的护理需求，保证护理质量，因此需由专业评估机构组织入户审核、进行免费护理培训及定期回访；另一方面，被评定为 5 级护理等级的受益人如选择居家服务给付，其待遇标准接近全机构照护。《护理加强法案Ⅲ》对非正式照护者的待遇做了调整：照护对象护理等级≥2 级，需要至少一周 2 次、总计 10 小时以上的照护且照护者每周工作时长不足 30 小时、未达到退休年龄，长期护理保险基金会将为其缴纳一定数额的养老保险；如照护者为

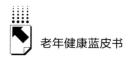

照顾受益人离开工作岗位，还可获得部分失业保险补贴。这些新的举措均体现了政府对照护服务需求者选择居家照护的引导及支持。

机构照护只有现金给付形式。对于包括喘息服务、短期照护、日间照护、夜间照护在内的部分机构照护，受益人可用当月或当年发放的津贴支付照护产生的费用，如津贴不足，剩下部分需由服务使用者自费，经济困难者可申请社会救济金。照护津贴只能用于支付照护服务，伙食费、床位费等非医疗费用不可使用津贴。以上情况同样适用于全机构照护。

从2015年起，喘息服务和短期照护补助津贴的适用情形变得更加灵活，主要体现在两个方面。一是照护津贴的使用时限适当延长。喘息服务从既往的4周增加至6周，短期照护则从4周增加至8周。二是适当放宽了对不同照护情形的补贴条件，例如对于当年度未使用短期照护津贴的受益人，可将短期照护津贴的50%（当前执行的标准为每年806欧元）用于喘息服务，使该年度的喘息服务津贴最高增至2418欧元；反之，如果当年度喘息服务津贴未使用，则可100%（即每年最高为1612欧元）用于补助短期照护，受益人如需要应用短期机构照护服务，最高可获得一年3224欧元的补贴。以上两项调整使喘息服务和短期照护能够更灵活地满足长期护理保险受益人及其照护者的需求。

（六）人力资源供应情况

长期护理保险制度的健全与发展为德国就业市场带来更多岗位，统计报告显示，建制两年内养老照护行业即创造了67000个工作岗位；2013年，德国照护服务从业人员由2000年的6.7万人增至100万人。但与此同时，行业发展背后也伴随着护理人力短缺问题。2003～2013年，德国照护需求人数增长25%，根据这一趋势，德国经济研究所预测未来德国护理人员缺口将超过20万人。日益增长的照护需求与人力资源供应不足间的矛盾迫使联邦政府重视护理人才队伍建设。

在德国养老照护行业中，老年科护士、医疗护士为从业主力军，其余从业人员包括老年护理助理、医疗护理助理、护理实习生等；57%的从业者具有专业资质，73%为全职人员，形成了一支以全职执业护士为主、以护理助理为辅的人才梯队。2017 年，联邦政府为了进一步提高护理质量和行业吸引力，草拟了一份护理教育改革方案，《护理职业法》于 2020 年生效，规定今后德国护理教育不再区分老年科护士、儿科护士及医疗护士，学生接受统一的三年职业教育后可选择任意护理领域就职。除传统的护理学位教育和职业教育外，政府批准的护理培训机构和大型养老企业也具备养老护理培训资质。2016 年，各联邦州设立专项拨款，每年为护理学员发放培训津贴，而对于想要跨行成为老年护理人员的其他行业从业者，可经过政府劳动部门批准后获得免费的护理职业培训。

由于护士的培训条件和择业规定放宽，护士更高的薪酬待遇吸引越来越多人选择接受老年护理培训，护理助理学员数量下降，实现了护理人才质量的逐步提升。护士培训条件放宽并不意味着行业准入门槛降低，德国规定成为护士需要参加护理资格考试，如某一项不及格则允许有第二次补考机会，若仍然不及格则将被取消接受护理教育的资格。

三　德国长期护理保险制度发展中出现的问题

（一）基金财务压力大

德国长期护理保险现行的待遇给付标准仅与受益人的护理等级及照护需求相关，收入、年龄不影响待遇水平，体现了典型的"普享型"原则，在该制度框架下，全民可得到平等的长期照护服务，但在实践中，德国政府面临逐年增长的财务压力，产生原因主要为以下三点。

1. 照护服务数量增长

1996～2016 年，德国每年的照护申请批准率为 71%～73%，申请批准数量由 60 万人次缓慢增长至约 70 万人次；从 2017 年起，由于执行新的护理等级评估方式，失智人群可申请享受同等待遇，因此 2017～2020 年照护申请批准率超过 78%，2017 年、2018 年批准数量超过 100 万人次。

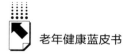

2. 照护成本上升

调查显示，1995~2004 年，居家照护成本年均上涨 3.4%，机构照护成本年均上涨 5.9%，为了维持照护服务质量，自 2008 年起，联邦政府首次上调待遇标准，此后为适应物价水平每 3 年上调一次。

3. 机构照护比重提高

全机构照护人数的比重由 1996 年的 23.1% 上升到 2007 年的 31.4%，而接受居家现金给付人数的比重由 60.4% 下降至 46.9%，部分家庭则转而选择待遇标准更高的居家正式照护。这一转变不仅与联邦政府以现金给付引导居家照护的初衷相违背，同时也带来更大的财务压力。1997 年，机构照护的财务支出为 65.4 亿欧元，而到了 2007 年则增长至 90 亿欧元。

为维持长期护理保险财务的可持续性，联邦政府采取的最直接举措是上调缴费率。2007 年以前，职工的社会性长期护理保险缴费率固定维持在较低水平，但由于 1999~2005 年出现连续财政赤字，基金结余降至 30.5 亿欧元，2005 年，联邦政府开始对一定年龄条件的无子女者额外征收一笔 0.25% 总收入的无子女税；此后，2008 年，缴费率上调至 1.95%，财务开始扭亏为盈，直到 2017 年再次出现赤字（见图 5）。2019 年，缴费率经过多次上调已达到 3.05%，据估计，2030 年，社会性长期护理保险的缴费率需达到 3.5%，2050 年预计超过 6%，联邦政府正面临是否通过不断提高缴费率的手段维持制度平稳运行的难题。目前，德国各项社会保险的合计缴费已达到较高水平，继续提高长期护理保险缴费率意味着两种选择。其一为直接向雇主和雇员征收更高的费用。这一做法与商业界希望减轻企业负担的诉求相违背，为此联邦政府做出相应让步。2005~2014 年，雇主比雇员少缴纳 0.9% 的法定医疗保险费，打破了原有的 1∶1 缴费框架，而社会性长期护理保险的缴费率虽然仍由雇主与雇员按 1∶1 均等分摊，但是取消了公共假日"赎罪日"作为对雇主的补偿，因此持续上调缴费率意味着个人将承担更高的费用，这不是可持续的手段。其二是调整社会保险的缴费结构，通过降低其他社会保险缴费率进行平衡。2015 年，社会性长期护理保险上调 0.3%，养老保险下调 0.8%，医疗保险下调 0.9%，社会保险的合计缴费甚至有所降低，同期联邦政府还颁布了一项重大举措，即成立全国预防会议，推广健康促进理念。这一结构调整的社会影响是引导国民利用成本更低的养老服务或照护服务代替医疗服务，为此需要增强国民"预防为主"的健康理念，提出康复优于照护，防止出现严重的健康后果。但是随着人均期望寿命的延长，出现"长寿失能/失智老人"的概率上升，长期照护的成本也将迎来更高速的增长，2019 年，长期照护支出接近 440 亿欧元，为 2007 年的 2.39倍。长期护理保险较医疗保险而言有更高的风险不确定性提示调整社会保险缴费结构并不足以应付未来潜在的财务压力。除了以上两类联邦政府已采纳的手段外，有学者提议建立强制的商业性长期护理保险。现行的制度为强制社会性保险与自愿商业性保险并行，如果实施强制性商业保险，则其政治可行性还有待验证。

1994 年长期护理保险制度建立之初，联邦政府沿用了医疗保险的成功经验实现长期护理保险全民覆盖，通过社会保险筹资方式扩大了资金来源，多年来社会性长护险参保率始终保持在 85% 以上，体现了"法团主义福利模式"下倡导社会分担养老费用的理念。但与此同时，"普享型"的制度原则迫使其不得不面对与日俱增的照护成本。为此，联邦政府一方面设置严格的护理等级评估，限制服务提供，并利用政策引导照护需求者优先选择居家照护；另一方面又要回应参保人需求，1999 年、2001 年、2015 年先后扩大受益人范围，使原先处在照护边缘地带的失智群体也有权享受同等待遇。这些举措反映了制度设计中的矛盾与平衡，而德国长护险所面临的挑战也提示其他已经或即将选择"社会保险筹资 + 普享型"模式的国家未来会面临亟待解决的难题。

（二）过度利用机构照护

德国推行"社会保险筹资 + 普享型"的长期护理保险制度与其福利体制有关。受俾斯麦福利思想影响，德国的"法团主义福利模式"强调社会的作用，社会成员间应互助互济，由此老年长期照护更多地被视作"社会风险"，通过设置单独的强制性社会保险缴费机制实现以"社保基金 + 个人自费"为主体的筹资方式,政府财政介入较少。而在长护险设立以前,尤其是 20 世纪 70 年代前,德国的传统文化观念认为老年长期照护属于"家庭风险",男性为主要劳动力,女性则在家庭中承担照护的主体责任,当家庭成员有照护需求时优先为其提供居家照护,只有家庭无力负担时,出示相应的资产及收入证明方可申请地方政府救助。1961 年颁布的《社会救助法案》批准了个人可申请护理救济金,居家或机构照护产生的费用由以征税为基础的社会福利救助体系承担,但前提是申请者需接受家计调查,领取护理救济金后需放弃个人资产所有权,这些不合理的规定引发当时社会热议。

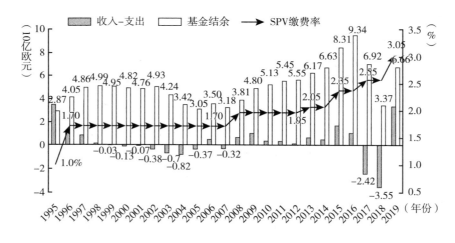

图 5 1995~2019 年德国社会性长期护理保险财务情况

"家庭风险"时期的德国社会状况具备以下特征:其一为居家照护者(主要为女性)退出劳动力市场,以提供足够的照护服务;其二为家庭与社会救助体系的结合足以负担长期照护成本。20 世纪 80 年代后,这一局面被打破:经济萧条使更多女性由家庭走向工作岗位,居家照护者数量减少,更多的老人由居家照护转为机构照护,社会救助体系的"补缺"作用被迫放大,地方财政负担加重,需要寻找一个新的个人、家庭和国家间的风险平衡机制。此后 20 年间,老年长期照护的责任主体由"家庭风险"向"社会风险"转移，形成了现在的以社会保险筹资为主体、居家照护先于机构照护的长期护理保险模式。

德国长期护理保险的建制思路融合了对社会体制和文化理念的综合考量，其合理性、可行性和民众的高参与度为其他正在建立和完善长期护理保险制度的国家提供了很好的参考。但是，制度落地以来，联邦政府需要面对一个新的难题：个人对机构照护的青睐正在冲击以居家养老为主的传统文化观念。

在建制以前，机构照护意味着更高的照护成本，主体费用需个人承担，政府仅以救济金的形式发挥"兜底"和"补缺"作用，从成本角度考虑，居家照护对于个人、家庭和国家而言都是更优选择。建制后，普遍情况下，满足相应护理等级的受益人选择机构照护仅承担食宿费、床位费等非医疗护理花销，保险基金直接与机构结算主体费用，导致制度推行初期机构照护的份额持续增长，在2007年达到31.41%。在保险基金支出增加的同时，联邦政府也需面对财政压力。政府根据不同的护理等级提供一定比例的资助，护理等级越高，由政府财政负担的费用比重越大，保险基金的比重相应减少，而政府对于机构照护者的资助最多。为了延续"居家照护优于机构照护"的理念，联邦政府着力于实现居家照护服务内容丰富和待遇提高，前者包括推出喘息服务、住房改建、护理咨询、预防保健项目等，后者则包括引入"照护休假"、为照护者缴纳养老或失业保险、提高居家服务给付标准。在政策引导下，2008年后，居家照护的份额逐渐回升，2019年达到73.6%（见图6）。

即便如此，机构照护快速增长的成本还是令长期护理保险基金陷入捉襟见肘的局面，因此德国于2016年颁发的《护理加强法案Ⅱ》制定了更严谨的护理等级评定标准，对照护需求人群做了更明确的定义和划分，使一部分没必要进入照护机构的受益人在自行权衡利弊后接受居家照护。德国的经验说明长期护理保险建制既要体现文化合理性，也要发挥政策导向作用，完成符合国情的布局。

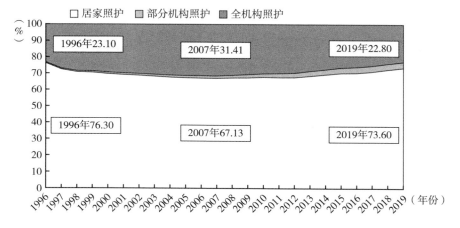

图6 1996~2019年德国长期护理保险三类服务份额变化情况

四 德国长期护理保险制度开展经验对我国的启示

为满足老年护理服务需求、完善国家医疗保障体系，2016年6月，《人力资源和社会保障部办公厅关于开展长期护理保险制度试点的指导意见》（下文简称《指导意见》）印发，确定在我国15个城市开展长期护理保险试点工作。经过3~4年的时间，各城市现已取得初步成效。结合对发布的试行方案的分析，15个试点城市探索的制度模式均属于社会性长期护理保险制度，主要筹资来源包括医疗保险统筹基金、个人缴费、政府财政补贴及单位缴费四种渠道，但不同城市在具体实施办法上又有区别，如广州、宁波的长护险采用单渠道筹资；上海、苏州采取"个人缴费＋医保统筹基金＋政府财政补贴"的方式；成都采用上述四种渠道结合的筹资方式；上饶在四种渠道结合的基础上投入一部分福彩公益基金。总体而言，个人和医保基金为资金的主要来源。另外，对各试点城市的筹资结构进行比较发现，根据个人自费与医保基金承担的比重可以大体上将城市分为两类：第一类城市将个人视作长护险的筹资主体，医保基金及财政介入较少；第二类城市中个人缴费少甚至无须自费，医保基金为筹资主体。

由于我国长护险制度尚处于试行阶段，且各试点城市的经济发展水平、老龄化程度、家庭结构、医疗照护资源存在较大差异，因此不能凭借主观经验判断上述几类筹资方式的优劣。《指导意见》中同样指出"探索建立以社会互助共济方式筹集资金"，"建立与经济社会发展和保障水平相适应的动态筹资机制"。德国作为典型的"法团主义福利模式"国家，较早采取社会筹资方式建立长护险，制度在健全过程中的经验和教训可以为我国提供一些参考。

（一）构建多元化筹资渠道，筹资标准符合地区发展水平

目前部分地区将长期护理保险称为"社保第六险"，有别于德国为其设置独立筹资渠道，我国试点城市的长护险筹资主要依赖医保统筹基金，该模式存在以下隐患：第一，随着照护需求及成本增长，部分医保基金不充足的地区将产生更沉重的财务负担，依赖单一筹资渠道的可持续性较差；第二，长护险的受益群体、服务提供和医疗保险不同，剥夺其独立性后可能出现服务供给、待遇支付界定模糊，两类保险费用转移的情况；第三，城镇职工和城乡居民医保筹资能力不同，依靠医保统筹基金提供长期护理服务将引发公平问题。

结合德国长护险建制以来不得不多次提高缴费率的经验教训，首先，需明确我国长护险应建立多元化的筹资渠道以保证财务可持续性，而多渠道筹资的前提是确认各主体的筹资责任，探索适宜的个人、社保基金、企业、财政补贴负担的比重，因此各地筹资模式的制定应更具灵活性和特异性。其次，筹资水平决定了待遇给付标准，但筹资水平并非越高越好，且长护险作为"社保第六险"起到的是社会保险补充作用，在制定筹资标准时应考虑社保缴费率负担，以与地方经济水平及人口结构相适应。

（二）明确定义受益群体，鼓励发展居家照护

我国传统"孝文化"将养老照护视作家庭责任，直到近年来老龄化程度提高、家庭结构改变、"家庭风险"外溢促使我国寻求制度解决途径，在

这方面，我国与德国具有相似的建制背景。另外，作为发展中国家和人口大国，在制度未成熟阶段，我国应将有限的照护资源优先供给最有需求的人群，因此确定受益人群和合宜的服务内容、待遇支付标准迫在眉睫。德国对长期照护服务受益人群有明确的界定及严格的评估流程，照护服务内容和待遇标准随评估等级划分。现阶段，我国可参考德国经验，委托专业的第三方医疗评估机构审核申请者的实际照护需求，评估时采用科学、统一的标准以保证客观性。而在服务提供和待遇支付标准的制定上，我国应吸取德国的教训，慎重对待机构照护的待遇问题，切忌盲目提高机构照护补贴标准，防范政策引导机构照护需求快速增长，坚持"以家庭照护为基础，以社区照护为依托，以机构照护为补充"的原则，在科学评估受益人群实际照护需求的基础上丰富居家照护形式和内容，鼓励个人和家庭优先选择居家照护，避免浪费照护资源。

（三）加快人才队伍建设，构建行业标准

鼓励参保人选择居家养老照护的前提是提供多元的居家照护形式，灵活满足市场需求。除了传统的家庭成员、亲属提供非正式照护外，对于需要专业照护服务的家庭，政府近年来积极引导照护行业市场培育、输送适宜护理的人才，但《中国民政统计年鉴2018》显示，我国有资质的养老护理员仅4万余人，远远达不到失能人员与护理员3∶1的国际标准。2015年，人力资源和社会保障部废止《招用技术工种从业人员规定》，我国养老护理员今后不必再持证上岗，从业条件适当放宽。2019年发布的《国务院办公厅关于推进养老服务发展的意见》扶持各地建立养老培训及入职补贴制度。德国长护险已开展20余年，为了解决人力资源短缺问题，采取了缩短教育年限、提供培训补贴、减免学费、提高薪酬标准等一系列措施，但目前仍然需面对逾20万人的人才缺口，其经验提示我国，由于人口老龄化的发展趋势，照护需求增长与人力资源供应不足的矛盾或将成为一个社会长期问题，因此，在制定解决方案时，应该用辩证发展的眼光看待问题：短期允许通过降低入行门槛和提供财政补贴等措施快速吸纳人才，尽快满足最低市场需求；

长期应该逐渐健全行业准入、晋升和监管机制，同时出台与从业人员权益保障相关的规定，为行业良性发展提供政策背景。

我国正处于长护险制度探索初期，现阶段的任务是尽快扩大合格护理人才队伍以满足照护需求，因此除前文所述的措施外，还可参考德国建制初期鼓励兼职、提供免费跨行培训的做法。《中国发展报告 2020：中国人口老龄化的发展趋势和政策》显示，我国低龄老人数量远超失能、高龄老人数量，鼓励活力低龄老人参与经济社会活动成为当下新的议题，活力低龄老人以陪伴及基础生活护理形式提供照护服务的制度可行性值得进一步探讨。

参考文献

［1］德国联邦统计局，https：//www. destatis. de/DE/Themen/Gesellschaft – Umwelt/Bevoelkerung/Bevoelkerungsstand/Tabellen/liste – altersgruppen. html。

［2］德国联邦统计局，Bevölkerung im Wandel：Ergebnisse der 14. koordinierten Bevölkerungsvorausberechnung。

［3］德国联邦卫生部，Sechster Bericht der Bundesregierung über die Entwicklung der Pflegeversicherung und den Stand der pflegerischen Versorgung in der Bundesrepublik Deutschland，https：//www. bundesgesundheitsministerium. de/themen/pflege/pflegeversicherung – zahlen – und – fakten/pflegeberichte. html。

［4］德国联邦卫生部，Pflegeversicherung, Zahlen und Fakten，https：//www. bundesgesund heitsministerium. de/themen/pflege/pflegeversicherung – zahlen – und – fakten. html。

［5］德国联邦卫生部，Finanzierung der Pflegeversicherung，https：//www. bundesgesund heitsministerium. de/themen/pflege/online – ratgeber – pflege/die – pflegeversicherung/finanzierung. html。

［6］张盈华：《老年长期照护：制度选择与国际比较》，经济管理出版社，2015，第83～91页。

［7］刘芳：《德国社会长期护理保险制度的运行理念及启示》，《德国研究》2018年第1期，第61～76页。

［8］赵雅冰：《德国长期护理保险制度研究——基于国际比较的视角》，硕士学位论文，江西财经大学，2019。

［9］华颖：《德国长期护理保险最新改革动态及启示》，《中国医疗保险》2016年第

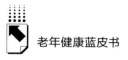
7 期，第 67~70 页。

［10］卢求：《德国长期照护体制与机构式护理养老设施的经验与启示》，《建筑学报》2017 年第 10 期，第 43~49 页。

［11］刘晓梅、李蹊：《德国长期照护保险供给体系对我国的启示》，《学习与探索》2017 年第 12 期，第 43~47 页。

［12］李强、岳书铭：《城乡居民长期照护社会保险制度构建研究》，中国农业出版社，2018，第 62~84 页。

［13］李珍、雷咸胜：《当前我国建构长期照护保障制度的逻辑反思与现实选择》，《江西财经大学学报》2019 年第 4 期，第 69~81 页。

［14］《国务院办公厅关于实施〈国务院机构改革和职能转变方案〉任务分工的通知》，中华人民共和国中央人民政府网，http：//www. gov. cn/zhengce/content/2013 - 03/28/content_ 7601. htm。

［15］《国务院办公厅关于推进养老服务发展的意见》，中华人民共和国中央人民政府网，http：//www. gov. cn/zhengce/content/2019 - 04/16/content_ 5383270. htm。

［16］《中国发展报告 2020：中国人口老龄化的发展趋势和政策》，中国发展研究基金会，2020。

B.25
英国"医养结合"改革成效与启示[*]

—— 让医疗体系更好地服务老年人

冯蕾 陈龙[**]

摘 要： 今天的人比以往任何时候都更长寿，但他们中的很多人通常
生活在需要长期护理和照护的环境中，例如糖尿病或心脏病
患者。我们必须采取行动整合医疗和养老服务，让人们能够
在家中生活更长时间，避免过早进入医院或延迟进入长期护
理阶段。英国从2000年起开始探索"医养结合"改革、措施
等，本报告整理了英国近期"医养结合"的相关政策、法律
和改革成效，并加以总结，以供我国借鉴参考。

关键词： 英国 医养结合 老年人

一 引言

英国是人口老龄化较严重的国家之一。2018 年，英国 65 岁以上老年人
达到 1222 万人，约占总人口的比例为 18.4%，该比例排在全球第 25 位。

* 本报告为国家自然科学基金地区项目"中国老年人基本生活费用测算和预测研究"（项目编
号：72064041）、云南省科技厅联合项目"云南省公立医院主导下的医养结合模式研究"（项
目编号：2017FE468 -027）、云南省哲学社会科学规划一般项目"产业融合助推云南省养老
产业跨越式发展的路径研究"（项目编号：YB2020028）的阶段性成果。
** 冯蕾，昆明医科大学副教授，研究方向为老年照护；陈龙（通讯作者），云南财经大学副研
究员，研究方向为社会保障理论与政策。

1930 年，英国 65 岁以上老年人口就占到总人口的 7.2%，成为继法国和瑞典后全球第三个进入老龄化的国家①。1942 年《贝弗里奇报告》发布后，英国陆续建立起一套"从摇篮到坟墓"的社会福利制度，成为一个名副其实的福利国家，其中包括社会保险制度、津贴补助制度、社会救助制度和社会服务制度。社会服务制度涉及养老服务。1948 年后，免费医疗制度也建立起来了。20 世纪 70 年代，由于经济增长缓慢，财政状况开始恶化，高福利给财政支出带来巨大压力，英国政府开始对社会保障制度进行"去机构化"和"市场化"改革，加上医疗和社会服务存在很多交叉重复的地方，英国开始探索"医养结合"（Health and Social Care Integration）改革、措施等。2001 年，英国卫生部颁布《全国性老年人服务框架》（National Service Framework for Older People），这是英国第一个应对老龄化挑战的医疗战略规划，目的是向老年人提供公平、高质量、高效率的医疗服务。2010 年，英国政府颁布《公平与卓越：解放 NHS》（Equity and Excellence：Liberating the NHS），开启新一轮医疗体系改革。2012 年，由卫生部和照护服务部共同颁布的《关心我们的未来：改革照护与支持》（Caring for Our Future：Reforming Care and Support）正式提出"医养结合"的改革方向，将成年人社会照护体系（Adult Social Care，ASC）与国民医疗服务体系（National Health Service，NHS）进行融合。2012 年，英国通过《医疗与社会照护法案》（2012）（Health and Social Care Act 2012）并颁布。2014 年，《照护法案》（Care Act）颁布。截至 2021 年，英国的"医养结合"实践已经走过近20 年，正如 2013 年英国卫生部联合 13 个部门共同发起的倡议书《整合照护与支持：我们共同的承诺》（Integrated Care and Support：Our Shared Commitment）中提出的"为了更好地应对未来的挑战，我们需要在医疗、社会照护、公共卫生和第三部门之间进行合作，各自为政应该被摒弃，必须结束生理和心理、初级和次级保健、医疗和社会照护之间的体制鸿沟"②。

---

① "Office for National Statistics"，*Population Estimates*，2019，6.
② Department of Health，"Integrated Care and Support：Our Shared Commitment"，2013，5.

2015 年，“医养结合”成为“健康中国”战略及养老服务体系改革的重要方向之一，本报告梳理了英国“医养结合”改革的动因、措施、成效及启示，以供读者参考。

二 英国“医养结合”改革的动因

在中国，“医养结合”的基本原则是在保障老年人基本健康需求的基础上，对有需求的失能、部分失能老年人，通过医疗、养老服务的融合，确保人人享有健康养老服务。其中，“养”的部分主要指日常生活照护。在英国，“养”的部分被称为社会照护（Social Care），指为有照护需要的老年人和成年人（处于工作年龄）提供支持，同时还为照护者提供支持。在英国，医疗和社会照护责任分属中央和地方，相对中国来说权责比较清晰。在中国，各级政府在医疗和养老上都有出资责任，具体事务则由地方负责。从 2000 年起，英国每一届政府为了兑现选举承诺，陆续出台一系列的政策和法令来整合医疗和社会照护体系以更好地服务老年人，其改革的主要动因包括以下几点。

（一）日益严重的老龄化增加了财政支出负担

改革前的英国，约 80% 的 65 岁以上老年人需要获得照护和支持，其中选择居家获得照护的约为 110 万人，选择养老院获得照护的为 38 万人，他们当中的大部分老人都能获得国家资助。1998～1999 年，NHS 将预算的40% 用于 65 岁以上的老年人，约为 100 亿英镑。同年，照护服务部将 50% 的预算用于 65 岁以上的老年人，约为 52 亿英镑。统计数据显示，2012～2013 年，NHS 获得的财政预算约为 1089 亿英镑，占当年 GDP 的 9.4%，而当年的国防预算仅为 250 亿英镑，教育预算约为 530 亿英镑。当时英国官方估计，到 2030 年，85 岁以上的人口数量是现在的两倍，100 岁以上的人口将达到 5.9 万人，是当时的 5 倍[1]。如果不进行重大改革，在当时的体制

---

① Department of Health, "National Service Framework for Older People", 2001, 3.

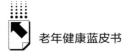
下，财政支出压力就会越来越大。而完善的"医养结合"机制可以通过预防疾病、妥善处理病情等措施推迟和减少老年人对正式护理和支持的需求，从而降低医疗护理成本，例如 NHS 每年需要 6 亿英镑治疗由于居住条件差居家跌倒的老人，如果提前改善老年人的居住条件就将大幅降低跌倒概率，这样可以减少因跌倒造成的急诊费用。

（二）医养供给相对独立，资源被分散，难以形成合力

英国医疗服务体系与社会照护服务体系是相互独立的，首先，负责的部门不同，改革前，医疗服务体系的主管部门是卫生部，而社会照护服务体系的主管部门主要属于社区和地方政府部门。其次，具体负责的部门前者是 NHS，后者是地方社会服务部门（Social Service Department，SSD）。中央国库负责医疗服务筹资，为居住在英国的人免费提供医疗与健康服务，包括家庭医生服务、医院及专科医师服务和社会福利服务。在个人社会服务体系中，由家人（朋友、邻居）或社会工作者为老年人、残疾人等弱势群体提供生活照护和支持，SSD 负责制定和实施养老服务计划和安排，由地方税收和中央资金共同筹资并设置资格标准，根据成年人申请进行评估，在个人预算范围内制定护理服务方案，根据个人财产和收入情况确定是否享受免费的照护服务（资产低于 2.32 万英镑和低收入群体免费）[1]。如果被照护的人有足够的财力，他们就需要支付照护和支持的费用。医疗和照护相对独立既造成国家和个人预算重叠，还会在医疗和照护过渡期间出现服务真空。SSD 自成立以来，一直受到媒体和政治家的批判，他们认为 SSD 没有做好弱势群体的服务保障工作，在公众支持上，NHS 获得的支持度更高，在资金支持上，SSD 也处于劣势，因此，两个部门的地位出现了"不平等"的状态，这种状态严重影响了医疗和社会照护服务的配合，医护人员和社会照护工作人员相互不理解，甚至出现"地盘战争"，难以形成合力[2]。

---

① Department of Health，"Caring for Our Future：Shared Ambitions for Care and Support Adult Social Care Engagement Exercise"，2012，p.4.

② 柴化敏：《英国养老服务体系：经验和发展》，《社会政策研究》2018 年第 3 期。

（三）医疗和社会照护服务"碎片化"带来的问题

政府改革的白皮书中认为，尽管存在一些创新和高质量照护的例子，但很多问题一再出现：在医疗体系中，某些领域存在年龄歧视，与年轻患者相比，老年患者接受适当治疗的可能性更小；在现有的体系中，病情严重的患者可能需要到离家很远的专科护理中心获得护理，其在回家后在当地医院接受后续护理，这中间存在因延误而耽误治疗或康复的情况。白皮书认为现行的体系往往只在危机发生时做出反应，没有在危机前做好早期干预；由于对医疗和社会照护的评估不协调，经常导致服务提供延迟；没有充分利用好社区资源，老年人没有获得足够的信息和建议；照护者的权利没有得到明确，按照体制安排，获得照护，老年人需要"四处流动"；全国医疗服务的水平存在差异，照护质量多变且内容不一致。此外，还出现了多起负面虐待事件①。为了解决以上种种"碎片化"带来的问题，政府提出了照护和支持体系的改革方法，以促使老年人获得更好的照护和支持体验。

三　英国"医养结合"采取的主要措施

2014 年《照护法案》颁布前，英国人获得社会照护的权利在很多法案中都有体现，但比较复杂和混乱，有的甚至已经使用了 60 多年。过去的法律和政策更多关注的是服务和组织，即提供服务的人，而不是被服务的人。"医养结合"改革采取的措施就是确保"整合"能以市民需要为出发点，提高照护的质量和成本效益，保障老人在医院、社区、养老院（护理院）和家庭之间无缝衔接，尽量减少老年人在医院的时间，促进老年人更加独立自主。

---

① Department of Health, "National Service Framework for Older People", 2001, 3.

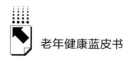

（一）设置临床执业联盟，发挥全科医生的作用

《医疗与社会照护法案》（2012）中将战略卫生局和初级保健信托（Primary Care Trusts，PCT）撤销，PCT 之前负责 NHS 绝大部分社区卫生服务，包括地区护理、健康访问等①。取而代之的是更了解居民医疗需求的临床执业联盟（Clinical Commissioning Groups，CCG）。CCG 由全科医生主导，CGG 将加强与地方当局的合作，特别是资金分配方面，依托地方医疗与福利委员会，协调多个利益相关者，促进社区卫生服务、医疗服务和公共卫生服务相结合，提供医疗与社会照护一体化的服务。设置 CCG 的目的是将中间环节去掉，将初级保健信托的权力直接下放给全科医生（GP），改革后的 CCG 直接掌控了 80% 的 NHS 预算，由其向二级保健机构购买服务。一方面可以节省资金，另一方面在当初由 GP 转诊出去的患者中，有一部分还要回到 GP 这里接受康复、慢性病管理等，这样一来，更有利于 GP 了解患者的整体情况②。此外，在机构设置上还调整了卫生部、治疗质量委员会、监控局和地方当局的职能。这次机构调整主要是放权，让地方组织和从业者更自由，让员工致力于改善和创新。《照护法案》（2014）中界定了地方当局的一般责任是预防、提供信息，以及形成照护和支持服务市场。除了成立具有官方性质的专门事务委员会之外，还成立一些相对独立的理事会来保护老年人的基本权益，例如"保护成年人委员会"（Safeguarding Adults Board，SAB），成员包括地方当局、NHS、警察部门和独立倡议者，理事会定期讨论和制订保护计划，主要让弱势成年人免受虐待和忽视。2018 年初，卫生部更名为卫生和社会照护部，囊括了 NHS、公共卫生和社会照护部。

① Gadsby，E. W.，Peckham，S.，Coleman，A.，Bramwell，D.，Perkins，N.，L. M. Jenkins，"Commissioning for Health Improvement Following the 2012 Health and Social Care Reforms in England：What Has Changed？" *BMC Public Health*，2017，17.
② 全世超、瞿舒婧、陈素秀、赵玺华、潘景业、黄跃跃：《英国国民卫生服务 CCG 医改带给中国医改的启示与借鉴》，《中华全科医学》2017 年第 3 期。

(二)资金保障和设施设备的融合

要实现在医疗和社会照护之间的转移过渡,离不开资金的保障。《照护法案》(2014)中新设立了一个强制性的基金:"更好的照护基金"(Better Care Fund,BCF)。该基金整合了医疗和社会照护资金。基金刚成立的两年(2015~2016年)共筹集91亿英镑。2018~2019年共筹集56.17亿英镑,来自NHS的资金为36.5亿英镑,残疾设施补助金为4.68亿英镑(房屋改建拨款),新增成人社会照护补助金14.99亿英镑。这笔基金由医疗和社会照护机构双方共同商定使用计划,主要用于NHS院外委托的7天服务和成人社会照护,确保使用人在过渡期间获得资金支持。其中约1.3亿英镑用于提供"喘息服务"[①]。住房设施改善也被认为是整合照护中重要的一环,基金中有一部分用于改善住房。为了帮助老年人在社区就能获得适宜的设施和设备以独立生活,NHS每年增加专项的资金为社区提供一些医疗设备。

(三)推行"中间照护",开展"医养结合"试点

提供弥合医院和家庭之间的"中间照护"(Intermediate Care),以防止不必要的住院、支持早日出院或延迟对居家长期护理的需要。管理良好的"中间护理"可以提高康复率,提高患者满意度,减少对初级诊疗的影响,中风和老年骨科康复专科的证据较为充分。还有一些证据表明,在没有增加费用的情况下,患者的身体功能得到更快的改善,重新入院的次数也更少。2013年《整合照护与支持:我们共同的承诺》中提出了"整合照护与支持试点计划"(Integrated Care Pioneers),其中明确指出"围绕病人而不是系统进行整合,整合护理不是指结构、组织或途径,而是为服务者提供更好的结果——个人的需求是核心"。开展试点的目的是探索具体整合的措施,为政府进行进一步推广提供政策依据。2013年,第一批试点包括巴恩斯利镇

---

① Department of Health,"Department for Communities and Local Government,2017 – 19 Integration and Better Care Fund",2017,3.

（Barnsley）等 14 个地区，2015 年确定了卡姆登镇（Camden）等 11 个地区为第二批试点。每个试点地区获得一笔中央政府提供的数额较少的启动资金，各地试点的主要内容不完全相同，但基本包括：①成立一个委员会，负责召集和组织；②建立一种工作机制，覆盖不同系统的用户和设施；③提供一种整合服务，例如虚拟病房，即由全科医生团队负责在社区或居家提供病例管理服务。试点地区牵头单位一般是 CCG，采用的治理结构一般包括委员会和小规模的项目小组。

（四）其他具体措施

针对医疗体系的年龄歧视，一是采取专项服务行动，增加老年人获得服务的机会，例如为 70 岁以上妇女提供乳腺癌筛查服务，为 65 岁老年人提供白内障手术和髋关节置换手术等。二是成立患者论坛，并选出理事会来为老年人争取权益。三是利用专门的指导委员会进行监督，例如照护公平委员会（Fair Access to Care Services，FACS）。针对医疗和社会照护的护理重复评估问题，采取单一评估程序，即由 NHS 提供一整套护理评估标准，经过评估后的老年人将收到一份个人护理计划，其中清楚地描述老年人应该获得哪些帮助及照护、在哪里获得服务、与谁联系。针对老年人常见的中风、跌倒和心理健康等问题，专门制定干预、预防、治疗、护理和康复标准或模型。针对医护人员短缺问题，改革要求每年培训 5500 名护士、4450 名专职医疗人员和药剂师，增加全科医生培训名额等[①]。针对鼓励照护者和志愿者方面，开发时间银行、时间积分等，让社区参与到医疗和社会照护的决策中，培养尊重老年人和其照顾者的文化环境。

四 英国"医养结合"取得的成效

2014 年《照护法案》正式实施以后，许多措施逐渐生效，英国政府也

---

① Department of Health，"National Service Framework for Older People"，2001，3.

公布了医疗和社会照护一体化改革带来的变化和成效。照护质量委员会（Care Quality Commission，CQC）于 2017 年 7 月发布的《英国 2016/17 医疗护理和成人社会照护状况》（The State of Health Care and Adult Social Care in England，2016－2017）评估了改革成效，其中认为医疗和照护服务质量改善比较明显，但在降低急诊就诊率上效果不好，其中养老床位减少了近 4000 张。一些学术文章的研究结果显示，"整合照护"对患者满意度提高产生了积极影响。下文结合其他政府公开数据及报告对英国"医养结合"改革成效进行评价。

（一）医疗卫生支出增长速度放缓，成人社会照护支出增长不大

按照法律和政党的竞选承诺，NHS 预算逐年增加，但从医疗卫生支出数据看，从 2010 年起，英国医疗卫生支出增长速度有所放缓，按照现价（排除通货膨胀因素后的价格）计算，2000 ~ 2009 年的年均增速约为 5.4%，而改革后的 2010 ~ 2017 年为 1.5%（见图 1）。英国医疗卫生支出主要包括 NHS 支出、公共卫生支出和其他部门提供的预防性医疗支出。成人社会照护支出按照现价增长不大（见图 2），2005 ~ 2019 年平均增长率为 0.1%。在官方报告中，NHS 信托资金在 2016 ~ 2017 年的总赤字是 7.91 亿英镑，低于 2015 ~ 2016 年的 24 亿英镑，在纽菲尔德信托报告（Nuffield Trust Report）中，2016 ~ 2017 年，NHS 的赤字是 37 亿英镑，2015 ~ 2016 年是 43 亿英镑，两份报告都显示 2016 ~ 2017 年赤字有所下降，说明从总体上看，改革后医疗费用增速有所放缓。

（二）医疗和社会照护服务质量获得较大改善

CQC 对英国医疗和社会照护服务注册机构进行了连续 3 年的检查和评价，2017 年的结果是，78% 的成人社会照护被评为"良好"，较 2016 年 71% 提升了 7 个百分点，55% 的 NHS 急诊服务被评为"良好"，较 2016 年提升了 4 个百分点，89% 的全科医生被评为"良好"，较 2016 年提升了 6 个百分点。相比 2014 年《照护法案》颁布前，48% 的成人社会照护被评为"需要改进"，23% 的全科医生被评为"需要改进"，55% 的 NHS 急诊服务

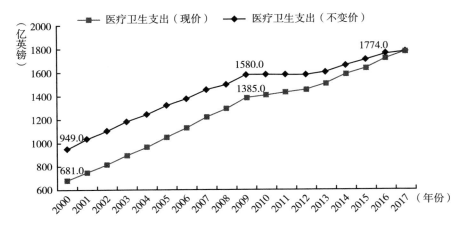

图1 2000~2017年英国医疗卫生支出

资料来源：Office for National Statistics，"Healthcare Expenditure，UK Health Accounts：2017," 2019，6。

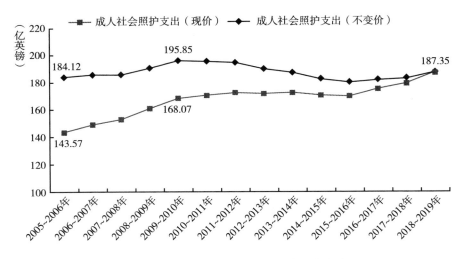

图2 2005~2019年英国成人社会照护支出

资料来源：NHS Digital，"Part of the Government Statistical Service，Adult Social Care Activity and Finance：England 2018－19"，2019，12。

被评为"良好"，68%的NHS心理健康服务被评为"良好"，66%的社区医疗服务被评为"良好"，这些数据相比改革前都得到了较大程度的提高（见

图3、图4）。CQC 还通过分析发现被评为良好的养老院和护理院都有一个特征，即规模相对较小（服务 50 人以下的机构）。英国 NHS 受到批评最严重的是候诊时间长，改革后这一点并没有得到很大改善，等待手术治疗超过 18 周的人数从 2011 年的 247 万人次增加到 2017 年的 378 万人次，约占诊疗人次的 53%。其中 55% 的延迟原因在于 NHS，37% 的原因在于成人社会照护，两者皆有原因的占 8%[①]。

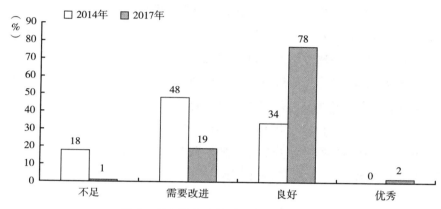

图3 成人社会照护服务质量评价对比

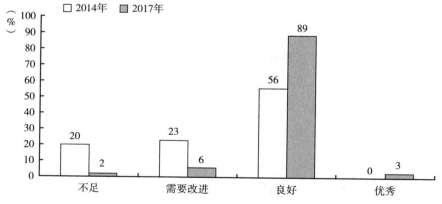

图4 全科医生服务质量评价对比

---

① Care Quality Commission, "The State of Health Care and Adult Social Care in England 2016/17", 2017, 9。

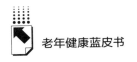

（三）医疗和照护服务更加"一体化"

英国"医养结合"的工作目标是"对公众而言，最重要的是我可以和那些更懂我的照护者一起计划，并在我的控制之下，让所有的服务产生最好的效果"。这种以个人感受为目标的做法是治理理论中"以结果为导向"的具体体现。英国相关部门的调查显示，从过去被调查人提到的"我不得不向每一个部门说一遍我的情况""在委员们争论谁付钱的时候，我只能继续等待""对于我的治疗和照护方案，我没有发言权""我结束一个环节的服务后，我不知道下一环节该去哪里"，已经转变为"我能获得一个综合照护计划，上面告诉我谁将为我服务、谁来帮助我以及时间表""我在家里或家附近得到了更多的照顾，而且很久没去医院了""我觉得获得了较为全面的帮助，使我可以管理自己的身体情况和能够独立生活"。相对过去"碎片化"的服务，经过整合，医疗和社会照护服务现在更加"一体化"，并且实现了"以人为本"（Person-centred）①。

五　启示

在全球老龄化持续加重、慢性病扩散加速和医疗费用大幅增长的背景下，英国"医养结合"改革还是取得了一定的成效，不仅整体医疗卫生支出增速有所放缓，NHS赤字基数也在下降。成效最为明显的是医疗和照护质量的满意度有所提高。目前中国正在推行"医养结合"来改善老年人的健康养老状况，本报告结合中国实际情况认为，英国"医养结合"改革有以下几点值得借鉴。

（一）地方当局负责形成照护服务市场，为实现"普惠"提供可能

在照护服务方面，地方当局的主要职责之一是形成照护服务市场，即

---

① Department of Health，"Department for Communities and Local Government 2017－19 Integration and Better Care Fund"，2017，3.

地方当局有义务向所有老年人提供照护方案和信息。这一点的价值首先体现出政府主导照护服务供给的理念，体现了福利思想。在改革前，英国地方当局与中国政府一样主要为弱势群体提供照护服务。改革后，地方当局为辖区内所有申请人提供服务，实现了"普惠"。这为中国养老制度从为弱势群体服务的"福利"制度走向为所有老年人提供"普惠"服务提供了可行思路。其次，地方当局成为弱势群体（老年人）的利益代理人，政府与服务供应方具有博弈关系，而不是让弱势群体与供应商博弈。这与中国政府向"三无"老人提供养老服务一样，但效果完全不同的是，中国地方政府负责福利设施建设，并组织提供服务，然后优先将服务提供给"三无"老人，是一种"直接供给"的形式，而英国地方当局扮演的则是市场形成的组织者，不仅为低收入人群免费购买服务，而且自己付费的高收入人群也要接受当局的照护建议和计划来获得服务，有效发挥了政府的治理能力。

（二）将"照护"前置，让更少的老年人住进医院

英国"医养结合"的目的之一是让更少的老年人住进医院，将"照护"前置是一个重要手段。加大预防阶段的资金投入力度被认为是重要的措施，但往往很难做好，因为对投入效果的数量分析需要更长的观测时间和更多的研究成本。《照护法案》规定地方当局必须为申请人提供建议，即便不被申请人采纳，也必须履行告知义务、说明这些需求的重要性以及防止进一步产生恶果的建议。通常"医养结合"被认为是身体处于失能或部分失能的老人应该重点关注的服务，而健康的具有活力的老人则是"康养结合"的对象。本报告认为当前的"医养结合"应该包括"康养结合"，即对身体情况处于健康状态的人也有必要提供健康干预，提供健康咨询和养老方式选择。

（三）进行"以人为本"的政策设计

英国通过法律来保障实施政策倡议，法律条文越细致，公民的权利越能得到保障。在"医养结合"的各种法案中处处体现出"以人为本"的指导

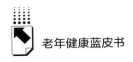

思想，例如法律中以"成年人"的概念取代"老年人""残疾人"等概念，一方面法律适用范围更广，另一方面更加体现消除歧视的思想。再以支付为例，地方当局为符合条件的申请人制定好照护方案后，符合减免条件的成年人可以要求地方当局直接支付给照护他们的人或机构（养老院），而不是安排照护服务，以确保老年人自主选择。为了分辨申请人是否有能力支付照护费用，地方当局还要对申请人进行财产评估，包括收入、资产和其他投资，如果申请人有能力但不能马上支付，则还可以签订"延期付款协议"，待资产处置后再让其偿还地方当局。如果申请人明确自己有能力支付，政府就会简化财务评估程序。此外，为了充分考虑病情还没有严重到获得长期护理服务的情况，有一部分人（约1/8的申请人）将自己承担较高的照护费用，为了让申请人免受"灾难性"费用的影响，地方当局设置了照护费用上限（从2020年实施）。再如，为了确保成年人不因为搬家而中断照护，地方当局会与"新的当局"联系以提供"连续性护理"。

（四）激励全科医生和护理人员评估和支持照护者

全科医生和专业护理人员短缺也是英国目前面临的主要困难。医改后，全科医生的作用得到加强，他们不仅是医疗服务的"守门人"，还是居家和社区照护的重要支撑。目前，我国全科医生制度正在发展完善中，如何激励全科医生团队为老年人提供更多社区和居家的医疗照护服务是解决我国绝大多数老年人"医养结合"问题的重中之重。CCG目前负责NHS 80%的预算支配，我国部分地区也在探索将签约居民按人头分配门诊基金以支付给家庭医生团队。此外，英国还采取了国际征聘、利用"NHS专业人员"（一个为NHS雇员提供临时性工作的机构）以及更灵活的退休机制等壮大服务队伍。对照护者进行评估，确保他们"符合资格"以获得地方当局的支持。照护者通常是被照护人的亲戚或朋友，与专业护理人员和志愿者不同。地方当局制订的支持计划包括提供"喘息服务"，即临时性替代照护者，让其得到必要的休息，并满足一些临时要求，例如帮助照护者做家务或与家人保持联系。如果照护者每周花费35小时且税后收入不超过 120 英镑，则可以获得政府（中央政府）每周 64.6 英镑的补贴，尽管金额不高，但是一种认可①。

（五）成立质量监管机构，制定避免虐待的指导政策

在英国，公营机构和私营机构都可以提供照护服务，但这些机构可能出现问题或中断供给。如果这些问题没有出现"早期预警"，例如 2011 年照护服务商 Southern Cross 破产，那么这时地方当局需要负责帮助申请人选择新服务机构，确保服务继续供给。服务质量的监管由独立的 CQC 负责，CQC 有权向任何供应商索取管理和财务信息。为了保证弱势成年人（Vulnerable Adult）免受虐待，卫生部于 2000 年制定了《没有秘密：保护弱势成年人免受虐待的指导意见》（2015 年修订），该指导意见详细界定了哪些人容易受到伤害，什么是虐待，在什么情况下要实施干预，等等，并建立了监督和问责机制。

英国用 20 多年的时间探索"医养结合"，有不少值得我国借鉴的经验，但从英国实践看，尽管医疗和社会照护在不断融合，但根本性的"顽疾"在"医"，而不在"养"，特别是医疗费用居高不下、候诊时间长、年龄歧视等问题都来自"医"，因此真正让老年人获得及时、便利和可负担的健康服务，还是要从医疗端进行改革，让医疗体系更好地服务老年人。

参考文献

［1］Department of Health，"Care Act 2014 Part 1：Factsheets"，2014，6.

［2］Department of Health，"No Secrets：Guidance on Developing and Implementing Multi-agency Policies and Procedures to Protect Vulnerable Adults from Abuse"，2001，3.

［3］Department of Housing，Communities and Local Government，"Improved Better Care Fund（iBCF）：Quarterly and Year-end Reporting 2018–19"，2019，10.

---

① 石玲：《社会照护给付：英国经验与中国选择》，《湖湘论坛》2019 年第 2 期。

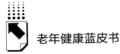

［4］Department of Health, "Improving Health and Care: The Role of the Outcomes Frameworks", 2012, 11.

［5］Department of Health, "The National Service Framework for Long-term Conditions", 2005, 3.

［6］Department of Health and Social Care, "The Government's Revised Mandate to NHS England for 2018 – 19", 2019, 5.

［7］Stein, K. V., "Developing a Competent Workforce for Integrated Health and Social Care: What Does It Take?" *International Journal of Integrated Care*, 2016, 16.

Abstract

With the successful conclusion of the 13th Five-Year Plan, we have quickly entered the development stage of the 14th Five-Year Plan. The "14th Five-Year Plan" period is the first five years in which my country has built a well-off society in an all-round way and achieved its first centenary goal. Therefore, the 14th Five-Year Plan is worth looking forward to. At the same time, challenges such as rapid evolution and rapid population aging need to be faced directly. "The 14th Five-Year Plan for the National Economic and Social Development of the People's Republic of China and the Outline of Long-Term Goals for 2035" proposes to implement a national strategy for actively responding to population aging, and to upgrade the active response to population aging as a national strategy, which is important for the health of the elderly The development provides a good macro guidance direction. The "Chinese Elderly Health Research Report (2020)" was produced in this context. This report takes the theme of "Towards Active Healthy Aging in the '14th Five-Year Plan' Period" and contains 25 sub-reports. Among them, the general report clarifies the necessity, content and countermeasures of active and healthy aging from three aspects: the situation facing China's elderly health, the changes in the needs of the elderly under the new situation, international experience and Chinese practice. The policy chapter combs the development of China's social security policy system for the elderly in the past two decades, and puts forward the outlook for the policy direction of the "14th Five-Year Plan"; the health needs chapter provides a quantitative analysis of the trend of changes in health equity in China, and how to change the health of the elderly The unbalanced and inadequate development status of the elderly has proposed countermeasures, and the provision of mental health and services for the elderly is

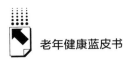
also specifically explained in this section. The evaluation standards for these needs are extremely important. The development of unified needs evaluation standards for elderly care is based on Shanghai the application practice will provide a clear demonstration; The service system chapter comprehensively and systematically combs the current status and problems of the current health service system for the elderly from the aspects of the new model of combined medical care and elderly care and its evaluation, service quality evaluation, home care and elderly health manpower, etc. The article on investment and financing provides in-depth analysis from three levels: the establishment of a basic long-term care security system, pension finance, and the operating mechanism of pension institutions; on the one hand, the technical empowerment article analyzes information technology and health the relationship between aging, on the other hand, extracts the digital governance paradigm of the aging society from the status quo of smart elderly care; the case article not only provides a comprehensive elderly care model, but also analyzes cases of intelligent care; The international experience article analyzes some European countries the comprehensive solutions for healthy and elderly care, the international comparison of integrated care models and long-term care projects for the elderly, the concepts and practices of the American COPE model and the practice of the British medical and nursing care are refreshing. There have been many studies on the German experience. This report is mainly analyzed from the perspective of reflection. In short, this book is based on the summary of the 13th Five-Year Plan and looks forward to the active and healthy aging of the 14th Five-Year Plan, and provides comprehensive solutions and references for the 14th Five-Year Plan.

Keywords: Active Aging; Healthy Aging; Elderly Health

Contents

I General Report

Abstract: With the achievement of the 13th Five-Year Plan, China has
quickly entered the development stage of the 14th Five-Year Plan. At this stage,
the situation of population aging is more severe, including: the trend of
population aging will evolve rapidly which the demographic structure tends to
"inverted trapezoid". The aging population presents an ultra-large-scale, ultra-
fast and ultra-high level. The increase of the elderly population with the increase in
the proportion of disabled and semi-disabled population and the aging population.
There is an imbalance in development between urban and rural areas and between
regions in aging. At the same time, the needs of the elderly under the new
situation have shown the following changes: the traditional family care function is
weakened, and model innovation and value reconstruction are urgently needed.
Home care is still the main demand, but service innovation and service quality are

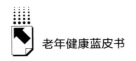
still difficult to meet the requirements. Chronic diseases affect the elderly the main factors of population health, and the challenges of new diseases cannot be ignored. The income level of the elderly is quite different, that the accessibility of services is affected. In order to better cope with it, the article sorts out the relevant experience of international healthy aging, such as advocating the concept of healthy aging and active aging. Balancing the combination of institutions, home and community elderly care services. The coexistence of institutional and supplementary long-term insurance systems. Integrating the service model of medical and elderly care, making full use of modern information technology to develop smart elderly care. China needs to explore the establishment of a healthy aging development path with Chinese characteristics based on the aging trend and the current economic society and service system.

Keywords: Healthy Aging; Active Aging; Long-term Care Insurance

B.2 Integrated Care Based on Health Empowerment: the Way to Achieve Healthy Aging *Xie Chunyan*, *Ding Hansheng* / 012

Abstract: With the aging of China's population, healthy aging has become the hot topic in related fields of society. By analyzing the World Health Organization's relevant reports and documents on healthy aging, this paper finds that the key connotation of healthy aging is to emphasize two important concepts of the intrinsic capacity and functional ability of older people. Based on the health needs of the elderly and the status quo and existing problems of domestic related health services, the concepts and theories of health empowerment and integration services were analyzed separately, and put forward the strategy of social work participating in Health Empowerment and building integrated health services.

Keywords: Health Empowerment; Integrated Care; Healthy Aging; Social Work

II   Policy Report

Abstract: With the increasingly severe aging of the population, the social status of the elderly, such as poverty, lack of medical care, nursing difficulties and mental barrenness, is becoming more and more serious. How to provide appropriate social security for different elderly groups has become an urgent problem, which puts forward higher requirements for China's social security policy for the elderly. In order to improve the current social security policy for the elderly and better protect the rights and interests of the elderly, this paper systematically combs the policies related to the social security for the elderly issued in the past 20 years. The policy development in the past 20 years is divided into the pilot period, the big step reform period and the improvement and stability period, and in the transformation and upgrading of social security, narrowing the gap between urban and rural areas, and strengthening the construction of cultural position for the elderly And put forward relevant suggestions on the implementation of healthy aging.

Keywords: Poverty among the Elderly; Social Security; Healthy Aging

III   Health Needs Reports

Abstract: Population aging, overlaid with the transformation of economic and social development, would be China's basic nation-wide condition throughout

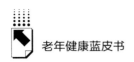
the 21st century. Health equity among the elderly is one of two major indicators of healthy aging. Based on CHARLS data over the years, this report analyzed the main indicators reflecting equity in health outcomes and equity in health opportunities for the elderly by urban-rural and regional differences and concluded that in terms of the current status of health equity among the elderly, (1) the health status of the elderly and the utilization of medical and health services in China are better in urban areas than in rural areas, and they are better in eastern regions than in central regions, which in turn are better than that in the western regions. (2) Results from the most recent data analyses show lower population equity for those under basic medical insurance coverage or for uninsured self-paying patients and lower geographic equity for ADL and risk of depression. In terms of trends in health equity among the elderly, (1) the self-rated health status of the elderly has improved, but ADL, prevalence of chronic diseases, and high risk of depression have all increased. (2) Urban-rural and regional differences in the prevalence of chronic diseases and risk for depression have slightly decreased, while urban-rural and regional differences in self-rated health have slightly increased. Based on social determinants of health, we further analyzed the causes and discussed and put forward countermeasures and suggestions to bridge the health equity gap for the elderly.

Keywords: Elderly Health; Health Equity; Basic Medical Insurance

B.5 The Status Quo and Countermeasures of Older Adults Mental Health and Service Provision

Sun Ning / 075

Abstract: China has become the country with the largest older adults in the world. At present, the country is trying to face the aging problem of China's population. Most of the attention and research are focused on the economic and medical security, which makes the social security system increasingly perfect, but the mental health security and research on the older adults are very few. The satisfaction of the older adults spiritual demand has become an important content of healthy aging and marking. The report reviews the mental health status of retired older adults, the empty nest older adults, mental health status of rural older adults, summarizes the influence factors of mental health in the older adults. Finally, the countermeasures and suggestions of mental health services for the elderly are put forward, which include strengthening children's care and communication for older adults, creating a good social atmosphere of respecting older adults and helping older adults, introducing professional social work methods to promote mental health of older adults, and providing personalized and group mental health services.

Keywords: Older Adults; Mental Health; Mental Health Services

B.6　Development and Application of Unified Demands Assessment

　　　Standards for Elderly Care: Based on the Pilot of Shanghai

Cao Yifan, Xue Jia, Wan Lingshan and Ding Hansheng / 088

Abstract: In the pilot practice stage of "long-term care insurance", needs assessment is an important link connecting the demand for care services and service supply, and is one of the key factors of the implement of orderly, stable and sustainable pilot work. The "Shanghai Unified Needs Assessment for Elderly Care" (hereinafter referred to as the "Unified Needs Assessment") is a unique standard adopted in the Shanghai "long-term care insurance" pilot program, which took 8 years developed by the Shanghai Health Development Research Center. In the recent three years, it has achieved a reasonable match between care services and the needs of elderly care with the role of "gatekeeper", promoting the fair and effective allocation of elderly care service resources, and escorted the smooth progress of Shanghai's "long-term care insurance" pilot program. This report will extract and summarize the problems and solutions encountered by the research

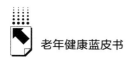

group from the aspects of standard development and practice during the development and pilot process of the "Unified Needs Assessment". In order to provide evidence-based basis and policy recommendations for the policy framework with the national goal of basically forming a long-term care insurance system during the "14th Five-Year Plan" period.

Keywords: Elderly Care; Unified Needs Assessment; Shanghai

Ⅳ   System Construction Reports

B.7   Integrating Medical and Elderly Care Is a Better Operation Pattern for China's Elderly Care Service in the Age of Longevity   *Li Yanhua, Liu Fangtao and Zhang Rui* / 098

Abstract: The Age of Longevity, in which the average life expectancy has been increasing, the birth rate has been declining, and the proportion of the elderly population has been rising, has coming. According to the experience of developed countries, the integration of medical and elderly care is the best choice for the aged. There have been a few successful cases in China. However, for Chinese senior citizens, the gap between the income and the expense of medical and elderly care is still huge. From the perspective of commercial insurance companies, we need to promote the development of commercial health insurance and individual pension account. At the same time, we put forward some policy reform recommendations, so that every citizen in our country can enjoy the elderly life with integrated medical care in The Age of Longevity.

Keywords: The Age of Longevity; The Integration of Medical and Elderly Care; The Pressure of Health-care System; Commercial Health Insurance

Contents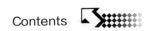

Abstract: Objective: From the perspective of older adults who living at home/community, this study revealed the relationship among resources, services and intermediate outcomes of Integrated Health Care and Social Services for Seniors and compared the relationship difference between two pilot cities. Methods: Descriptive Statistics was used to summarize the characteristics of older adults and the supplies situation of Integrated Health Care and Social Services for Seniors. The relationship of variables was built based on the realistic evaluation and Structural Equation Model was used to fit the data of the pilot cities. Results: The paper presented that resource was not related to intermediate outcomes, but parts of resource were directly related to service satisfaction; there was a significant relationship between services and Intermediate outcomes; services driven by service quality was more likely to get higher service satisfaction, while services driven by service mode was more likely to decrease the health cost and lengths of hospital stay. Conclusion: The intermediate outcomes are varied with different Integrated Health Care and Social Services for Seniors.

Keywords: Integrated Health Care and Social Services for Seniors; Intermediate Outcomes; Seniors Living in Community; Seniors Living at Home

Abstract: The Chinese elderly care service industry is in a transitional stage of development. In order to solve the problem of "fragmentation" in the traditional elderly care and improve the capability to provide comprehensive,

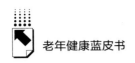
integrated and continuous care services for the elderly, it is urgent to establish a quality evaluation system of elderly care services when integrating health care and social care—which adapts to the national conditions of China. The report points out the necessity and importance of establishing the service quality evaluation index system at the present stage based on the realistic background, combs the relevant theoretical basis and the development and evolution of the theoretical framework of the quality evaluation of elderly care services, clarifies the four principles to be followed in the construction of the service quality evaluation index system, describes the specific methods used in the research, and innovatively puts forward the quality evaluation index system of elderly care services with Chinese characteristics.

Keywords: Integration of Health Care and Social Care; Elderly Care; Service Quality Evaluation

B.10　Research on the Status Quo of Home-based Care in

　　　　Communities in China

Xiao Ling, Cao Songmei, Xiao Feng, Zhao Qinghua

and Xiao Mingchao / 155

Abstract: This report reviews and combs the development process of community home-based care and the pilot work of home-based and community-based care service reform in China. Based on the data of China Health and elderly care follow-up survey (Charls) in 2018, this paper analyzes the choice of elderly care mode, age, gender, urban and rural ownership, educational background and education level of the elderly in community home-based care, and analyzes the literature related to community home-based care from 2000 to 2020. This report believes that in China's "fourteenth five year plan" stage, it is necessary to integrate community home care services, promote the full coverage of the combination of medical care and nursing care; promote the construction of community home care service team, improve the professional level of community home care service personnel; create the Internet + community home care mode, explore intelligent solutions to community home care; pay attention to rural areas, improve the quality of life Disabled, chronic diseases, widows and other special community home elderly groups.

Keywords: Aging Population; Community Home Care; Elderly Care Service System

B.11   Research on the Current Situation, Problems and Development of Elderly Health Human Resources

Chen Yufei, Xie Ruijin / 174

Abstract: with the rapid development of social economy and the improvement of people's quality of life and medical level, the aging degree of population in China is also improving. Presented : "The elderly population is large, and presents the characteristics of aging, empty nest and disability . " Along with the decline of the traditional family-style old-age care function, China's old-age care industry is facing extremely severe challenges, the problem of population aging has risen to a national strategic issue, in order to effectively cope with the aging population, better meet the diversified and multi-level health needs of the elderly, the development of health services has become the most important in the construction of social old-age service system in China. The key to the construction of pension service system lies in the training of pension service talents. In recent years, although China has made important progress in the training of pension service talents, due to the late start, the aging trend is deepening, the demand for pension services is increasing day by day, and the contradiction between supply and demand of pension service talents is becoming more and more prominent. Therefore, it is urgent to solve the problem of talent training of pension service quickly in order to effectively promote the steady development of pension service

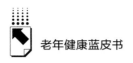

industry.

Keywords: Aging; Elderly Health; Human Resources

V　Investment & Financing Reports

B. 12　Suggestions on Establishing the Basic Guarantee System of
　　　　Long-term Care in China

Liu Yuanli, *Xie Yu and Qi Ying* / 186

Abstract: In order to better cope with the long-term continuous medical, nursing and life care service demands brought about by the aging of the population, this article proposes to establish China's long-term care system as soon as possible on the basis of summarizing the long-term care basic care security system: First, the long-term care basic security system is incorporated into China's basic social security system, and a multi-level security system is established on this basis. The second is to actively expand financing channels and improve the level of financing. The third is to adopt a "double assessment" approach to achieve the goal of fairness in the operation of the long-term care basic guarantee system. The fourth is to adopt the "two guarantees" approach to achieve the high-efficiency goal of long-term care basic guarantee system operation. The fifth is to support and standardize the development of the elderly care industry through policies such as human resources, finance, and taxation.

Keywords: Long-term Care; "Double Evaluation" Method; "Two Guarantees" Method

B. 13　Analysis on the Interactive Development Path of the
　　　　Three-Pillar Pension and the Elderly Health Industry

Xuan Hua / 190

Abstract: The aggravation of population aging makes the whole society pay close attention to the problem of the elderly. The aging of population has brought great challenges to the elderly care and health, and also brought opportunities to the elderly health industry. At present, there is a vast space for the development of China's elderly health industry, but there are also many bottlenecks, especially the lack of funds. China has initially formed a three-pillar pension system: the first pillar is social security, which is entrusted to the financial market by National Council for Social Security Fund (SSF) in 2016; the second pillar: besides enterprise annuity (totally market-oriented since 2006), occupational annuity has been fully launched in 2019; the third pillar is tax-deferred pension or insurance, which is completely managed and operated by commercial institutions. Over the last decade, through the introduction of professional investment institutions, the market-oriented mechanism of three-pillar pension system has been strengthened and becoming increasingly standardized. Under the background of new asset management rules, it is possible for the three-pillar pension system and elderly health industry to interact with each other by unifying supervision and broadening investment categories. By analyzing the international experience and discussing the characteristics of the three-pillar pension system, we can find that the integrated industry chain development mode is highly feasible, and at the same time, we make a trend judgment on the future development of the industry.

Keywords: Population Aging; Three-Pillar Pension System; Elderly Health Industry

B.14   The Ownership and the Economic Operation of Aged
Care Facility   *Zhu Fengmei* / 205

Abstract: In order to adapt to the economic and social transformation and population changes, China's aged care service supply has gradually changed from a single government to a socialized and market-oriented one, forming a situation of coexistence of various forms. In order to compare and analyze the economic operation of aged care facility with different ownership, our research results based on questionnaire survey show that labor cost is the main driving force leading to the increase of operating cost of aged care facility. The charging level of private facility is not higher than that of public facility, and even the proportion of the elderly who can't take care of themselves is higher. However, compared with public facility, private facility are more likely to fall into a state of loss. In order to form a healthy environment for the development of aged care services, on the one hand, we should correctly handle the role of the government in the supply of aged care services and reform the way of financial subsidies; on the other hand, in the process of implementing the long-term care insurance system, we should also consider non institutional service supply to reduce the cost of institutional elderly care.

Keywords: Aged Care Facility; Ownership; Operating Cost; Profit and Loss

Ⅵ   Technology Empowerment Reports

B.15   Information Technology and Healthy Aging: Present Condition, Challenges, and Prospects in China

He Hong, Wang Pan / 222

Abstract: With the increasing aging of the population, technological innovation has become the first driving force and strategic support for China to actively cope with the aging of the population. In recent years, information technologies such as the Internet of Things, big data, cloud computing and artificial intelligence have developed rapidly and are playing an increasingly important role in promoting healthy aging among China's elderly population. The "Smart Senior Care Demonstration Project" is a key project in the "13th Five-Year Plan for Healthy Aging". This report combs the current situation and challenges faced by China's IT + healthy elderly development during the 13th Five-Year Plan period in terms of policy environment, service types, service contents and models, scientific research and so on. This report makes the following recommendations: Bridging the "silver digital divide" with "smart help for the elderly"; Strengthen the top-level design and improve the standard system; Focus on the needs of the elderly, innovative products and services; Emphasize personnel training and strengthen team building; Multiple measures should be taken to protect the privacy and security of the elderly.

Keywords: Information Technology; Healthy Aging; Smart Senior Care

B.16 Smart Pension: A Paradigm of Digital Governance in Responding to the Aging Society

Zhang Shu-e, Xie Yu, Zhang Meng, Zhou Siyu, Wang Hongni,

Zhao Xin, Cheng Caiyu, Ji Keyu and Sun Tao / 243

Abstract: Due to an emerging coupling between development of digital technology and pension problems, smart pension begins to emerge in China. As a reform of modernity, smart pension will launch a reconstitution of pattern against industry and policy of pension. Smart pension is a new model of digital governance regarding to aging society at an essential aspect, which is the inevitable product of social change for propelling technology serves the elderly. This article illustrated the connotation of smart pension, proposing that it includes all services to respond to needs of the elderly at aspect of in terms of physiological, psychosocial adaptation and meaning seeking. Current article suggested that the advances of smart pension were at six aspects, namely, service performance, governance effectiveness, social value, market evolution, theory construction, value-based service. Lastly, the article proposed seven aspects of development dilemma by using an analytical frame of ROCCIPI technology.

Keywords: Smart Pension; Aging Society; Digital Governance; Technology Serves the Elderly

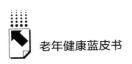

Abstract：In the macro environment of China's medical care and senior care industry, the demand for elderly care services is rising; the supply of caregiver is insufficient, and the overall quality and service efficiency urgently need to be improved; the expenditure for elderly care is relatively insufficient, and the lack and waste of elderly care resources coexist; at the same time, the state continues to promulgate supporting policies and documents, and during the pandemic massive digital technology has been applied in large quantity of the real scene, and has been rapidly improved. Combined with the analysis of the current situation of the smart China's medical and senior care industry, this paper puts forward some ideas for the next steps of the intelligence empowering industry.

Keywords：Silver Economy；Digital Transformation；Scenario-driven

Ⅶ　Case Reports

Abstract：Although Shenzhen is the youngest first-tier city, it is estimated that by 2027, the 60-year-old population will reach about 10%. To this end, Shenzhen has launched the "1336" system of elderly care services with Shenzhen's characteristics, known as a new model of "urban elderly care" that opens up the last meter of elderly care services. The main features of this model are to practice innovative old-age care service models, establish a perfect home-based community institution old-age care ecosystem, develop a smart old-age care cloud platform, build the foundation for future old-age care services, practice the co-cultivation of the old and the young, and establish an old-age care based on social old-age care.

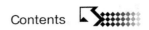

The new model promoted the introduction of Shenzhen's pension policy, benefiting the people.

Keywords: Practical Innovation; Smart Care for the Elderly; Shared Care for the Old and the Young

B.19   A Case Study: Intelligentized All-inclusive Care Community about the Meaning of Care   *Ding Yong* / 286

Abstract: In the macro environment of China's medical care and senior care industry, the demand for elderly care services is rising; the overall quality and service efficiency need to be improved urgently; the elderly care expenditure is relatively insufficient, and the lack and waste of elderly care resources conexist. Therefore, new technologies are eagerly desired. Based on Chinese aging charactors, iCARE brings the new concept, Intelligentized All-inclusive Care Community (IACC) model, which transforms and empowers community home-based senior care through IoT, AI, Big data, Cloud computing technology, presenting service accuracy, efficiency improvement and cost of production reduction. In terms of results, it shows the upgrading of traditional industries, namely from labor intensive to technology intensive upgrading.

Keywords: IACC Model; Digitalization; Senario-driven

Ⅷ   International Experiences

B.20   Main Trends and Enlightenment of Providing Elderly Care Services in Some European Countries

Li Yugang, Zhuang Nan, Cao Xiaolin, Wu Hongtao,

Xie Yu and Liu Yuanchu / 309

Abstract: The ever-deepening population aging has brought considerable

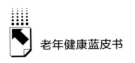

challenges and pressures to elderly care service system in China. European countries such as Sweden, the Netherlands, Switzerland, Denmark, and Iceland have generally established a relatively mature elderly care service system consisting of effective policy packages to clarify the main body of responsibility in elderly care services for all levels of government, the sophisticated financing mechanism that mainly depends on government finance or government-led social insurance or both, and the provided system for elderly service with strict access mechanism, diversified content and age-appropriate form which is meanwhile equipped with a service quality supervision and evaluation mechanism. In addition, a research trend in technological innovations of nursing services and social interaction has been seen in the field of elderly care. All above enlighten that in the process of building a more complete and in-depth elderly care service system, China should focus on optimizing the top-level design of it, keeping up with the times, integrating the supply of elderly care services, and attaching importance to the new technologies for elderly care in nursing and social services.

Keywords: Europe; Elderly Care Services; Inspiration

B.21 An International Comparative Study on the Integrated Care Model of the Elderly *Qiu Yue / 324*

Abstract: Integration is an important goal of the construction of elderly service system. The World Health Organization emphasizes the necessity of integrated care for the elderly. Japan, the United States, the United Kingdom and other developed countries have entered the aging society ahead of China, and have carried out some valuable practices in the field of integrated care for the elderly. The paper summarized the integrated care models in Japan, the United States and the United Kingdom, elaborating the macro architecture, service supply system, operation supervision and so on. Based on the international practices, the paper raised suggestions to promote the integrated care system in China, including the responsibility division, demands assessment, service supply and information sharing.

Keywords: The Elderly; Integrated Care; Operation Supervision

B.22   Experience in the Study of Long-term Nursing Service Items
at Home and Abroad

Cheng Wendi, Wan Lingshan and Ding Hansheng / 341

Abstract: In this study, the current situation and characteristics of long-term care insurance service items in typical countries and regions including Germany, the Netherlands, Japan and Taiwan, as well as pilot cities of long-term care insurance in China were analyzed. The textual analysis method was used to sum up the experience of long-term care service project design at China and abroad, so as to provide reference for improving long-term care service projects in China according to following aspects: expanding the coverage of long-term care services, and enriching the forms of long-term care services; standardizing the unified needs assessment standards of elderly care, and connecting needs assessment and long-term care services delivery, standardizing the classification of long-term care services, and enriching the connotation of service items; improving the quality of long-term care services, and optimizing the effect of long-term care services.

Keywords: Long-term Care Insurance; Elderly Care Needs Assessment; Long-term Care Service Items; Policy Text Analysis

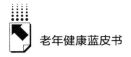
B.23 Practice of Home-based Dementia Care in the United States

and Its Implications for China

—*Experience from a Non-Profit Agency in Missouri*

Ma Ying, Wang Yi, Tang bin and Wang Xiyou / 359

Abstract: Most older adults with dementia reside in their own homes and receive care mainly provided by their spouse or adult children. As the number of people with dementia grows rapidly in the United States, the research and practice of home-based intervention models of dementia care have been highly valued, and legislative supports had been made to ensure the assistance for family caregivers and expand evidence-based practice. Based on the 55 interventions for individuals with dementia in the United States identified by RTI International in 2016, this paper analyzed 13 home-based intervention models of dementia care. According to the on-site visits and staff interviews in Memory Care Home Solutions in Missouri, the experience of MCHS in providing evidence-based service was summarized in this paper for our future reference.

Keywords: Alzheimer; Dementia; Home-based Care; Social Work; Disability

B.24 Analysis and Thinking on the Development Experience of

German Long-term Nursing Insurance System *Gu Hanxin* / 375

Abstract: Germany's long-term care insurance system has adjusted several times since 1995. The Bills of "Strengthen Long-term Care" issued in 2015 and 2016 mended the flaws exposed in policy practices and institutional building, highlighting the concept of home-based care first and risk-sharing. The preciser system design not only expands the benefits of insured persons but also relieves the financial pressure of long-term care insurance system. This article introduces the reforms of Germany's long-term care insurance system in recent years, analyzes the problems appearing in practice, and provides reference for improving long-term care insurance system in China.

Keywords: Germany; Long-term Care Insurance; Ageing

B.25 Integration Health and Social Care in The UK: Making the Health System Work Better for Older People

Feng Lei, Chen Long / 395

Abstract: Today, people are living longer than ever before, but often they are living with several complex conditions that need constant care and attention, conditions like diabetes or heart disease. We need major change and we are determined to act. That means building a system of integrated care for every person, so that people can be supported to live at home for longer and avoid the need for commissioned health and care services. It has seen more than 20 years Since the United Kingdom started the reform of the integration health and social care. This paper summarizes the recent policies, laws and reform results of the 'Integration Health and Social Care' in the United Kingdom. This paper presents some achievements of British reform for our reference.

Keywords: The United Kingdom; Integration Health and Social Care; Older People

社会科学文献出版社

皮 书

智库报告的主要形式
同一主题智库报告的聚合

❖ 皮书定义 ❖

皮书是对中国与世界发展状况和热点问题进行年度监测，以专业的角度、专家的视野和实证研究方法，针对某一领域或区域现状与发展态势展开分析和预测，具备前沿性、原创性、实证性、连续性、时效性等特点的公开出版物，由一系列权威研究报告组成。

❖ 皮书作者 ❖

皮书系列报告作者以国内外一流研究机构、知名高校等重点智库的研究人员为主，多为相关领域一流专家学者，他们的观点代表了当下学界对中国与世界的现实和未来最高水平的解读与分析。截至 2021 年，皮书研创机构有近千家，报告作者累计超过 7 万人。

❖ 皮书荣誉 ❖

皮书系列已成为社会科学文献出版社的著名图书品牌和中国社会科学院的知名学术品牌。2016 年皮书系列正式列入"十三五"国家重点出版规划项目；2013~2021 年，重点皮书列入中国社会科学院承担的国家哲学社会科学创新工程项目。

权威报告·一手数据·特色资源

皮书数据库
ANNUAL REPORT(YEARBOOK)
DATABASE

分析解读当下中国发展变迁的高端智库平台

所获荣誉

- 2019年，入围国家新闻出版署数字出版精品遴选推荐计划项目
- 2016年，入选"'十三五'国家重点电子出版物出版规划骨干工程"
- 2015年，荣获"搜索中国正能量 点赞2015""创新中国科技创新奖"
- 2013年，荣获"中国出版政府奖·网络出版物奖"提名奖
- 连续多年荣获中国数字出版博览会"数字出版·优秀品牌"奖

成为会员

通过网址www.pishu.com.cn访问皮书数据库网站或下载皮书数据库APP，进行手机号码验证或邮箱验证即可成为皮书数据库会员。

会员福利

- 已注册用户购书后可免费获赠100元皮书数据库充值卡。刮开充值卡涂层获取充值密码，登录并进入"会员中心"—"在线充值"—"充值卡充值"，充值成功即可购买和查看数据库内容。
- 会员福利最终解释权归社会科学文献出版社所有。

数据库服务热线：400-008-6695
数据库服务QQ：2475522410
数据库服务邮箱：database@ssap.cn
图书销售热线：010-59367070/7028
图书服务QQ：1265056568
图书服务邮箱：duzhe@ssap.cn

S 基本子库
SUB DATABASE

中国社会发展数据库（下设 12 个子库）

整合国内外中国社会发展研究成果，汇聚独家统计数据、深度分析报告，涉及社会、人口、政治、教育、法律等 12 个领域，为了解中国社会发展动态、跟踪社会核心热点、分析社会发展趋势提供一站式资源搜索和数据服务。

中国经济发展数据库（下设 12 个子库）

围绕国内外中国经济发展主题研究报告、学术资讯、基础数据等资料构建，内容涵盖宏观经济、农业经济、工业经济、产业经济等 12 个重点经济领域，为实时掌控经济运行态势、把握经济发展规律、洞察经济形势、进行经济决策提供参考和依据。

中国行业发展数据库（下设 17 个子库）

以中国国民经济行业分类为依据，覆盖金融业、旅游、医疗卫生、交通运输、能源矿产等 100 多个行业，跟踪分析国民经济相关行业市场运行状况和政策导向，汇集行业发展前沿资讯，为投资、从业及各种经济决策提供理论基础和实践指导。

中国区域发展数据库（下设 6 个子库）

对中国特定区域内的经济、社会、文化等领域现状与发展情况进行深度分析和预测，研究层级至县及县以下行政区，涉及省份、区域经济体、城市、农村等不同维度，为地方经济社会宏观态势研究、发展经验研究、案例分析提供数据服务。

中国文化传媒数据库（下设 18 个子库）

汇聚文化传媒领域专家观点、热点资讯，梳理国内外中国文化发展相关学术研究成果、一手统计数据，涵盖文化产业、新闻传播、电影娱乐、文学艺术、群众文化等 18 个重点研究领域。为文化传媒研究提供相关数据、研究报告和综合分析服务。

世界经济与国际关系数据库（下设 6 个子库）

立足"皮书系列"世界经济、国际关系相关学术资源，整合世界经济、国际政治、世界文化与科技、全球性问题、国际组织与国际法、区域研究 6 大领域研究成果，为世界经济与国际关系研究提供全方位数据分析，为决策和形势研判提供参考。

法律声明

"皮书系列"（含蓝皮书、绿皮书、黄皮书）之品牌由社会科学文献出版社最早使用并持续至今，现已被中国图书市场所熟知。"皮书系列"的相关商标已在中华人民共和国国家工商行政管理总局商标局注册，如 LOGO（ ）、皮书、Pishu、经济蓝皮书、社会蓝皮书等。"皮书系列"图书的注册商标专用权及封面设计、版式设计的著作权均为社会科学文献出版社所有。未经社会科学文献出版社书面授权许可，任何使用与"皮书系列"图书注册商标、封面设计、版式设计相同或者近似的文字、图形或其组合的行为均系侵权行为。

经作者授权，本书的专有出版权及信息网络传播权等为社会科学文献出版社享有。未经社会科学文献出版社书面授权许可，任何就本书内容的复制、发行或以数字形式进行网络传播的行为均系侵权行为。

社会科学文献出版社将通过法律途径追究上述侵权行为的法律责任，维护自身合法权益。

欢迎社会各界人士对侵犯社会科学文献出版社上述权利的侵权行为进行举报。电话：010-59367121，电子邮箱：fawubu@ssap.cn。

社会科学文献出版社